Handbuch Pflege

Christel Bienstein
Angelika Zegelin
(Hrsg.)

Handbuch
Pflege

verlag selbstbestimmtes leben

Die Deutsche Bibliothek-CIP-Einheitsaufnahme

Handbuch Pflege
Christel Bienstein; Angelika Zegelin (Hrsg.).
Düsseldorf: Verl. Selbstbestimmtes Leben, 1. Auflage 1995
ISBN 3-910095-25-9

NE: Bienstein, Christel [Hrsg.];
Handbuch Pflege

Impressum

Herausgeber: Christel Bienstein, Angelika Zegelin
Umschlaggestaltung: Cornelia Pasch, Krefeld
Satz und Layout: Dr. Hein & Partner, Köln
Druck und Herstellung: Druckhaus Locher GmbH, Köln

2. Auflage 1999

Der Verlag Selbstbestimmtes Leben ist
Eigenverlag des Bundesverbandes für Körper- und
Mehrfachbehinderte e. V., Brehmstraße 5-7,
40239 Düsseldorf, Tel. 02 11/ 6 40 04-0,
FAX 02 11/ 6 40 04-20
e-mail: BV-KM@t-online.de
http://www.bvkm.de

Inhaltsverzeichnis

Vorwort

Einführung

Vorwort

Ein Buch für pflegende Angehörige, Freunde, Nachbarn, Laienpflegerinnen und -pfleger zu schreiben, hat uns vielfältige Diskussionen und einen reichhaltigen Gedankenaustausch beschert. Wer weiß besser als Sie, was es bedeutet, für die tagtägliche Unterstützung zur rechten Zeit dazusein? Was es aber heißt, auf Hilfe angewiesen zu sein, erscheint um ein Vielfaches schwieriger. Der Mensch unserer "Modernen Gesellschaft" hält es für einen der wesentlichen Erfolge unserer Zeit, unabhängig zu sein. Diese Unabhängigkeit trifft jedoch für viele Menschen nicht zu. Sie lassen sich in Verantwortung für eine andere Person einbinden oder erleben die Abhängigkeit von anderen Menschen. Eine anstrengende Situation, die von beiden Seiten getragen und gelebt werden muß. Um diese schwierige Situation tagtäglich meistern zu können, sollte Luft und Raum für eigene Bedürfnisse bleiben.

Das Buch will Hilfen für den Alltag geben und einen Beitrag dazu leisten, alltägliches Tun zu erleichtern und Probleme im Vorfeld abzufangen. Den Schwerpunkt des Buches bildet die Darstellung pflegerischer Möglichkeiten, die wir nach häufig vorkommenden Fragestellungen gegliedert haben. Für das Buchprojekt konnten kompetente Experten gewonnen werden, die Sie mit ihrem Wissen unterstützen wollen. Nachfragen können über den Verlag an die Autoren gerichtet werden. Darüber hinaus sollen Ihnen Adressen, Begriffserklärungen und Literaturlisten Unterstützung bieten. Ein Schlagwortregister am Ende des Buches erleichtert den Zugriff auf Einzelfragen.

Im Vorfeld des Buchprojektes haben sich die Autorinnen und Autoren auf einige spezielle Sprachregelungen geeinigt: Bewußt wurde der Begriff "Patient" vermieden. Wir sprechen von Ihrem Angehörigen, dem zu Pflegenden oder dem Betroffenen. Eine ähnliche Regelung wählten wir für die Pflegenden, die Betreuenden oder die pflegenden Angehörigen, Freunde und Nachbarn. Damit die weibliche und männliche Gleichberechtigung gewahrt bleibt, wurde die geschlechtliche Bezeichnung innerhalb der Kapitel unterschiedlich gewählt. An einigen Stellen haben wir bewußt einen Wechsel der Perspektiven vollzogen. Hier versuchen wir, Sie als Pflegende mit einem Blick auf Ihre eigene Person zu unterstützen. Es ist mehr als wichtig, daß neben den vielen Anforderungen an Ihre Person noch Zeit für Sie selbst bleibt.

Vorsicht!

Nicht jede pflegerischer Empfehlung trifft auf Ihre Situation zu. Die Einzelsituation muß betrachtet und notwendige Maßnahmen sollten sinnvoll zugeordnet werden. Aus diesem Grund haben wir dem Buch einen Fragebogen vorangestellt. Sie sollten ihn genau lesen und durcharbeiten. Mit seiner Hilfe ermitteln Sie die für Sie wichtigen Kapitel und Abschnitte. Da nicht wir, sondern Sie Ihren Angehörigen pflegen, werden Sie bemerken, welche Aspekte Ihnen im Buch wichtig erscheinen, welche vergessen oder zu oberflächlich behandelt wurden.

Vielleicht finden Sie Zeit, uns Ihre Erfahrungen mit dem Buch mitzuteilen und uns durch Anregungen und Kritik zu unterstützen.

Christel Bienstein
Angelika Zegelin

Monika Klau-Fischer/Gabriele Jancke

1. Umgang mit Belastungssituationen

"Im Verlauf von Davids Krankheit lernte ich, ihm eine gute Begleiterin zu werden - ich wurde zur Anwältin, Forscherin, einfühlsamen Partnerin, zur 'Laienheilerin' und Pflegerin. Trotzdem hatte ich gleichzeitig mit Gefühlen von Angst, Furcht, Schuld, Ohnmacht, Wut und Ermüdung zu kämpfen. Ich wurde depressiv und ganz alltägliche Dinge fielen mir schrecklich schwer. Ich hatte diese ganzen Gefühle nicht erwartet und verstand sie auch nicht (Horowitz/Lanes 1994, S. 13-14).

Behinderte und pflegebedürftige Menschen möchten trotz Behinderung und Pflegebedarf in ihrer eigenen Wohnung oder im eigenen Haus bleiben. Damit verbinden sie ein Bedürfnis nach Selbstbestimmung, nach Sicherheit, Geborgenheit, einer vertrauten Umgebung und vertrauten Menschen und sie möchten die eigene Lebenssituation nach ihren individuellen Bedürfnissen gestalten. Dies ist angesichts der existentiellen Bedrohung, Verunsicherung und fehlenden Akzeptanz, die aufgrund von Krankheit, Behinderung und Pflegebedürftigkeit erfahren wird, besonders verständlich. Angehörige oder andere Bezugspersonen bestätigen mit ihrer Pflegetätigkeit ein existentielles Bedürfnis.

Im folgenden möchten wir kurz einige statistische Zahlen zum Pflegebedarf und zu den familiären Hilfe- und Pflegeleistungen in Deutschland darstellen.

Pflegebedarf in Deutschland

Nach bisherigen Untersuchungen haben in bundesdeutschen Privathaushalten 1,123 Millionen Personen einen regelmäßigen Pflegebedarf. Rund 190.000 Personen benötigen davon ständig, 468.000 Personen täglich und 465.000 Personen mindestens *Pflegebedarf in der BRD* mehrfach wöchentlich Pflege. Hinzu kommen weitere 2,1 Millionen Personen in privaten Haushalten mit einem hauswirtschaftlichen Hilfebedarf (Schneekloth/Potthoff 1993, S. 9).

Familiäre Hilfe- und Pflegeleistungen

Hilfen für
Familien

Über 80 % der pflege- und hilfebedürftigen Menschen werden von ihren Angehörigen, Nachbarn oder Bekannten gepflegt und betreut. 83 % der Hauptpflegepersonen von Pflegebedürftigen bzw. 70 % der wichtigsten Helfer/innen von Hilfebedürftigen sind weiblich. Davon leben 80 % bzw. 60 % im selben Haushalt. In der Regel handelt es sich um Ehefrauen, Mütter oder Töchter. Hauptpflegepersonen von Pflegebedürftigen stehen zu 79 % und die wichtigsten Helfer/innen von Hilfebedürftigen zu 53 % praktisch täglich rund um die Uhr zur Verfügung. 91 % der Hauptpflegepersonen von Pflege- bzw. 51 % der wichtigsten Helfer/innen von Hilfebedürftigen fühlen sich dementsprechend stark oder sogar sehr stark belastet.

Gepflegte Person n (n%)	Pflegeperson weiblich n (n%)	männlich n(n%)	Summe	Durchschnittliche Belastung[1]
Ehepartner	38(34,5%)	14(77,8%)	52(40,6%)	42,2
Vater	3(2,7%)	1(5,6%)	4(3,1%)	42
Mutter	39(35,5%)	3(16,7%)	42,0(32,8%)	
Schwiegervater	2(1,8%)	0 0	2(1,6%)	37,2
Schwiegermutter	10(9,1%)	0 0	10(7,8%)	
eigenes Kind[2]	9(8,2%)	0 0	9(7,0%)	29,9
sonstige[3]	9(8,2%)	0 0	9(7,0%)9	26,2
Summe	110(100%)	18(100%)	128(100%)	
durchschnittliche Belastung[1]	40,3	35,3		39,6

n: absolute Häufigkeit; n%: relative Häufigkeit (spaltenbezogen)
[1] arithmetisches Mittel des HPS-Wertes (der Summenwert der Häuslichen Pflegeskala kann zwischen 0 und 84 Punkten liegen); [2] in 8 der 9 Fälle geht die Pflegebedürftigkeit auf eine angeborene oder geburtstraumatisch erworbene Erkrankung oder Behinderung zurück; [3] sonstige Verwandtschaftsverhältnisse (Bruder, Schwester, Tante, Onkel, Freundin etc.)
In § 8 Abs. 1 des Pflegeversicherungsgesetz (SGB XI) heißt es: "Die pflegerische Versorgung der Bevölkerung ist eine gesamtgesellschaftliche Aufgabe."

Die Statistik sagt damit aus, daß 83 % der Personen, die pflege-
und hilfebedürftige Menschen zu Hause pflegen und betreuen,
Frauen sind (Schneekloth/Potthoff 1993, S. 13). In der vorange-
gangenen Tabelle aus einer Untersuchung von E. Gräßel wird das
Verwandtschaftsverhältnis zwischen gepflegter und pflegender
Person mit durchschnittlichem Belastungswert (Summenwert der
Häuslichen Pflegeskala HPS) dargestellt (Gräßel 1994).

Die Zahlen zeigen, daß diese gesamtgesellschaftliche Aufgabe   *Frauen und*
überwiegend von Frauen geleistet wird und die körperlichen, see- *Pflege*
lischen und auch sozialen Belastungen, die mit dieser Aufgabe
verbunden sind, hauptsächlich von den Frauen in unserer Gesellschaft getragen werden.

"Ich habe durch Kontakte zu anderen Müttern gehört, daß
Ehen zerbrechen. (...) die Frauen opfern sich auf, bis zum äußer-
sten", so die Mutter eines behinderten Kindes (Gutachten des
Ministerium für Arbeit, Gesundheit und Soziales, NRW, S. 270).

Die Situation, den gelähmten Ehemann zu pflegen, die verwirrte Mutter zu betreuen, das behinderte Kind zu versorgen,
wird in vielen Fällen nicht als freiwillige Aufgabe gesehen, sondern als Verpflichtung oder Schicksal, dem ich mich stellen muß.
In einer Untersuchung wurde von Frauen bestätigt, daß sie überwiegend sowohl aus subjektiven als auch objektiven Gründen
keine Wahlfreiheit besaßen, die Pflege zu übernehmen oder abzulehnen. Subjektive Gründe waren z. B. eine innere Beziehung, die
Selbstverständlichkeit der Pflegeübernahme. Objektive Gründe
waren z. B. vertragliche Verpflichtungen oder Erbschaftserwar-
tungen (Bracker u.a. 1988, S. 146-147).

Über Pflegepersonen, die pflege- und hilfebedürftige Menschen
zu Hause versorgen, liegen bisher wenige wissenschaftlich gesicherte Erkenntnisse hinsichtlich ihrer Belastung und deren Auswirkungen auf ihre Lebenssituation und Lebensqualität vor.
Ebenso fehlen gesicherte wissenschaftliche Erkenntnisse zu der
Frage, welche Auswirkungen das Defizit von Information und
Wissen sowie Überbelastung von pflegenden Angehörigen/Be-
zugspersonen auf die Lebenssituation und Lebensqualität pflege-
und hilfebedürftiger Menschen zu Hause haben.

Häusliche Pflege, die durch Angehörige oder andere Bezugspersonen erfolgt, ist potentiell für diese auch belastend. Wie stark
diese Belastung empfunden wird, wird sehr individuell erlebt.
Zwischen Frauen und Männern besteht kein gravierender Unterschied bezüglich der Belastung durch die Pflege. Wer die Hauptlast
der familiären Pflege trägt, haben wir zu Beginn in den Zahlen
bereits deutlich gemacht. Untersuchungen haben gezeigt, daß

zwischen dem Schweregrad der Pflegebedürftigkeit und der subjektiven Belastung der Pflegenden kein direkter Zusammenhang besteht.

Ursachen von Belastung

Ursachen der
Belastung

Die Untersuchungen von E. Gräßel haben jedoch ergeben - dies wird auch in anderen Veröffentlichungen bestätigt -, daß gerade der Übergang und die Umstellung von der Betreuung zur Pflege als eine sehr stark belastende Phase empfunden wird. Dies ist verständlich, da hier Pflegepersonen massive Eingriffe in ihr persönliches Leben erfahren und durch fehlende Anerkennung ihrer Aufgaben das Selbstwertgefühl mehr und mehr schwindet. Durch fehlende An- und Aussprache und das Gefühl, mit ihren Problemen nicht akzeptiert zu werden, wird der innere Druck angesichts einer nur schwer zu bewältigenden Lebenssituation immer größer. Hierzu kommt die Ungewißheit vor der Zukunft, die Frage, was kommt noch auf mich zu und wie kann ich dies bewältigen. Diese Gefühle werden als Bedrohung, Verunsicherung und Angst erfahren und als massive Belastung erlebt.

Starke Belastungssituationen finden wir auch bei lang andauernden Pflegeverläufen, bei starken körperlichen und seelischen Anforderungen, beim Erkennen von Grenzen in der eigenen Leistungsfähigkeit und dem damit häufig verbundenen "schlechten Gewissen". Einige weitere Situationen, die als belastend erlebt werden, seien hier stichpunktartig genannt

- ❑ Verschlechterung der finanziellen Lebenssituation durch auftretende Pflegebedürftigkeit,
- ❑ Aufgabe von Zukunftsplänen,
- ❑ fehlendes Wissen über die weitere Entwicklung der Erkrankung, entsprechende Pflegemethoden, Hilfsmittel,
- ❑ zu wenig Zeit für eigene Interessen, Verschlechterung der Beziehung zu anderen Menschen,
- ❑ Familienprobleme/Partnerprobleme,
- ❑ Erschöpfung, körperliche Beschwerden, zu wenig Schlaf,
- ❑ nicht mehr selbstbestimmt leben können,
- ❑ auf Fremdhilfe angewiesen zu sein,
- ❑ Störungen/Verletzung der Privatsphäre.

Das eigene Weltbild, das üblicherweise von Unverletzlichkeit bestimmt ist, gerät - besonders in unserer Leistungsgesellschaft - ins Wanken. Die eigene Lebenssituation wird ein Dasein gegen die Norm.

Pflegende Angehörige/Bezugspersonen machen häufig die *Angehörige* Erfahrung, daß sie von Ärzten und vom Pflegepersonal als nützli- *ein "nützliches* ches Neutrum gesehen werden und weniger als Menschen mit *Neutrum"* eigenen Wünschen, Hoffnungen, Zukunftsplänen und Bedürfnissen. Ihre Funktion als Pflegende gestaltet sich in der Form, daß sie

☐ die täglichen Bedürfnisse ihrer pflegebedürftigen Angehörigen, Freunde, Nachbarn erfüllen,
☐ ärztliche Verordnungen durchführen,
☐ für die Einhaltung von Terminen sorgen,
☐ rehabilitative Maßnahmen weiterführen, wo Experten sie angeleitet haben,
☐ bereit sind, für größere technische Hilfsmittel ihre vertraute Einrichtung allein unter dem Aspekt der Zweckmäßigkeit zu verändern,
☐ damit klarkommen müssen, daß berufsmäßige Helfer ständig ein- und ausgehen.

Daß dies – bei aller Nützlichkeit – Belastungsfaktoren sind, wird in der Aussage einer pflegenden Ehefrau sehr deutlich: "Mein Zuhause, früher meine Zufluchtsstätte im Lebensalltag, bekommt durch die Pflegesituation, ihre Anforderungen und die unvermeidlichen Hilfsdienste langsam aber sicher die Atmosphäre eines öffentlichen Pflegeheims. Begreift jemand meine Situation?" (Grieshaber 1994, S. 5)

Wahrnehmung von Belastung

Eine Lebenssituation mit Behinderung als mehr oder weniger *Wahrnehmung* belastend zu empfinden, hängt unter anderem davon ab, wie der *der Belastung* einzelne Mensch seine Situation und die des Angehörigen derzeit und in Zukunft einschätzt. Belastungen unterschiedlichster Art zu erleben und Wege zu finden, mit ihnen zurechtzukommen, gehört zu den Erfahrungen, die jeder Mensch in seinem Leben macht. Menschen haben die Fähigkeit, Bewältigungsstrategien zu entwickeln. Dafür stehen unterschiedliche Möglichkeiten, Fähigkeiten zur Verfügung. Man spricht hier auch von Ressourcen und Potentialen. Diese sind einmal in der Persönlichkeit selbst zu finden und/oder stehen innerhalb der Umgebung zur Verfügung. Dies gilt sowohl für geringere Belastungen als auch für große Lebensprobleme.

In diesem Abschnitt möchten wir zuerst aufzeigen, woran es deutlich wird, daß Situationen als belastend erlebt werden. Anschließend geht es um die Faktoren, die für den Umgang mit Belastungen eine Rolle spielen. Desweiteren sprechen wir Möglichkeiten an, die hilfreich sind für ein vorbeugendes oder heilsames Verhalten bei Belastungen.

Begriffsklärung

Definition der Belastung

Belastungen stehen in engem Zusammenhang mit Beanspruchung. Es geht um Ansprüche, die jemand einem andern gegenüber hat. In der Physik bedeutet Belastung, daß auf einen Körper Kräfte einwirken, die mit Druck, Biegung, Drehung, Zug und Verdrehung zu tun haben. Ein Bild, das auf Pflegesituationen übertragen, einen ähnlichen Eindruck vermittelt: es ist nichts wie vorher. Auswirkung von Belastung kann zu Wandlungen und Wachstum führen ebenso wie zu völliger Zerstörung. Kurz gesagt, Belastungen verändern. Jede Lebenssituation mit einer Dauerpflege hat ihre eigenen Schwierigkeiten und Problemstellungen. Verallgemeinerungen sind hier fehl am Platz, doch können wir einige Gemeinsamkeiten finden und beschreiben.

Auswirkung von Belastungen

Auswirkungen

Belastungen an sich sagen erst einmal wenig darüber aus, wie sie auf einzelne Menschen oder auf die Familie wirken. So habe ich ein Ehepaar von Mitte sechzig kennengelernt, das mit seinen beiden körperlich und geistig behinderten Söhnen zusammenlebt. Sie sagten von sich, daß sie in ihrem Leben die Kinder nicht als Bürde empfunden hätten und sie die Lage kaum als belastend erlebt hätten. Sie wären damals in die Aufgaben hineingewachsen, hätten die Behinderung der beiden nie verheimlicht, seien immer in der Öffentlichkeit gewesen und fühlten sich gut bei Kräften, um noch einige Jahre so weiterzuleben. Es richte sich halt vieles im Alltag nach den beiden, und deshalb könnten sie auch ohne größere Mühe trotz ihres Alters zurechtkommen.

Es gibt auch eine geradezu gegenteilige Erfahrung im Erleben von Behinderung und chronischer Krankheit. Menschen können sich genausogut vollständig überfordert fühlen und sich am Rande des Zusammenbruches erleben. Zwischen den beiden Polen gibt es die ganze Bandbreite von Empfindungen und Einschätzungen, wie das Leben mit Behinderung und chronischer Krankheit erlebt wird. Demnach reicht das Spektrum von "es geht ja ganz gut" bis "es ist ganz katastrophal". Hier geht es nicht um ein gleichbleibendes Erleben, sondern Empfindungen können von Tag zu Tag wechseln, von Periode zu Periode, ja von Stunde zu Stunde variieren.

Wahrnehmen und Bewußtwerden von Belastung

In unserer Alltagssprache drücken wir unsere Befindlichkeit durch Symbole aus, die von jedem ohne eine lange und ausführliche Erklärung verstanden werden, wie: "Ich fühle, daß mir der Boden unter den Füßen weggezogen wird"; "Ich bin wie angekettet", "Ich fühle mich völlig gebrochen", "Ich bin wie eine Gefangene"... *Wahrnehmen und Bewußtwerden*

Diese Sätze haben Signalwirkung, wenn sie ein andauerndes Empfinden beschreiben. Überlastungszeichen, die sich aufgrund von chronischer Überbelastung und Überforderung entwickeln, sind in ihrer Art vielfältig, unterschiedlich in ihrer Stärke und ihrem Einwirken auf alle an einer Pflegesituation Beteiligten. Sie sind unabhängig von Grad und Art der Belastung. Überlastung kann sich zeigen

❑ beim Denken und im Verhalten, wie z.B. Unkonzentriertheit, sich im Kreise drehende Gedanken, Gereiztheit, Hektik, angespannt sein, Schreckhaftigkeit und Gleichgültigkeit;

❑ in der Stimmung und in Gefühlen, wie z.B. hilflos, mutlos, ärgerlich, wütend, unsicher, panisch, ängstlich, unzufrieden, trauernd;

❑ an körperlichen Empfindungen bis hin zu Erkrankung, z.B. Kloß im Hals, Magenschmerzen, schnell den Tränen nahe sein, Kopf- und Rückenschmerzen;

❑ Zähneknirschen, Herzrasen, Schlaflosigkeit, Hautveränderungen, bis hin zu schweren Erkrankungen.

Nicht selten werden Anzeichen von Überlastung selber kaum, – manchmal garnicht – als solche empfunden. In einem anstrengenden Alltag scheint für sich selbst, die Pflegende, wenig Raum zu sein. Hinschauen, sich absehbare Grenzen einzugestehen und nach Wegen zur Veränderung zu suchen, kann schmerzhaft sein, bedeutet neue Kraftanstrengung und kann ein mühsam aufrechterhaltenes Gebilde des Zurechtkommens ins Wanken bringen. Doch gerade das Wahrnehmen und Einschätzen der eigenen Leistungsfähigkeit bedeutet ein Haushalten mit den Kräften und

möglicherweise das Vorbeugen eines absehbaren Zusammen-
bruchs. Hinweise von außen sind hilfreich, wenn es um eine Einschätzung der Situation geht. Je zugewandter dies geschieht und
weniger Vorwurf, Wertung oder Schuldzuweisung laut wird, desto
besser ist die Chance, daß ein Hinweis als Hilfe und nicht als nie-
derdrückende Kritik empfunden wird. Es kann ein Schritt sein,
Veränderungen und eine bessere Bewältigung zu ermöglichen.

Belastung gleich Überlastung?

Belastung
gleich Über-
lastung?

Offensichtlich haben äußerlich vergleichbare Belastungen
unterschiedliche Auswirkungen. Lassen Sie uns der Frage nachgehen, wovon dies abhängt und welche Möglichkeiten es gibt,
darauf Einfluß zu nehmen. Erleben von Belastungen und der
Umgang mit ihnen sind also zweifellos auch individuell. Mehrere
Faktoren spielen dabei eine Rolle:

1. Bewältigungsfähigkeiten in der eigenen Person:

Personale
Fähigkeiten

❏ Wie geschickt kann jemand die für den Behinderten nötigen
   Handreichungen durchführen, welche körperlichen Kräfte
   stehen zur Verfügung?
❏ Wie gut ist es möglich, Wissen aufzunehmen, Zusammenhänge
   zu erkennen und sinngemäß zu handeln?
❏ Wie ausgeprägt sind soziale Fähigkeiten, das heißt, inwieweit
   gelingt es - neben einem guten In-Kontakt-Sein mit anderen
   Menschen - u.a. situationsgerecht angemessene Entschei-
   dungen zu treffen, dabei die Wünsche und Bedürfnisse des
   anderen zu erfassen, einzubeziehen, und gleichzeitig die
   eigenen Erwartungen, Gefühle und Wünsche zu
   berücksichtigen?
❏ Welche Einstellung, welche Werte liegen zugrunde?
❏ Wie können eigene Gefühle wahrgenommen und geäußert
   werden?
❏ Wie ausgeprägt ist die Kreativität, z.B. Einfallsreichtum,
   Neugier, Flexibilität, Risikobereitschaft?
❏ Wie groß ist die Unabhängigkeit von der Meinung anderer?
❏ Ist die Grundeinstellung positiv?
❏ Besteht die Fähigkeit, sich auseinanderzusetzen, Frustrationen
   auszuhalten, sich durchzusetzen, Probleme zu lösen?
❏ Welche Deutung wird der Lebenssituation zugeschrieben? Das
   Empfinden reicht von Schicksalsschlag über Prüfung bis zur

Strafe. Es kann sich die Frage nach eigener Schuld stellen, auch wenn sie von außen her völlig unberechtigt zu sein scheint.

❏ Wie sind die bisherigen Erfahrungen und Fähigkeiten bei der Bewältigung schwieriger Situationen und Probleme? Die Einschätzung des eigenen Vermögens, mit Krisensituationen fertig zu werden, ist richtungsweisend für den weiteren Verlauf. So werden im besten Fall die Möglichkeiten als sehr gut und schlimmstenfalls als schlecht und unzureichend beurteilt. Diese sog. "coping-resources" (= Bewältigungsfähigkeiten) spielen eine wesentliche Rolle für den Umgang mit der Lebenssituation.

2. Einflußmöglichkeiten auf die Situation:

❏ Welchen Zugang gibt es zu Informationen, wie verständlich sind sie, wie werden sie überbracht?   *Einfluß auf die Situation*

❏ Wie vorhersehbar oder unsicher sind zukünftige Ereignisse; Gibt es Verschlechterungen im Gesundheitszustand, treten sie plötzlich auf oder kann man sich auf evtl. Krisen vorbereiten?

❏ Wie und was kann beeinflußt werden, was ist tatsächlich machbar?

❏ Welche Möglichkeiten zeichnen sich ab, aktiv die Auswirkungen der Behinderung zu bessern?

❏ Läßt sich eine bessere Handhabe der Situation organisieren?

❏ Ist die finanzielle Lage befriedigend?

❏ Gibt es einen entlastenden Familien-, Freundes-, Bekanntenkreis?

❏ Wie ist die Verfügbarkeit und Qualität von Pflegediensten, Selbsthilfegruppen und der Hifsdienste vor Ort hinsichtlich der eigenen Bedarfssituation?

❏ Wie sieht die gesellschaftliche Akzeptanz der Behinderung aus? (Hier lohnt ein Vergleich zwischen den Nationen und Kulturen.)

❏ Welche Einflußmöglichkeiten gibt es, wie sind Veränderungen schon erreicht worden?

❏ Wo gibt ein Zusammenschluß von gleichartig Betroffenen Unterstützung?

Jeder Mensch hat sein eigenes Maß an Belastung, mit dem er – ohne Schaden zu nehmen – leben kann. Das Bild einer Regentonne bietet sich an, die problemlos bis zum Rand gefüllt werden kann. Kommt dann der berühmte Tropfen hinzu, der das Faß zum

Überlaufen bringt, kann dies einen akuten Zusammenbruch bewirken oder eine körperliche Erkrankung hervorrufen. Psychosomatische Erkrankungen, wie Magengeschwüre, Herzinfarkt oder Verstärkung von allergischen Erkrankungen sind bekannte Folgen von Überlastung.

Viele Belastungen füllen die "Streßtonne", sie können sie zum Überlaufen bringen. Es gilt also, sie nicht randvoll werden zu lassen, sondern immer wieder Streßteile abfließen zu lassen und soviel Entlastung wie möglich zu organisieren. Welcher Belastungsanteil das auch immer ist, spielt weniger eine Rolle. Konkret können es die banalen Dinge sein, die nerven, wie die Schlange an der Supermarktkasse. Solche Situationen zu vermeiden, schafft Platz für Belastungen, die unvermeidlich sind, schützt das Faß vor dem Überlaufen.

Bewältigung, eine Strecke und ein Weg ständiger Arbeit

Bewältigung

Die Anpassung an die Lebenssituation ist der tägliche Kampf, den Betroffene und Angehörige auf sich nehmen, in dem Bemühen

❏ ein gewisses Gleichgewicht aufrecht zu erhalten,
❏ dem gemeinsamen Leben auch neue Perspektiven zu geben,
❏ den Alltag zu bewältigen, mit seinen Anforderungen wie Körperpflege, Essen, Haushaltsführung u.a.,
❏ die Beziehungen zu Freunden, Verwandten und Nachbarn aufrecht zu erhalten,
❏ Freiräume und Freizeit zu haben.

Es ist ein kontinuierliches Jonglieren mit Zeit, Raum, Geld, dem Arbeitsplatz, Aktivitäten, Identitäten und Setzen von Grenzen.

Ablauf von Bewältigung

Ablauf

Jeder Mensch erlernt im Laufe seines Lebens einen ihm eigenen Umgang mit belastenden Lebenssituationen. Diese Fähigkeit ist auch in Pflegesituationen aktiv. Bewältigung von Lebenssituationen mit Behinderung kann mit einer Strecke ständiger Arbeit verglichen werden, die in ihrer Intensität schwankend verläuft. Die Bewältigung bewegt sich schrittweise. Zunächst überwiegen durchaus wechselnde Empfindungen, wie Abwehr, Verleugnung und Rückzug. Der Ablauf von Bewältigung läßt sich in Schritten aufzeigen, die nicht immer nacheinander verlaufen müssen. Im ersten Moment, in dem feststeht, daß eine Behinderung vorliegt, in welchem Umfang auch immer, geraten die Beteiligten in ein krisenhaftes Geschehen. Gründe dafür sind u. a.:

❑ Eine Grundvorstellung von uns selbst, und auch von unseren Familienangehörigen ist, daß wir ganz und unverletzlich sind. Dieses Weltbild wird drastisch erschüttert. Es gilt, ein anderes Bild zu entwerfen und sich mit der Veränderung zu arrangieren, andere, neue Wege zu finden.

❑ Lebensverändernde Ereignisse (live changes), zu denen Verletzung, Krankheit und mit Einschränkung Behinderung gehören, erhöhen das Streßbudget. Auf der Skala belastender Ereignisse sind sie auf Platz 6 angesiedelt.

❑ Chronische Belastung und langdauernde Verpflichtung innerhalb einer Pflegesituation verändern die eigene Zukunftsperspektive stark. Das bedeutet, daß die eigenen Lebenspläne, die Vorstellungen, die jeder sich vom zukünftigen Verlauf seines Lebens macht, zu wenig oder manchmal gar keinen Platz mehr haben. Die Folge ist, daß sich Wut, Ärger, Trauer, Resignation, Verzweiflung einstellen.

❑ Behinderung ist in unserer Gesellschaft unzureichend akzeptiert und integriert, was dazu führen kann, daß dies ein weiterer Tropfen im Streßgefäß ist.

Es treten Gefühle auf wie Ärger, Wut, Angst, Hoffnungslosigkeit und Trauer. Sich anschließende Reaktionen können wechseln zwischen absoluter Verzweiflung, beginnender Akzeptanz und erneutem Kampf gegen die Schwierigkeiten. Die Konfrontation mit der Realität bringt es mit sich, daß Teile der alten Vorstellungen allmählich losgelassen werden, begleitet von Trauer. Wird der Schritt getan, sich eine Zukunft vorzustellen, die möglicherweise besser ist als der derzeitige Zustand, so kann das Akzeptieren beginnen. Dies ist der Punkt, an dem der Betroffene Hoffnung entwickeln kann. "Akzeptieren heißt, daß ein Mensch einen Weg gefunden hat, seine Biographie durch verändertes Handeln der Krankheit anzupassen, und daß er dabei trotz anhaltender und fortschreitender körperlicher Gebrechen seinem Leben einen Sinn geben kann" (Corbin/Strauss 1993)

Hilfen zur Bewältigung

Hilfen

"*Wir gaben unser bestes ..., aber es mangelte uns an Erfahrung und Anleitung. Wir wußten kaum etwas über Pflegemöglichkeiten*" (Horowitz/Lanes 1994, S. 11).

Den Mangel an Aufklärung und gezielter Information über Erkrankung und Behinderung, kompensieren viele Angehörige durch Eigenaufklärung und Aneignung von "Expertenwissen".

Eine individuelle Pflegeberatung in der Wohnung des Behinderten oder Pflegebedürftigen durch eine Pflegefachkraft und die Teilnahme an Pflegekursen kann notwendiges Wissen vermitteln. Pflegeberatung und Pflegekurse informieren über aktuelle Pflegemöglichkeiten, die die Selbstpflegefähigkeiten fördern und erhalten, sowie über Techniken einer körperschonenden Arbeit in der Pflege. Seit dem 01.04.1995 werden Pflegeberatung wie auch Pflegekurse im Rahmen der Pflegeversicherung (§ 45 SGB XI) finanziert. Dabei sollen Informationen vermittelt und ein praktisches Üben von Pflegemethoden und Pflegehilfsmitteleinsatz erfolgen. Themen wie Alltagsorganisation, Entlastungsangebote und fachliche Hilfe durch professionelle Dienste werden ebenso angesprochen. Informationen hierzu erhalten sie bei den Sozialstationen und ambulanten Pflegediensten, bei den Wohlfahrtsverbänden und Pflegekassen. Das Angebot muß sich allerdings noch viel gezielter auf die Belastungssituationen einstellen.

Professionelle Dienste

Die Einbeziehung professioneller Pflege- und Hilfsdienste in die Pflege- und Betreuungsarbeit ist ein weiterer Entlastungsfaktor. Wichtig dabei ist, daß das Angebot der Dienste den Bedürfnissen behinderter und pflegebedürftiger Menschen sowie ihren Angehörigen/Bezugspersonen entspricht und die "Normalisierung" ihres Alltagslebens ermöglicht. Hier sollten sie die Angebote der verschiedenen Dienste vergleichen und prüfen, welcher Dienst für ihre Bedürfnisse das entsprechende Angebot vorhält und welche Möglichkeiten der Finanzierung durch gesetzliche Kostenträger es gibt. Wichtig ist, sich ein Unterstützungsnetz aufzubauen.

Freundes- und Bekanntenkreis

Für seelische Entlastung können Sie sorgen, in dem Sie Möglichkeiten zur Reflexion der eigenen Befindlichkeit suchen. Dies kann durch einen Freundeskreis erfolgen, aber auch durch den Besuch einer Angehörigen- oder Selbsthilfegruppe. Gerade in der Auseinandersetzung mit den eigenen Grenzen, im Umgang mit Schuldgefühlen und dem Wahrnehmen der eigenen Befindlichkeit ist darauf zu achten, nicht vollkommen in der Pflege

aufzugehen oder aufgesogen zu werden. Hier kann eine Selbsthilfegruppe sehr hilfreich sein und Unterstützung bieten. Sie vermitteln ein ausgezeichnetes Fachwissen und zeigen über die
eigene Betroffenheit ein tiefes Verständnis für die Situation. Der
Austausch von Erfahrungen mit Menschen, die genau erfassen,
was geschieht, gehört zu den hilfreichsten Angeboten, die es gibt.
Neben dem Besuch einer Gruppe kann aber auch eine psychosoziale Unterstützung in Form einer Einzelberatung oder Therapie
notwendig sein, um die eigene psychische Gesundheit zu erhalten
oder wiederzuerlangen. Die im oberen Abschnitt dargestellten
Ursachen von Belastung zeigen, welche psychischen Belastungen
pflegende Angehörige erleben. Hier sind wesentlich mehr
psychologische Hilfen zur Entlastung und Bewältigung der
Lebenssituation erforderlich, als bisher angeboten wurden.

Die Pflege des eigenen Körpers sowie körperliche Entlastung *Freizeit-*
und Regeneration sind weitere wichtige Hilfen zur Bewältigung. *gestaltung*
Hierzu gibt es vielfältige Angebote, wie z.B. Autogenes Training,
Wirbelsäulengymnastik, Saunabesuch, aktiv Sport zu treiben, mit
einer Wandergruppe wöchentlich einen Wandertag durchzuführen und vieles mehr. Persönliche Bedürfnisse und Möglichkeiten sind bei der Auswahl entscheidend. Das Erlernen körper-
und kräfteschonender Pflegemethoden sowie ein gezielter Einsatz
von Pflegehilfsmitteln und die Einbeziehung weiterer Pflegepersonen helfen mit, körperliche Entlastung zu finden. Ein regelmäßiger Urlaub und eine Kurmaßnahme sind weitere Entla-
stungsfaktoren.

Entlastung im Alltag zu finden, d.h. Zeit für sich zu haben,
Freunde und Bekannte zu treffen, Zeit für die eigene Familie, für
den Partner zu haben, in Ruhe einkaufen zu gehen u. a. mehr sind
wichtig für unser Wohlbefinden. Diese Zeit im Alltag für sich zu
finden und einen eigenen Freiraum zu schaffen, sind wichtig in
der Bewältigung von Belastungssituationen. Der emotionale Bei-
stand im Freundes- und Familienkreis und das Klima von Nicht-
verlassensein wirken sich auf einen behinderten Menschen und
seine Angehörigen wie ein Sicherheitsnetz aus. Dies ist nur möglich, wenn die Grenzen eigener Belastungsfähigkeit erkannt und
akzeptiert werden und ein ausgebautes Netz an Hilfs- und Unter-
stützungsmöglichkeiten zur Verfügung steht.

Neben der Unterstützung in der Familie, durch Freunde,
Bekannte und Nachbarn gibt es auch öffentliche Angebote, die
der Entlastung dienen und einen wichtigen Bestandteil der
Bewältigung darstellen können. An den Belastungssituationen
orientierte und vernetzte Angebote sowie eine gezielte Beratung

brauchen pflegende Angehörige, damit diese Hilfen für ihre Lebenssituation Entlastung bringen können. Bewältigung von Behinderung und Krankheit kann gelingen oder auch nicht. Während im ersten Fall aktive Anpassung und innerliche Akzeptanz die Form der Bewältigung ist, so stehen Resignation und/oder Verbitterung für das Mißlingen von Bewältigung. Genauso wie das Erleben von Belastung von Mensch zu Mensch unterschiedlich ist, sind auch Weg und die Art und Weise, damit zurechtzukommen, individuell verschieden. Was dem einen hilft, kann bei dem anderen Streß auslösen oder einfach ohne Wirkung bleiben.

Erinnern an gute Zeiten

Es lohnt sich, darüber nachzudenken, was in anderen Situationen geholfen hat. Ebenso hilfreich ist es, zu überlegen, wann z.B. kleine Pausen als Erholung besonders wichtig sind, wie sie aussehen können, wo sie am besten stattfinden und was besonders entspannend wirkt. Damit stärken wir die eigene Streßfähigkeit.

Politische Forderungen

Bewältigung kann heißen, eine teilstationäre Einrichtung wie zum Beispiel Tagespflege in das Versorgungssystem mit einzubeziehen. Es kann aber auch die Entscheidung sein, sich in einem Pflegeheim anzumelden und dort einzuziehen. Die Wahl zwischen ambulanter, teilstationärer und stationärer Hilfe muß gegeben sein. Sozialpolitisch muß der Ausbau von sozialen Diensten, die wirkliche Entlastung bieten, gefördert werden. Pflege muß als eine wichtige, gesellschaftlich notwendige soziale Aufgabe anerkannt und gesamtgesellschaftlich getragen werden - von Männern und Frauen. Die Zuweisung des Pflegerisikos in die Privatsphäre der Familie - nach traditionellen Rollenmustern an die Frauen in unserer Gesellschaft - führt zu Überlastungen und im Laufe der Zeit zu einer vollständigen Erschöpfung der Ressourcen der Einzelnen bzw. der Familie. Um dies zu vermeiden sind gezielte und tragfähige Unterstützungsmaßnahmen sowie solidarische Beziehungsnetze und Hilfesysteme erforderlich (Bracker u.a. 1988).

Literatur

Bracker, M./ Dallinger, U./ Karden, G./ Tegethoff, U.: Die Pflegebereitschaft der Töchter. Zwischen Pflichterfüllung und eigenen Lebensansprüchen. Hessische Landesregierung für Frauenangelegenheiten, Wiesbaden 1988.

Corbin, J./ Strauss, A.: Weiter leben lernen. München 1993.

Forster, M.: Es sind die Töchter, die gefressen werden. Berlin 1984.

Gräßel, E.: Macht häusliche Pflege krank? In: Häusliche Pflege (1994) 5, S. 296-300.

Grieshaber, U.: Angehörige als nützliches Neutrum. In: Forum Sozialstation (1994) 12, Nr. 71, S. 5.

Horowitz, K./ Lanes, D.: An deiner Seite. München 1994.

Jansen, B./ von Kardorff, E.: Plädoyer für ein vernetztes Angebot. In: Forum Sozialstation (1995) 2, Nr. 72, S. 14-20.

Knauf, S.: Chronische Krankheit. Frankfurt 1990.

Künzel-Schön, M.: Wenn unsere Eltern älter werden. Hamburg 1986.

Kronsbein-Haase, A.: Wenn Angehörige pflegen. Heidelberg 1994.

Ministerium für Arbeit, Gesundheit und Soziales des Landes Nordrhein-Westfalen: Behinderte Menschen in Nordrhein-Westfalen. Wissenschaftliches Gutachten zur Lebenssituation von behinderten Menschen und zur Behindertenpolitik in NRW. Düsseldorf 1992.

Schneekloth, U./ Potthoff, P.: Hilfe- und Pflegebedürftige in privaten Haushalten. Bundesministerium für Familie und Senioren. Stuttgart 1993.

Thimm, W.: Leben in Nachbarschaften. Freiburg 1994.

Christel Bienstein

2. Meine Situation als Pflegender

Dieser Fragebogen soll Ihnen als Wegweiser durch unser Buch dienen und Hilfestellung leisten, die Pflegeschwerpunkte, die für Ihre Situation wesentlich sind, auszuwählen. Damit Sie nicht alle Kapitel lesen müssen, haben wir den Fragebogen so aufgebaut, daß er sich an verschiedenen Problembereichen orientiert und diese für Sie leicht zugänglich macht. Der Fragebogen geht sowohl auf die Situation des zu Pflegenden als auch auf die Situation des pflegenden Menschen ein.

Anleitung:

Kreuzen Sie die Felder an, die die Situation Ihres Angehörigen wiedergeben. Unter den Kästchen befinden sich Verweise auf die entsprechenden Kapitel. Diese sollten Sie dann gründlich lesen.

Mein Angehöriger/meine Angehörige

☐

☐

☐

versteht Sprache und reagiert auf mich/uns

bemerkt Berührung

zeigt wenig sichtbare Reaktion

Vgl. Kapitel 14 u.1

☐

☐

☐

hat keine Probleme mit dem Mund (Essen, Trinken, Mundpflege)

braucht Hilfe beim Essen, Trinken, der Mundpflege

benötigt komplette Unterstützung beim Essen, Trinken, der Mundpflege

Vgl. Kapitel 6 u. 8

☐

hat keine Probleme mit der Ausscheidung (regelm. Harn- u. Stuhl- abgang)

☐

teilweise unkontrollierter Harn- u. Stuhlabgang/Obstipation

☐

ständig unkontrollierter Harn- u. Stuhlabgang oder ständige Verstopfung

vgl. Kapitel 10, 11, 14, 13, 18

☐

bewegt sich selbständig u. häufig (läuft herum, dreht sich im Bett)

☐

bewegt sich wenig (mehr als 1 Std. bewegungslos im Sessel, 2 Std. bewegungslos im Bett)

☐

bewegt sich von sich aus nicht

Vgl. Kapitel 12, 15, 16, 14

☐

hat keine Versteifungs- probleme der Gelenke

☐

bewegt die Gelenke wenig

☐

hat Versteifungen in den Gelenken

Vgl. Kapitel 12, 15, 16

☐

führt die Körperpflege selbst durch

☐

braucht Unterstützung bei der Körperpflege

☐

braucht komplette Über- nahme der Körperpflege

Vgl. Kapitel 5, 16, 14

☐

kann frei und tief atmen

☐

benötigt Unterstützung oder Schutz bei der Atmung

☐

ist von Maschinen abhängig

Vgl. Kapitel 3 u. 4, 8, 6 u. 7, 17, 18

☐

hat keine oder nur geringe Schmerzen

☐

hat häufig Schmerzen

☐

hat ständig Schmerzen

Vgl. Kapitel 17, 13, 18

☐

kann Medikamente problemlos einnehmen

☐

hat Probleme bei der Medikamentenaufnahme durch den Mund

☐

braucht komplette Unter- stützung bei der Medika- mentenaufnahme

Vgl. Kapitel 13, 7, 8

☐ schläft problemlos zur schlafprimären Zeit

☐ Einschlaf- oder Durchschlafstörungen

☐ hat keinen eigenen Schlafrhythmus

Vgl. Kapitel 5, 13, 18

Hier ist Platz für weitere Besonderheiten

Es stellt sich folgende Situation:

☐ Die Situation ist für alle erträglich

☐ Die Situation ist belastend

☐ Die Situation ist unerträglich

Vgl. Kapitel 1, 20, 22, 25

☐ Die Situation ist finanziell unproblematisch

☐ Die Situation ist finanziell problematisch

☐ Die Situation übersteigt meine finanziellen Mittel

Vgl. Kapitel 20, 22, 21

☐ Wir brauchen keine Unterstützung/Hilfe

☐ Wir benötigen ab u. zu Unterstützung/Hilfe

☐ Wir benötigen ständig Unterstützung

Vgl. Kapitel 20, 21, 22, 24

Pflegetagebuch

Wir empfehlen Ihnen, ein Pflegetagebuch zu führen. Nicht nur, weil im Rahmen der Pflegeversicherung eine regelmäßige Pflegeberatung erfolgen soll und damit die Pflegekassen auch kontrollieren wollen, wie die Pflege täglich durchgeführt wird, sondern auch, um Ihre Arbeit zu reflektieren und Veränderungen bewußt wahrzunehmen.

Ein Pflegetagebuch sollte täglich fortlaufend geschrieben werden. Es reicht eine einfache Kladde dazu. Tragen Sie ein: wann Sie was mit Ihrem Angehörigen gemacht haben und wie sein Zustand am heutigen Tag war. Besonders die Dinge, die Ihnen auffallen, sollten unbedingt niedergeschrieben werden. Das hilft Ihnen auch bei Ihrem Austausch mit dem Hausarzt.

Weiterhin ist es oftmals notwendig, Berichte zu schreiben oder Pläne zu erstellen. So muß ein Sondenkostplan erstellt werden, evtl. ein Plan, aus dem hervorgeht, wann und wie Sie Ihren Angehörigen gelagert haben. Vielleicht müssen eine Wunde verbunden und bestimmte Salben aufgetragen werden. Wählen Sie für Ihre häusliche Situation die Form des Aufschreibens, die Ihnen am sinnvollsten und vor allem am übersichtlichsten erscheint. Ein Pflegetagebuch macht eins auf jeden Fall, es macht Ihre Arbeit für alle sichtbar, und das ist die Sache wert!

Petra Klaas

3. Probleme mit der Atmung

Einleitung

Immer weniger Luft zu bekommen, weil die Atemwege verschleimt oder entzündet sind, ist mit der bedrohlichste Zustand für einen Menschen. Aus diesem Grund widmen wir uns ausführlich der Erhaltung der Atemfähigkeit Ihres zu pflegenden Menschen.

Die Infektionen der Atemwege nehmen immer mehr zu. Im Krankenhaus stehen sie an zweiter Stelle der Krankenhausinfektionen. Auch in der häuslichen Pflege sind Erkrankungen der Atemwege und Lunge nicht selten. Bestehende Erkrankungen der Atmungsorgane wie Asthma bronchiale oder eine chronische Bronchitis können ebenso zu einer Lungenentzündung führen wie auch ein schwerer grippaler Infekt. In zunehmendem Maße wirken auch Umwelteinflüsse (Schadstoffe in der Luft, Pollen) negativ auf die Atemfunktion. Deshalb ist besonderes Augenmerk auf die Vorbeugung von Erkrankungen der Atmungsorgane zu richten.

Der Atmungsvorgang

Atmungs-
vorgang

Um leben zu können, ist der Mensch und auch jedes andere Lebewesen auf Sauerstoff angewiesen. Wir atmen den Sauerstoff mit der Atemluft ein. Durch die Nase gelangt er über die Luftröhre in die Bronchien (Atemwege), von dort in die Lungenbläschen (Alveolen) und dann ins Blut. Der Sauerstoff wird im Blut an den roten Blutfarbstoff, das Hämoglobin der roten Blutzellen, gebunden und gelangt so in die einzelnen Organe. Mit Hilfe des

Sauerstoffes wird aus der Nahrung Energie hergestellt. Bei diesem Prozeß entsteht ein Abfallprodukt, das Kohlendioxyd. Dieses Abfallprodukt wird wiederum an das Hämoglobin gebunden, in die Lungenbläschen gebracht und dort über die Ausatmung wieder abgegeben.

Unter *äußerer Atmung* versteht man die Vorgänge, die ständig zur Erneuerung des Gasgemisches in den Lungenbläschen (Alveolen) führen. Diese Erneuerung wird dadurch erreicht, daß bei jedem Atemzyklus ein Teil der Alveolarluft durch Frischluft ersetzt wird. Die mechanischen Voraussetzungen für einen ungestörten Gaswechsel sind eine gut funktionierende Atemmuskulatur, die beim Gesunden vor allem während der Einatmung aktiv ist, sowie normale Strömungsverhältnisse in den Atemwegen.

Äußere Atmung

Störungen der Atmung sind auf jeder der drei Ebenen möglich. Hier befassen wir uns überwiegend mit der äußeren Atmung. Allerdings greifen äußere Atmung und Blutkreislauf untrennbar ineinander, so daß Störungen des Systems immer mit Störungen des anderen Systems verbunden sind und eine getrennte Betrachtungsweise immer ein wenig gewaltsam sein muß.

Treibende Kraft für den Luftstrom bei der Einatmung ist ein Druckgefälle zwischen Lungenbläschen und Außenluft. Dieser Druckunterschied entsteht bei Kontraktion der Atemmuskulatur, die aus den Zwischenrippenmuskeln, dem Zwerchfell und der sogenannten Atemhilfsmuskulatur besteht. Die Bezeichnung "Atemhilfsmuskulatur" deutet an, daß diese Muskeln mehr eine Art Reserve darstellen, die beim Gesunden bei erhöhter Belastung, beim Kranken auch in der Ruhe zur Atmung herangezogen wird.

Druckgefälle

Atemhilfs-muskulatur

Die Ausatmung ist beim Gesunden passiv, hierbei wird die während der Einatmung in den elastischen Strukturen der Lunge und des Brustkorbes gespeicherte Energie wieder freigesetzt. Auch die Schwerkraft spielt hierbei eine Rolle.

Die Luftbewegung in den Atemwegen ist normalerweise eine *laminare Strömung*, das bedeutet, daß die Luft in parallelen Schichten ohne Wirbelbildung fließt. Bei dieser Strömungsart ist der Reibungswiderstand an den Wänden der Luftwege gering. Die laminare Strömung kann dann in eine *turbulente Strömung* "umkippen", wenn die Strömungsgeschwindigkeit im Verhältnis zum Querschnitt der Luftwege zu hoch wird. In diesem Falle entstehen Luftwirbel, wodurch der Strömungswiderstand sprunghaft ansteigt. In der Lunge werden in 24 Std. ca. 60 bis 100 ml Bronchialschleim gebildet. Die Atemwege sind mit Flimmerhärchen ausgekleidet, die die Aufgabe haben, diesen Schleim nach außen

Atemstörung

Bronchial-schleim

zu befördern. Wird mehr Schleim produziert oder stellen die Flimmerhärchen ihre Tätigkeit ein, muß der Schleim abgehustet werden.

Die Flimmerhärchen werden geschädigt, wenn die Funktion der Nase, die eingeatmete Luft anzuwärmen und anzufeuchten, ausfällt. Außerdem schwächt das Rauchen von allein einer Zigarette die Flimmerhärchen derart, daß sie in den nächsten 4 Stunden nur mit halber Kraft schlagen. Das Epithelgewebe (feines Gewebe in der Lunge) starker Raucher gleicht einem Trümmerhaufen. Die Schlagkraft der Flimmerhärchen wird ebenfalls durch Virusinfektionen, Einnahme starker Beruhigungsmittel, Narkose und unmäßiges Trinken von Alkohol gemindert.

Entstehung der Lungenentzündung
Eine Ansammlung von Sekret in der Lunge kann sich mit Bakterien infizieren und so zur gefürchteten Lungenentzündung (Pneumonie) führen. Eine schwere Lungenentzündung schädigt aber nicht nur die Lunge und verschlechtert den Austausch von Sauerstoff und Kohlendioxyd, sondern hat auch andere Auswirkungen wie z.B. Fieber, Bewußtseinsstörungen und schädigt durch Entzündungsstoffe lebenswichtige Organe wie Leber, Niere, Herz und Gefäßsystem. Ebenso kann eine Ansammlung von Sekret zur sogenannten Atelektase führen. Eine Atelektase ist ein Lungenbezirk, der zwar durchblutet wird, aber durch Verschluß oder Verstopfung nicht am Gasaustausch teilnimmt.

Besonderheiten bei Menschen mit Bewegungsbeeinträchtigungen

Auswirkungen von Bewegungsmangel

Lungenbelüftung
Menschen mit Bewegungsbeeinträchtigungen sind oftmals nicht in der Lage, ihre Position ausreichend oft zu verändern. Neben Risiken wie z.B. der Dekubitusgefahr hat eine immer gleiche Lagerung auch Auswirkungen auf die Belüftung und Durchblutung der Lunge. Je nach Lage des Körpers im Bett oder Sessel etc. werden untenliegende Lungenanteile besser durchblutet und obenliegende Lungenanteile besser belüftet. Werden nun über einen längeren Zeitraum Lungenanteile nicht genügend belüftet und sammelt sich eventuell noch Sekret in diesen Lungenanteilen an, kann es zu einer Atelektase kommen. Hierbei sind die Lungenbläschen luftleer und ihre Wände liegen aneinander. Grob gesagt sind alle Lungenanteile, die schlecht belüftet sind, pneumoniegefährdet (lungenentzündungsgefährdet).

Auswirkungen auf Wohlbefinden, Lebensäußerungen, Vitalität

Atmen ist eines der wichtigsten Grundbedürfnisse des Men- *Atem und*
schen. Ringt ein Mensch nach Luft, treten alle anderen Bedürf- *Lebensgestal-*
nisse wie etwa das Essen und das Spielen in den Hintergrund. *tung*
Durch gezielte Übungen und Lagerungen, die zu einer bewußte-
ren Wahrnehmung der Atmung führen, können Atmungspro-
bleme oft gelöst werden.

Umgang mit den auftretenden Problemen und Vorbeugung

Ein oberstes Ziel bei allen auftretenden Problemen ist die Ver- *Störungen der*
hütung einer Lungenentzündung und einer Atelektase. Folgende *Atemfunktion*
Probleme können einzeln aber auch in Kombination auftreten
und zu einer Erkrankung der Lunge führen:

1. Zähflüssiges Sekret in den Atemwegen,
2. Sekretansammlung/Sekretstau in den Atemwegen,
3. Belüftungsstörungen einiger Teile der Lunge,
4. Atemwegsverengung.

Zähflüssiges Sekret in den Atemwegen

Zähes Sekret in den Atemwegen kann nur schlecht bis gar *Sekretan-*
nicht abgehustet werden. Verweilt das Sekret zu lange in den *sammlung*
Atemwegen, führt dies zur Sekretansammlung und nachfolgend
zur Lungenentzündung. Geeignete Handlungen helfen, das
Sekret zu verflüssigen. Was kann ich tun?

Ausreichende Flüssigkeitsgabe

Eine ausreichende Flüssigkeitszufuhr verbessert die Schleimlö- *Flüssigkeits-*
sung. Erwachsene sollten täglich mindestens 2 Liter trinken. *zufuhr*

Nasenatmung ermöglichen

Die Nase wärmt und feuchtet die Einatmungsluft an. Außer- *Nasenatmung*
dem filtert sie ca. 99 % der eingeatmeten Schadstoffe wie Pollen,
Staubpartikel, Bakterien, Viren etc. Angewärmte und angefeuch-
tete Luft ist auch Voraussetzung für eine wirksame Arbeit der
Flimmerhärchen. Je kälter und trockener die Einatmungsluft ist,

desto schlechter arbeiten die Flimmerhärchen und desto schlechter wird gebildeter Schleim hinausbefördert (z.B. bei Menschen,
die nur durch den Mund atmen). Durch Schneuzen der Nase
(Kinder vergessen dies oft), vom Arzt angeordnete milde Nasen-
tropfen oder Einträufeln von physiologischer Kochsalzlösung
kann einer Verstopfung der Nase begegnet werden. Häufig muß
auch auf eine korrekte Kopfhaltung (mehr nach vorne gebeugt)
geachtet werden, damit ein Mundschluß gewährleistet ist.

Inhalation

Inhalation   Durch richtige Inhalation (Einatmung von kleinsten Tröpf-
chen) wird zähes Sekret verflüssigt.
          Dafür werden entsprechende Inhalationsgeräte, z.B. Ultra-
schallvernebler, die eine bestimmte Tröpfchengröße produzieren,
benötigt. Solche Geräte sollten für die Kochsalzvernebelung vorgesehen sein, da Kochsalz besser den Schleim löst als Wasser.
Falls Sie so ein Gerät benutzen wollen, halten Sie sich bitte unbedingt
an die Hinweise des Herstellers und sprechen Sie mit Ihrem Arzt.
          Ein Wasserdampfbad mit Zusätzen, z.B. mit Kamille, und über-
gehängtem Handtuch schafft oft ein subjektives Wohlbefinden bei
Entzündungen der Nasennebenhöhlen oder Schnupfen. Eine
Sekretverflüssigung in tiefer gelegenen Lungenabschnitten
erreicht diese Art der Inhalation jedoch nicht. Durch die feuchte
Wärme werden aber Bakterien und Viren auf der Schleimhaut
zerstört.

Mundspülen mit Kochsalz

Mundspülung   Kochsalz hat eine sehr gute schleimlösende Wirkung. Sie können fertige Kochsalzlösung, NaCl 0,9%, in der Apotheke kaufen
und Ihrem Angehörigen zum Mundspülen und Gurgeln geben.
Nach dem Spülen warten Sie ca. zehn Minuten und lassen ihn
dann abhusten. Sekret, das sich in der oberen Luftröhre und im
hinteren Rachen befindet, läßt sich auf diese Weise gut entfernen.
Sie können auch die Salzlösung selbst herstellen. Nehmen Sie
einen Teil Emser Sole auf neun Teile Wasser. Ein Tip: Gekühlt
schmeckt die Lösung besser!

Medikamente

Medikamente   Darüber hinaus werden ärztlicherseits Medikamente verwendet, die erwünscht oder als Nebenwirkung zur Austrocknung

oder Minderproduktion einerseits oder zur Verflüssigung bzw.
Überproduktion von Sekret andererseits führen. Klären Sie dieses
mit dem behandelnden Arzt.

Sekretansammlung in den Atemwegen

    Zu Sekretansammlungen in den Atemwegen kommt es, wenn *Sekret-*
ein Mensch seinen Schleim nicht oder nicht ausreichend abhu- *ansammlung*
sten kann. Dieses Sekret kann ganze Lungenanteile verschließen
und so nachfolgend zur Lungenentzündung führen. Oft fließt
Sekret in den rechten unteren Lungenlappen und sammelt sich
dort an. Manchmal können Sie dieses Sekret spüren, wenn Sie
Ihre Hände auf den Brustkorb Ihres Angehörigen legen. Sie
fühlen dann ein Brummen und Brodeln unter den Händen. Sie
sollten dann auf jeden Fall den Arzt informieren. Was kann ich *Hilfen*
tun?

Drainagelagerung

    Sie lagern Ihren Angehörigen so, daß das Sekret der Schwer- *Drainage-*
kraft folgend in die Luftröhre fließen kann und dort dann abge- *lagerung*
hustet wird.

Beispiel: Ihr Angehöriger hat eine Sekretansammlung im rech-
ten unteren Lungenanteil. Sie lagern ihn auf die linke Seite und
unterstützen Taille und Hüfte mit Kissen so, daß der betroffene
Lungenanteil höher liegt als die Luftröhre.
Ihr Angehöriger sollte ungefähr 10-20 Minuten in dieser Lage
verweilen. Legen Sie Taschentücher bereit, damit er das Sekret
bei Bedarf gleich aushusten kann und es nicht zurückhalten muß.
Je nachdem wie Ihr Angehöriger die Lagerung toleriert, bleiben
Sie am besten während dieser Zeit bei ihm. Bevor Sie Ihren
Angehörigen in eine andere Lage bringen, sollte er einmal abhusten, damit Sekret, das sich auf den "Weg gemacht hat", nicht
wieder zurückfließt. Durch vorherige Inhalation läßt sich die Zeit
der Lagerung verkürzen, da flüssiges Sekret schneller abfließt.
Es gibt natürlich so viele Drainagelagerungen, wie es einzelne
Segmente der Lunge gibt. Oft können Sie den Sekretstau nicht
identifizieren, sprechen Sie dann mit Ihrem Arzt. Die Häufigkeit
der Drainagelagerung richtet sich danach, wie schnell der
Schleim entfernt wird und wie gut der Angehörige die Lagerung
toleriert. Das kann zwischen ein bis sechs mal täglich sein.

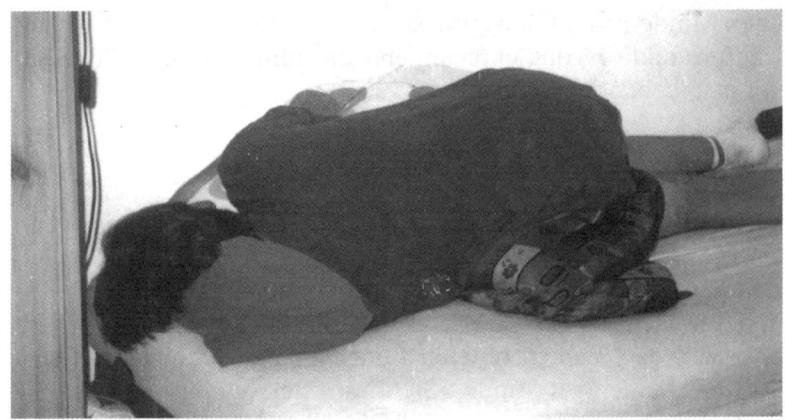

Abb. 1 Lagerung, um eine Sekretansammlung des rechten unteren Lungenanteils zu entfernen

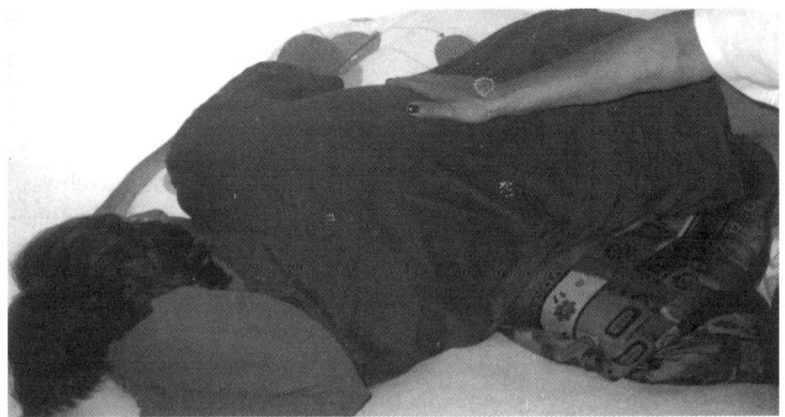

Abb. 2 Drainagelagerung in Kombination mit der Vibrationsmassage

Vibrationsmassage

*Vibrations-
massage*

Um angesammeltes Sekret noch schneller zu entfernen und die Zeit der Drainagelagerung zu verkürzen, bietet sich die Vibrationsmassage als effektive Maßnahme an. Legen Sie eine Hand auf den betroffenen Lungenanteil und machen Sie mit Ihrer Hand kurze, schnelle Bewegungen auf der Stelle von rechts nach links, als wollten Sie einen wegrubbeln. Die Vibrationen sollen nur während der Ausatmung angewandt werden, da sie so die Geschwindigkeit der ausgeatmeten Luft erhöhen und Sekrete so noch besser gelockert werden. Die Vibrationsmassage sollte immer in Kombination mit einer Drainagelagerung erfolgen. Im

Handel sind auch Geräte zur Vibrationsmassage erhältlich (Vibrax, Impuls-Vibrator, siehe Herstellerverzeichnis im Anhang).

Unterstützung beim Husten

Vom unkontrollierten Husten rät mittlerweile jeder Arzt ab. Das produktive Husten wird favorisiert. Das heißt, es wird nur dann gehustet, wenn sich das Sekret schon in der Luftröhre befindet und man damit rechnet, daß es beim Hustenstoß entfernt wird. Vor dem Husten sollten Sie zuerst Maßnahmen ergreifen, um das Sekret zu verflüssigen und zu mobilisieren (siehe oben). Sie können Ihren Angehörigen beim Husten unterstützen, indem Sie sich neben ihn stellen und eine Hand von vorn und eine Hand von hinten auf den Brustkorb legen. Hustet Ihr Angehöriger, üben Sie mit beiden Händen einen leichten Druck aus. *Produktives Husten*

Belüftungsstörungen einiger Teile der Lunge

Belüftungsstörungen entstehen durch eine zu flache Atmung z.B. bei Schmerzen im Brust- oder Bauchbereich und durch Lungenerkrankungen wie z.B. Asthma bronchiale. Außerdem führt eine immer gleiche Lage bei bettlägerigen Menschen ebenfalls zu einer Minderbelüftung einzelner Lungenabschnitte. Was kann ich tun? *Belüftungsstörungen*

Zwerchfellatmung (sog. Bauchatmung)

Die Zwerchfellatmung ist eine einfache, aber sehr wirksame Methode, die Atmung zu vertiefen und einer Belüftungsstörung der unteren Lungenanteile vorzubeugen. *Zwerchfellatmung*

Übung:

Versuchen Sie es zuerst selbst, indem Sie sich entspannt auf den Rücken legen und Ihre Hände flach auf den Bauch legen. Atmen Sie jetzt ruhig mit geschlossenem Mund durch die Nase langsam ein. Bewegen Sie Ihre Schultern nicht. Während der Einatmung wölbt sich die Bauchdecke vor und Ihre Hände heben sich nach oben. Atmen Sie mit leicht geöffnetem Mund aus. Ihre Bauchdecke fällt dann automatisch in die Ausgangsposition zurück. Bei dieser Art der Atmung zieht das Zwerchfell nach unten, und die unteren Lungenanteile werden gedehnt.

Üben Sie jeden Abend vor dem Einschlafen, bis Sie die Bauch-atmung selbst beherrschen. Üben Sie dann mit Ihrem Angehöri-gen. Übrigens: Frauen atmen meist mit dem Brustkorb. Männer haben größtenteils eine Bauchatmung. Nur am Strand und im Freibad atmen Männer mit dem Brustkorb!

Atemstimulierende Einreibung
(vgl. Kap. Basale Stimulation)

Atem-
stimulierende
Einreibung

Die atemstimulierende Einreibung ist eine sehr effektive Hand-lung, um Menschen zu einer ruhigen und tiefen Atmung zu ver-helfen. Vgl. Kapitel 14.

Lagerungen   *Dehnungslagerungen*

V-Lagerung

V-Lagerung

Mit der V-Lagerung wird eine Dehnung der unteren Lungenbe-zirke und eine Förderung der Flankenatmung erreicht. Bei der V-Lagerung werden zwei nicht zu prall gefüllte Federkissen (Kopf-kissen) zu sog. "Schiffchen" geformt. Die Kissen werden V-förmig hinter den Patienten/Angehörigen gelegt. Die Spitzen der Kissen sollen sich überlappen und befinden sich unter dem Sacralbe-reich. Der Patient/Angehörige legt sich zurück und bekommt eine eigene Kopfunterstützung. Nach Möglichkeit sollte diese Lagerung mindestens dreimal täglich für ca. 10 - 20 Minuten erfolgen.

A-Lagerung

A-Lagerung

Mit der A-Lagerung wird eine Dehnung der oberen Lungenbe-zirke erreicht. Wie bei der V-Lagerung benötigen Sie auch hier zwei Schiffchenkissen. Diesmal werden die Kissen A-förmig hin-ter den Patienten/Angehörigen gelegt. Weiterer Ablauf wie bei der V-Lagerung.

T-Lagerung

T-Lagerung

Mit der T-Lagerung kann eine Dehnung der unteren, mittleren oder oberen Lungenanteile erzielt werden. Zwei Schiffchenkissen werden T-förmig hinter den Angehörigen gelegt. Er wird so gela-gert, daß er mit der Wirbelsäule auf dem Längskissen liegt. Das

Querkissen wird so gelegt, daß die oberen, mittleren oder unteren Lungenbezirke gedehnt werden.

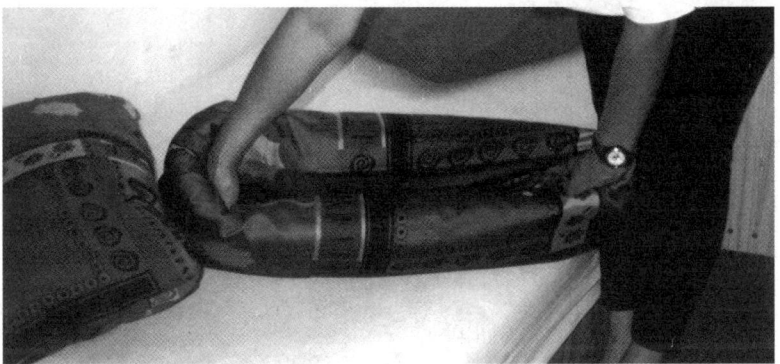

Abb. 3 Lagerung, um eine Sekretansammlung im rechten, unteren Lungenanteil zu entfernen

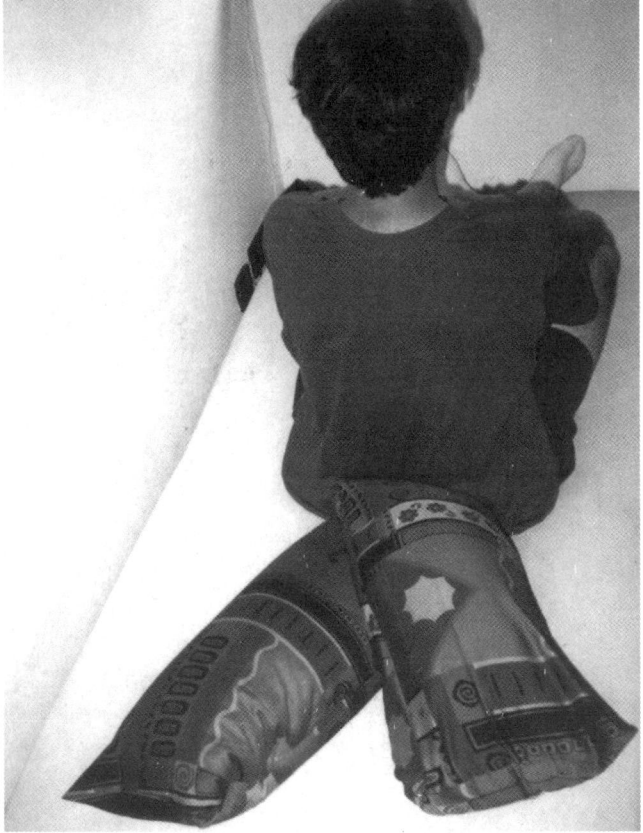

Abb. 4 Position der Kissen zur V-Lagerung

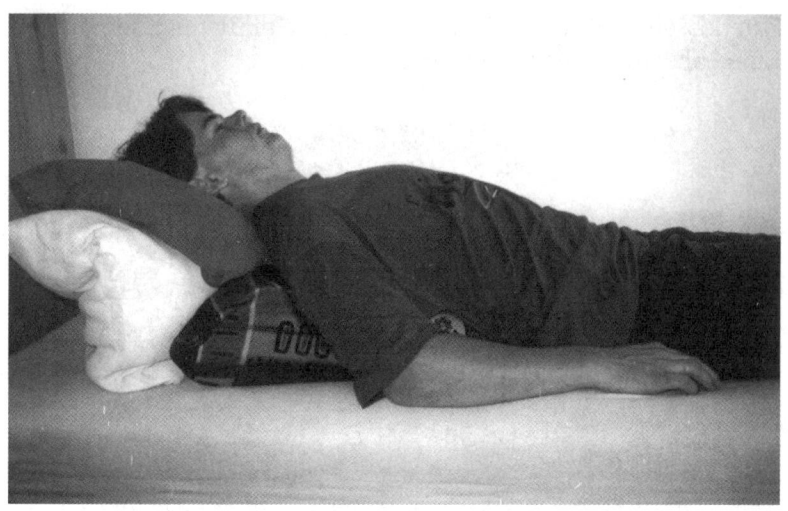

Abb. 5 Lagerung in der V-Lage

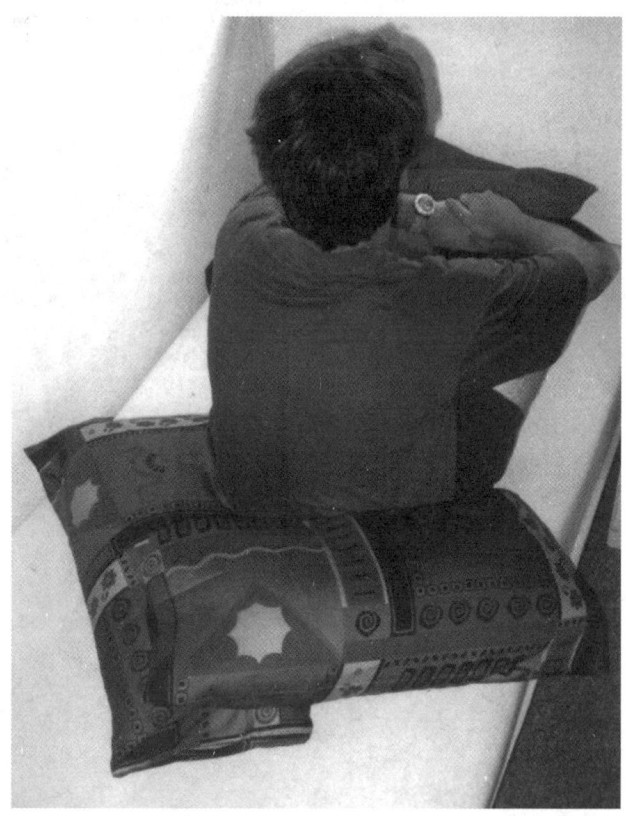

Abb. 6 Schiffchen-Kissen zur A-Lagerung

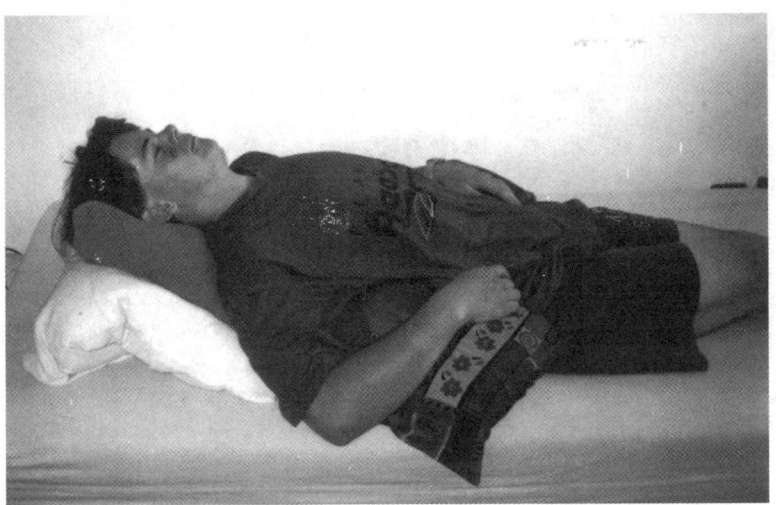

Abb. 7 Lagerung in der A-Lage

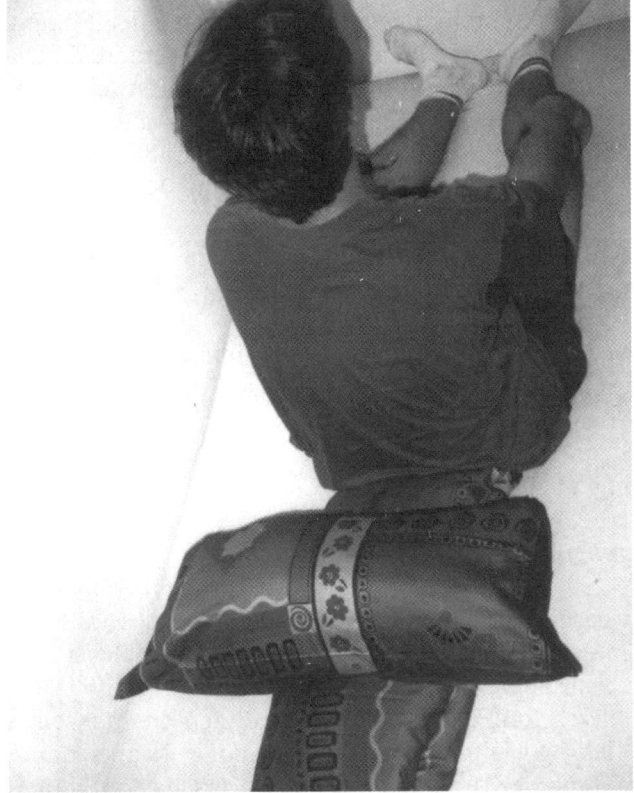

Abb. 8 Schiffchen-Kissen zur T-Lagerung

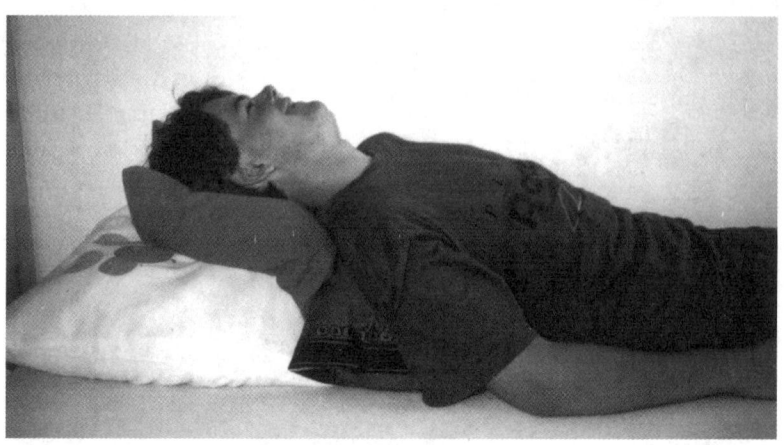

Abb. 9 Lagerung in der T-Lage

Anmerkung: Bevor Sie sich für eine der Lagerungen entscheiden, müssen Sie herausfinden, wie Ihr Angehöriger atmet. Hat er
eine flache Atmung im unteren, mittleren oder oberen Lungenbe-
reich? Dies können Sie durch genaue Beobachtung der Atmung
oder durch Auflegen Ihrer Hand auf den Brustkorb ermitteln. Die
Lagerungen werden ungewohnt für Ihren Angehörigen sein. Fangen Sie behutsam an. Bleiben Sie beim ersten Mal dabei, damit
sich Ihr Angehöriger sicher fühlt und Sie bei Bedarf die Lagerung
aufheben können. Versuchen Sie es erst mit fünf Minuten, und
steigern Sie jedesmal um einige Minuten.

Lagerungswechsel/Mobilisation

Lagewechsel   Um eine wechselnde Belüftung und Durchblutung der Lunge
zu erreichen, empfiehlt sich bei bettlägerigen Angehörigen ein
regelmäßiger Lagewechsel, alle 2 - 3 Stunden. Auch häufiges Aufstehen und Sitzen im Stuhl ist eine gute Möglichkeit, einer Lungenentzündung vorzubeugen.

Atemwegsverengung (Obstruktion)

Atemwegs-   Die Atemwegsobstruktion ist eine Behinderung des Luftstro-
verengung   mes durch Einengung der Bronchien. Asthma bronchiale ist zum
Beispiel eine obstruktive Lungenerkrankung.
Bei obstruktiven Lungenerkrankungen können die Menschen
zwar noch relativ gut einatmen, die Ausatmung ist aber durch
eine Verkrampfung der Bronchialmuskulatur erschwert. Schnelles Ausatmen kann durch das Entstehen von Turbulenzen in den

Bronchien zum vorzeitigen Verschluß der Bronchien führen. Der Mensch bekommt also die eingeatmete Luft nur sehr schwer wieder hinaus, und damit kann zuwenig frische Luft eingeatmet werden. Häufig entsteht Angst. Was kann ich tun?

Um die Ausatmung zu erleichtern, wird die sog. "Lippenbremse" empfohlen. Viele Menschen mit obstruktiver Lungenerkrankung atmen schon automatisch so. Bei der Atmung mit Lippenbremse wird am Mund ein Widerstand erzeugt, wodurch sich die Luft in die Bronchien zurück staut und einen vorzeitiges Zusammenklappen der Bronchien verhindert.

Übung:

So atmet man mit Lippenbremse: Atmen Sie langsam durch die Nase ein. Zur Ausatmung legen Sie die Lippen locker aufeinander und atmen Sie nun über diese geschürzten Lippen langsam durch den Mund aus, indem Sie mit den Lippen einen kleinen Widerstand erzeugen.

Alle hier beschriebenen Maßnahmen können Sie in dem Video "atmen" genau sehen. Sie erhalten dort auch eine umfassende Anleitung in der *Lagerung, Vibration* sowie der *Atemstimulierenden Einreibung.* (vgl. Literaturempfehlungen)

Fazit:

Alle Störungen der Atmungsfunktion können natürlich in Kombination auftreten. Eine sinnvolle Reihenfolge der Handlungen ist daher erforderlich. Wurden Ihrem Angehörigen bronchialerweiternde Medikamente (z.B. Sprays) verordnet, sollten diese vor den einzelnen Übungen oder Inhalationen gegeben werden. Ebenso ist vor dem Entfernen von Sekret zunächst die Sekretverflüssigung anzustreben.

Bienstein, Ch./ Fröhlich, A.: Basale Stimulation in der Pflege. Düsseldorf 1991.   *Literatur*

Bienstein, Ch./ Schröder, G.: Dekubitusprophylaxe und -therapie. Frankfurt 1990.

Cegla, U. H.: Atemtechniken. Stuttgart 1992.

Nakamura, T: Das große Buch vom richtigen Atmen. Wien 1984.

AVR- Film: Video atmen. Zu beziehen bei: AVR-Film Schrader, Postfach 1243, D-31587 Stolzenau, Preis DM 69,00.

Andrea Besendorfer

4. Pflege eines Menschen mit künstlicher Beatmung im häuslichen Bereich

Verschiedene Krankheitsbilder gehen mit dem Bedarf einer lebenslangen Beatmung einher. Jedoch ist heute eine lebenslange Beatmung nicht mehr mit einem unabsehbaren Aufenthalt auf einer Intensivstation gleichzusetzen. Dadurch kann für den Menschen eine erhebliche Verbesserung der Lebensqualität erreicht werden. Die modernen Heimbeatmungsgeräte machen eine Beatmung in der häuslichen Umgebung möglich. Sie sind in ihrer Handhabung leicht zu erlernen, relativ klein und mit der Möglichkeit zum Batteriebetrieb versehen, so daß eine Mobilisation z.B. in einem Rollstuhl möglich ist. Um eine Beatmung zu Hause durchzuführen, müssen einige Kenntnisse vorausgesetzt und bestimmte Probleme angesprochen werden, um Unsicherheiten im Alltag zu vermeiden.

Verlegte Atemwege

Erkennen von Atemproblemen

Ist der Betroffene nicht in der Lage, sich zu äußern, ob er an Atemnot leidet, ist es Aufgabe der Angehörigen, diese Situation zu erkennen. Um dem Angehörigen schnell Linderung in dieser bedrohlichen Lage zu verschaffen, müssen folgende Beobachtungskriterien beherrscht werden:

❏ Ist die Atmung laut und mühevoll? (Die normale Atmung ist immer geräuschlos und "unsichtbar", jede Atmung, die man sieht oder hört, ist im Gegensatz dazu nicht normal)
❏ Wölbt sich der Bauch bei jedem Atemzug nach vorne?
❏ Wird die Atemhilfsmuskulatur im Bereich des Halses mitbenutzt?

❏ Besteht ein Nasenflügeln (zu erkennen an weitgestellten Nasenlöchern)?

❏ Hat der Angehörige einen ängstlichen Gesichtsausdruck?

❏ Erscheint der zu Pflegende verwirrt?

❏ Ist die Haut des Betroffenen kühl und feucht?

❏ Sehen die Fingernägel, Ohrläppchen oder Mundschleimhaut des Betroffenen blau aus?

❏ Zeigt sich ein Anstieg der Atemzüge oder der Herzschläge?

Treten diese Hinweise auf, ist es unabdingbar, sich über die Atmungssituation ein genaues Bild zu verschaffen und die Atemnot unmittelbar zu beseitigen. Folgende Ursachen können der Atemnot zu Grunde liegen:

❏ Sekretverhalten in der Trachealkanüle (Schlauch, der über den Luftröhrenschnitt eingeführt wird) oder den Luftwegen,

❏ Trachealkanüle ist verrutscht (Atemluft kann nicht ausreichend verabreicht werden), Cuff (Ballon unten an der Trachealkanüle) drückt sich vor die Trachealkanüle,

❏ Schläuche am Gerät sind abgeknickt,

❏ Schläuche sind vom Gerät abgegangen,

❏ Beatmungsgerät hat einen Funktionsfehler oder ist falsch eingestellt,

❏ Atemstörungen sind bedingt durch Komplikationen am Herzen oder am Gehirn.

Kontrolle der Lungenbelüftung mittels Stethoskop

Das Abhören der Lunge ist eine Methode, mit der man die Belüftungsverhältnisse der Lunge bei einem Menschen beurteilen kann. Bei Menschen, die an ein Beatmungsgerät angeschlossen sind, kann man leicht die Atemgeräusche hören.

Kontrolle der Lungen- belüftung

Ziel des Abhörens der Lunge:

❏ Kontrolle der beiderseitigen, gleichmäßigen Lungenbelüftung,

❏ Erkennen von Schleimansammlungen in der Lunge.

Abhörpunkte:

❏ rechts und links am Brustkorb, direkt über der Lunge,

❏ seitlich ca. 10 - 15 cm unter der Achsel.

Häufigkeit des Abhörens:

❏ morgens und abends,
❏ bei Hinweisen auf Atemnot des Patienten,
❏ nach jedem Wechsel der Trachealkanüle.

Luftröhrenschnitt (Tracheotomie)

Luftröhren-
schnitt
Patienten, die immer beatmet werden, haben einen Luftröhrenschnitt (Tracheostoma). Über dieses Tracheostoma kann
leicht der Schlauch (Trachealkanüle) zur Beatmung eingeführt
werden. Dadurch kann der Mensch nicht mehr durch Mund und
Nase atmen. Das führt dazu, daß die wichtigen Funktionen der
Nase ausfallen:

❏ Erwärmung
❏ Anfeuchtung und
❏ Filterung der Atemluft

Anfeuchtung und Erwärmung der Atemluft sind Voraussetzung
für einen gut funktionierenden Selbstreinigungsmechanismus der
Lunge. Ungenügende Anfeuchtung läßt das Sekret eindicken.
Deshalb muß die Anfeuchtung der Atemluft künstlich über
zusätzliche Geräte am Beatmungsgerät erfolgen.

Absaugen der Atemwege (endotracheal)

Absaugen
Das endotracheale Absaugen ist zumeist unangenehm und
nicht ganz ungefährlich. Darum wird nur abgesaugt, wenn Sekret
vorhanden ist. Das Ziel der endotrachealen Absaugung ist das
Entfernen von Sekret sowie sonstiger flüssiger und fester Substanzen aus den unteren Atemwegen, um eine optimal Belüftung
der Lunge zu gewährleisten. Bereiten Sie Ihren Angehörigen
ruhig auf das Absaugen vor. Der Absaugvorgang ruft zumeist
große existentielle Ängste hervor, da die Luftzufuhr unterbrochen
ist. Daher immer zügig und nur, wenn es notwendig ist, absaugen.

Richtlinien:

❏ Das Absaugen erfolgt immer steril, um den Patienten vor
    Infektionen zu schützen.

❏ Der Absaugvorgang sollte nicht länger als 15 sec. dauern
(so einfühlsam und dennoch zügig wie möglich evtl. selbst den
Atem anhalten, um die Dauer des Absaugvorganges
einschätzen zu können).

Pflegematerial:

❏ Saugvorrichtung (Funktion vorher prüfen),   *Material*
❏ Auffanggefäß (Sekretflasche, 1x in 24 Std. wechseln)
❏ steriler Absaugschlauch mit YStück (1x in 24 Std. wechseln)
❏ Spüllösung mit Desinfektionsmittel,
❏ Absaugkatheter: steril einzeln verpackt, aus durchsichtigem,
weichem knickfestem Kunststoff, möglichst (atraumatische)
Katheter Größe: 12 14 Charrière (Meßgröße),
❏ Steriler Handschuh (pro Absaugkatheter einen sterilen Hand-
schuh) für die absaugende Hand, andere Hand nur unsteriler
Handschuh zum Selbstschutz,
❏ Lokalanästhetikum = LA (zur besseren Gleitfähigkeit und
Schmerzreduktion, nur bei Bedarf), Händedesinfektions-
mittel, Abwurf.

Vorbereitung des Angehörigen:

❏ Immer den Betroffenen informieren!   *Vorbereitung*
❏ physikalische Maßnahmen möglichst vorher durchführen
(Vibrationsmassage, Inhalation, Abklopfen = Lockerung des
Sekretes = besserer Absaugerfolg, vgl. Kapitel 3).

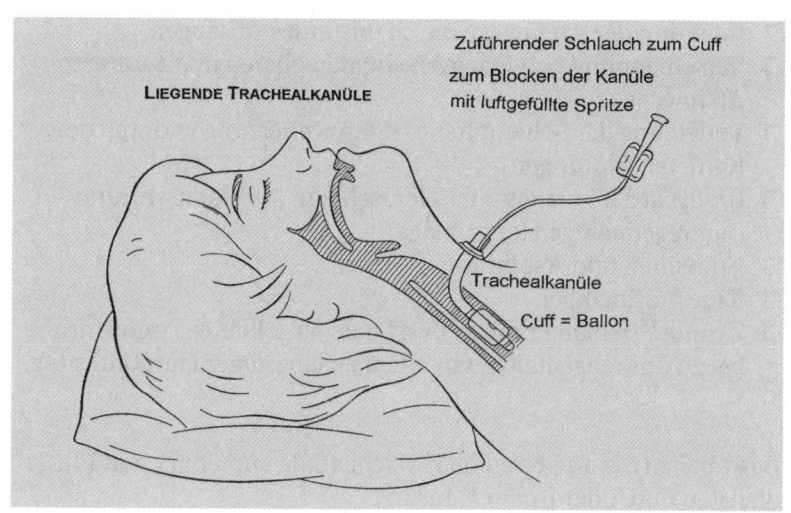

LIEGENDE TRACHEALKANÜLE

Zuführender Schlauch zum Cuff
zum Blocken der Kanüle
mit luftgefüllte Spritze

Trachealkanüle

Cuff = Ballon

- ❒ Der Alarm am Beatmungsgerät sollte zügig unterdrückt werden, um die Geräuschkulisse zu reduzieren.

Durchführung:

Absaug-
vorgang

- ❒ Während des Absaugens nicht sprechen (Mundkeime von Ihnen könnten in die Lunge gelangen)
- ❒ Möglichst Rückenlage oder erhöhter Oberkörper des Angehörigen
- ❒ Sog einschalten
- ❒ Händedesinfektion, sterilen Handschuh an absaugende Hand, sterilen Katheter anreichen lassen (oder bereit legen), Einsprühen des Katheters mit LA, Katheter auf Fingertip stecken
- ❒ Beatmungsgerät dekonnektieren
- ❒ Katheter bei laufender Saugung, aber ohne Sog, einführen, bei Widerstand 1 cm zurückziehen und Fingertip verschließen,
- ❒ unter drehenden Bewegungen den Katheter vorsichtig zurückziehen, um die noch behandschuhte Hand wickeln, Handschuh darüber ziehen und verwerfen.
- ❒ Jeder Katheter darf nur einmal verwendet werden!
- ❒ Wenn nötig, Vorgang nochmals wiederholen.
- ❒ Lassen Sie Ihren Angehörigen vorerst wieder ganz ruhig durchatmen, und halten Sie Kontakt zu ihm. Sie können ihn ruhig zum tiefen Durchatmen auffordern.

Komplikationen des Absaugens:

Kompli-
kationen

- ❒ Infektion der Atemwege durch unsteriles Absaugen,
- ❒ Verschleppung von Erregern von den oberen in die unteren Atemwege,
- ❒ Verletzung der Schleimhäute (Stanzverletzungen durch den Katheter, Blutungen),
- ❒ Bradycardie (= langsamer Herzschlag), Rhythmusstörung (=unregelmäßige Herzschläge),
- ❒ Erbrechen und Aspiration,
- ❒ Sauerstoffmangel,
- ❒ Zyanose (= blaue Lippen und blaue Nagelbetten) und Unruhe bei zu unsachgemäßer, vor allem zu langsamer Durchführung.

Besprechen Sie aufgetretene Zwischenfälle immer mit den Pflegediensten und/oder Ihrem Hausarzt.

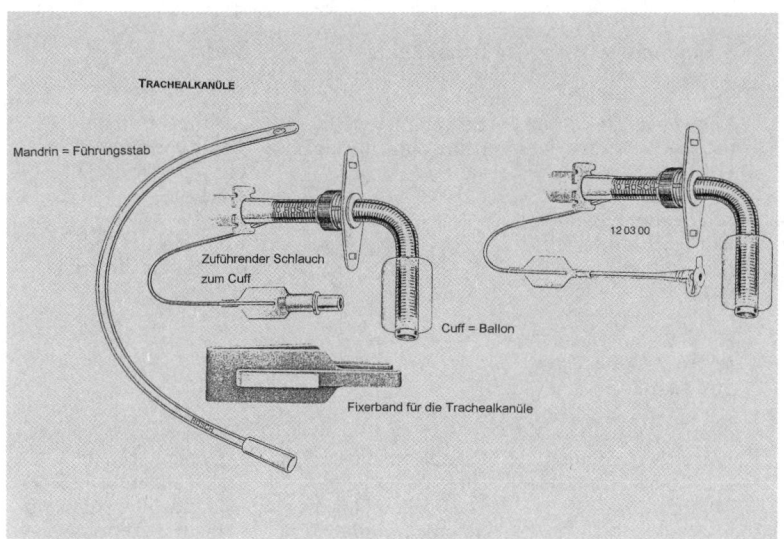

TRACHEALKANÜLE

Mandrin = Führungsstab

12 03 00

Zuführender Schlauch zum Cuff

Cuff = Ballon

Fixerband für die Trachealkanüle

Trachealkanülen

Trachealkanülen gibt es aus unterschiedlichen Materialien und in verschiedenen Größen. Die Kanülen sind überwiegend aus Kunststoff, und haben einen Cuff (Ballon unten an der Trachealkanüle). Der Cuff wird mit einer luftgefüllten Spritze an dem kleinen zuführenden Schlauch aufgeblasen. Dieser hat meist auch einen sehr kleinen Ballon, an dem man grob erkennen kann, ob Luft im Cuff ist. Aus Sicherheitsgründen sollten die Materialien zum "notfallmäßigen Wechsel" einer Trachealkanüle, nicht zu weit vom Patienten entfernt aufbewahrt werden.

Tracheal-kanülen

Cuff

Der Cuff an einer Trachealkanüle hat den Sinn, die Trachea (= Luftröhre) "abzudichten". Zum einen soll verhindert werden, daß die Atemluft, welche von dem Beatmungsgerät in die Lunge geblasen wird, nicht über den Mund entweichen kann, und zum anderen soll ein versehentliches Einatmen von Speisen und Sekret verhindert werden.

Probleme mit Trachealkanüle und Cuff

Es ist möglich, daß mit der Trachealkanüle oder dem Cuff Problem auftreten können. Diese sind übersichtlich in der folgenden Tabelle aufgelistet.

Kompli-kationen

Problem	Symptome	Behandlung	Vorbeugung
Nicht ausreichend aufgeblasener Cuff	Luft entweicht hörbar aus Tracheostoma, Nase oder Mund Am Beatmungsgerät kann evtl. ein verminderter Atemwegsdruck festgestellt werden Am Beatmungsgerät* wird der Alarm "Paw tief" ausgelöst	Cuff aufblasen, bis keine Luft entweichen kann	Achtung: Cuff nur so wenig wie möglich blocken (Druck auf Trachea) Kontrolle des Cuffdruckes am äußeren Ballon
Geplatzter oder zerrissener Cuff	Luft entweicht hörbar aus Stoma, Nase oder Mund Bei Überprüfung des äußeren Ballons wird kein Druck festgestellt Am Beatmungsgerät* kann ein verminderter Atemwegsdruck festgestellt werden Am Bcatmungsgcrät* wird der Alarm "Paw tief" ausgelöst	Es muß ein unverzüglicher Wechsel der Trachealkanüle vorgenommen werden	Vor dem Legen der Trachealkanüle muß der Cuff geprüft werden, ob er dicht ist und sich symmetrisch entfaltet
Ballonbruch, der das Ende der Trachealkanüle verlegt	Beim Absaugen durch die Kanüle, ist am Ende ein Widerstand festzustellen Am Beatmungsgerät* wird der Alarm "Paw hoch" ausgelöst	Zunächst wird die vorhandene Luft aus dem Cuff entfernt, und danach wird versucht, den Cuff neu zu blocken Kann das Problem nicht behoben werden, muß ein unverzüglicher Wechsel der Trachealkanüle vorgenommen werden	Vor dem Legen der Trachealkanüle muß der Cuff überprüft werden, ob er sich symmetrisch entfaltet
Verlegung der Öffnung (Lumen) durch die Trachealwand	Am Beatmungsgerät* wird der Alarm "Paw hoch" ausgelöst Beim Absaugen durch die Trachealkanüle wird eine Verlegung des Lumens spürbar	Es kann versucht werden, die Trachealkanüle etwas zurückzuziehen und die Trachealkanüle neu zu fixieren, um ein erneutes Verrutschen zu verhindern	Benutzen der richtigen Trachealkanüle Sichere Fixierung der Trachealkanüle

Problem	Symptome	Behandlung	Vorbeugung
Verschluß der Trachealkanüle durch Sekret	Beim Absaugen wird eine Verlegung der Trachealkanüle spürbar	Mittels Katheter sollte die Sekretverlegung passiert und anschliessend abgesaugt werden Ist das Sekret nicht abzusaugen, muß die Trachealkanüle unverzüglich gewechselt werden	Die Atemluft muß immer angefeuchtet werden Sekretlockerung durch Pneumonieprophylaxe und Vibrationsmassage
Abgeknickte Trachealkanüle	Beim Absaugen wird eine Verlegung der Trachealkanüle festgestellt Am Beatmungsgerät* wird der Alarm "Paw hoch" ausgelöst	Versuch den Knick zu beseitigen Ist keine Besserung zu erreichen muß die Trachealkanüle unverzüglich gewechselt werden	Auf die Trachealkanüle darf kein Zug ausgeübt werden Sichere Fixierung der Trachealkanüle

* Alarme gelten für das Beatmungsgerät EV 801 der Firma Dräger.

Trachealkanülenwechsel

Trachealkanülen werden mindestens einmal pro Woche gewechselt, besser alle drei bis vier Tage. Bei zähem Schleim, welcher das Lumen der Kanüle einengt, muß die Trachealkanüle öfter gewechselt werden. Diese Maßnahme sollte routinemäßig vom betreuenden Pflegedienst durchgeführt werden. Jedoch ist es wichtig, daß im "Notfall" die Angehörigen diese Maßnahme beherrschen.

Wechsel der Trachealkanüle

Pflegematerial:

❏ Unsterile Handschuhe,
❏ Ein Paar sterile Handschuhe,
❏ neue Trachealkanüle, Spritze für den Cuff, Schlitzkompresse, Trachealkanülenband zur Fixierung,
❏ Material zur endotrachealen Absaugung,
❏ Stethoskop, Händedesinfektionmittel.

Der Angehörige muß ruhig vorbereitet werden, möglichst keine Hektik und Aufregung verbreiten.

Durchführung:

❑ Angehöriger hat nicht unmittelbar vor dem geplanten Wechsel gegessen. Händedesinfektion.

❑ Angehöriger wird über die Maßnahme informiert, sterile Handschuhe anziehen.

❑ Neue Kanüle vorbereiten, Schraube (Tiefe der Trachealkanüle = genau die gleiche Markierung wie an der alten Kanüle einstellen vorher Kontrolle) und evtl. Mandrin (Einführungshilfe) in die Kanüle einführen, Blockerspritze (luftgefüllte Spritze für den Cuff)

❑ Alle Materialien liegen in unmittelbarer Umgebung des Patienten.

❑ Angehörigen endotracheal absaugen ("Schleimstraße" und verstärktes Husten soll vermieden werden),

❑ Schlitzkompresse entfernen.

❑ Eine Person entfernt Fixierband, entlockt (zieht die Luft aus dem Cuff über den kleinen zuführenden Schlauch) den Trachealkanülencuff und zieht danach die Kanüle zügig heraus (anschließend Trachealkanüle vom Beatmungsgerät entfernen)

❑ Zweite Person führt die neue Kanüle mit der Krümmung nach unten zügig, aber behutsam ein und zieht unmittelbar, nachdem die Kanüle liegt, den Mandrin wieder heraus; dabei muß darauf geachtet werden, daß die Kanüle nicht wieder herausrutscht.

❑ Die Kanüle wird sofort wieder mit dem Beatmungsgerät verbunden und umgehend geblockt (mit Luft gefüllt).

❑ Kanüle mit Fixierband befestigen,

❑ Kontrolle der Anzeige "Atemwegsdruck Paw",

❑ Beobachtung der Atembewegung des Angehörigen; Abhören der Lunge, zur Kontrolle der korrekten Lungenbelüftung.

❑ Angehörigen nach der Beatmung befragen: "Bekommen Sie gut Luft?"

❑ Nach der Kontrolle der "Beatmungssituation" Tracheostoma (Luftröhrenschnitt) säubern und Schlitzkompresse unterlegen,

❑ Material entsorgen.

Tracheostomapflege

Pflege der Wunde

Nur die Trachealkanüle ermöglicht dem Patienten, Luft zu holen. Sie darf niemals durch eingedicktes Sekret o.ä. verlegt sein. Voraussetzungen dafür sind:

- Ausreichendes Anfeuchten der Atemgase
- richtiges Absaugen

Eine Ersatzkanüle sollte nicht zu weit vom Patienten entfernt bereit liegen. Das Tracheostoma wird im allgemeinen 2x pro Tag gepflegt, bei Bedarf öfter. Die Pflege dient zur Verhinderung einer Wundinfektion, die zu einer Lungenentzündung führen kann.

Pflegematerialien:

- Sterile Handschuhe,
- sterile Kompressen,
- sterile Schlitzkompressen,
- Trachealkanülenband zur Fixierung,
- NaCI 0,9%/Schleimhautdesinfektionsmittel,
- Händedesinfektionsmittel.

Durchführung:

- Möglichst zwei Personen (eine macht den Verband, die andere hält die Trachealkanüle),
- Händedesinfektion,
- Patienten vorher absaugen (um Hustenreiz so gering wie möglich zu halten),
- schmutzigen Tracheostomaverband entfernen und verwerfen, Fixierband lösen,
- sterile Handschuhe anziehen,
- Haut mit NaCI 0,9% reinigen und bei Bedarf mit Schleimhautdesinfektionsmittel desinfizieren (Tupfer mit Mitteln befeuchten),
- Haut mit sterilen Tupfern trocknen,
- Schlitzkompressen anlegen,
- Fixierband durch die seitlichen Öffnungen der Kanüle ziehen und festmachen (nicht zu locker und zu stramm),
- Material entsorgen.

Achtung: Verwenden Sie möglichst keine Salben an der Wunde, diese verflüssigen sich und dringen in die Luftröhre ein, außerdem weichen sie die Haut auf.

Umgang mit dem Respirator (Beatmungsgerät)

Beatmungs-gerät

Anzahl der Atemzüge

Sauerstoff-einstellung

Beatmungsgeräte haben die Aufgabe, die Atmung eines Betroffenen aufrechtzuerhalten und die Voraussetzung für einen ausreichenden Gasaustausch zu schaffen. Hierfür erhält der Betroffene eine für ihn angepaßte Beatmungsform. Die eingestellte Beatmungsfrequenz bestimmt, wie oft pro Minute der Angehörige einen Atemzug bekommt. Des weiteren wird die Länge der Ein- und Ausatmung bestimmt und die "ml Zahl", die pro Atemhub verabreicht werden soll. Benötigt der Betroffene eine höhere Sauerstoffkonzentration als 21 %, kann diese über zusätzliche Geräte zugeführt werden. Die Steuerung erfolgt elektronisch und über verschiedene Ventile, die sich im Beatmungsgerät befinden. Zusätzlich wird an den meisten Beatmungsgeräten der obere und untere Atemwegsdruck (der Druck, mit dem das Gerät die Luft in die Lungen des Betroffenen bläst) angezeigt; diese Anzeigen sind in der Regel mit Alarmfunktionen kombiniert, die der Sicherheit Ihres Angehörigen dienen.

Beatmungsart

Mit den Heimbeatmungsgeräten lassen sich in der Regel zwei Beatmungsformen durchführen, zum einen die kontrollierte Beatmung (d.h. der Angehörige bekommt alle Atemhübe vom Beatmungsgerät) und zum anderen die assistierte Beatmung (d.h. der Angehörige atmet zum Teil selbst und bekommt nur eine ergänzende Menge Luft vom Beatmungsgerät). Die Einweisung in die Handhabung der Geräte übernehmen einige Firmen schon während des Aufenthaltes auf der Intensivstation. Auch die Planung und Anwesenheit am Entlassungstag, sowie die halbjährliche Wartung des Gerätes gehören bei einigen Firmen mit zum Service.

Um Ihrem Angehörigen eine sichere Beatmung zu ermöglichen, ist es notwendig, einige Kriterien im Umgang mit dem Beatmungsgerät zu beachten:

❑ Es muß täglich eine Kontrolle der eingestellten Beatmungsparameter (Lungenbelüftung, Kontrolle der Patienten) erfolgen: Sind die Einstellungen entsprechend der Vorgaben? Wie hoch ist der Atemwegsdruck? Arbeitet das Beatmungsgerät ohne Störungen? Sind alle Alarme zurückgestellt?

❑ Kontrolle des Anfeuchtungssystems: Ist der Wasserbehälter mit Aqua dest aufgefüllt? Steht kein Wasser in den Schläuchen? Sind die Wasserfallen (Einrichtungen an den Beatmungszuleitungen) nicht zu voll?

❑ Kontrolle der Schläuche: Sind die Schläuche alle fest? Ist kein
    Zug auf den Schläuchen/ auf der Trachealkanüle?

In den meisten Gerätehandbüchern befinden sich sog. Check-
listen, die einen Überblick über die nötigen Tests und die häufigsten Fehler, die am Beatmungsgerät auftreten können, geben. Es
würde den Rahmen sprengen, an dieser Stelle genauer auf Funktionen und "Fehler-Ursache-Abhilfe-Prinzipien" der Geräte
einzugehen. Mit Unterstützung der Firmen, den Pflegenden der
Intensivstationen und der ambulanten Pflegedienste werden die
Angehörigen einen sicheren Umgang mit den Beatmungsgeräten
erlernen und den zu Pflegenden selbständig zu Hause pflegen und
betreuen können.

Beatmungsbeutel

Um im Falle eines Schlauchsystemwechsels oder eines defek- *Beatmungs-*
ten Gerätes gewährleisten zu können, daß Ihr Angehöriger wei- *beutel*
terhin Luft bekommt, ist es notwendig über einen Beatmungsbeutel zu verfügen. Mit einem Beatmungsbeutel kann man dem
Betroffenen weiterhin Luft zuführen.

Der Beutel besteht aus dem Beutel selbst, einem Beatmungs-
ventil mit Ventilteller und einem Ansatz für die Sauerstoffzufuhr.
Kommt der Beatmungsbeutel aufgrund technischer Defekte zum
Einsatz, sollten die Angehörigen unbedingt Ruhe bewahren. Dem
Angehörigen wird ohne Hast, aber mit Gefühl durch den
Beatmungsbeutel Luft zugeführt. Wichtig ist, daß die Atem-
frequenz nicht zu hoch ist; man kann sich gut an der eigenen
Atmung orientieren (bei Kindern schneller, altersabhängig bis zu
30x pro Minute). Ist der Angehörige in der Lage, alleine zu
atmen, kann man zwischendurch den Beatmungsbeutel abnehmen und kontrollieren, ob er für einige Minuten ausreichend
atmet. Ist dann der Wechsel der Schläuche erfolgt oder das
Problem am Beatmungsgerät behoben, diese erneut gecheckt,
dann kann der Angehörige wieder an das Gerät angeschlossen
werden.

Ihr Atem spiegelt Ihre Energie!

Keine Lebensäußerung ist so direkt und unmittelbar mit unseren Gefühlen verbunden wie der Atem. Steht eine große Aufgabe
bevor - holt man nochmals tief Luft, wurde etwas Schweres erle-
digt, dann entfährt einem ein tiefer Seufzer der Erleichterung.

Atem kann Kraft geben, zu wenig Atem nimmt Kraft. Achten Sie darauf, wie Sie Luft holen. Ist dies gleichmäßig, ruhig und tief oder eher hektisch und oberflächlich?

Gönnen Sie sich die Zeit, 1 - 2 mal am Tag bewußt tief durchzuatmen, Ihre Gedanken und Sorgen hinauszuatmen und zu genießen, daß das Atmen von alleine funktioniert. Atmen Sie all das ein, was Ihnen gut tut (denken Sie an schöne Düfte, der Geruch eines gelungenen Urlaubs oder die Ruhe eines Waldes, die Sie gerne hätten). Bleiben Sie etwas bei sich, gönnen Sie sich zu spüren, wie der Atem bis in Ihre Zehenspitzen gelangt und Sie mit Kraft erfüllt. Nehmen Sie sich die Zeit für sich - einen Atemzug lang.

Literatur

McGuire, G. A.: Pflegeprobleme Intensivmedizin. Heidelberg 1994.

Lotz, P./Siegel, E./Spielker, D.: Grundbegriffe der Beatmung. Darmstadt 1984.

Robinson, J./McVean, B.: Beatmung. Stuttgart 1983.

Störmer, W.: Grundlagen der Intensivpflege und der Pflege Schwerkranker. Köln 1992.

Gerätehandbücher und Gebrauchsanweisungen der Gerätehersteller.

Christel Bienstein

5. Hautpflege und Körperhygiene

Die Haut des Menschen ist sein größtes Organ. Mit einer Ober- *Mehr als nur*
fläche von ca. 2,5 qm (bei Erwachsenen) ist sie diejenige, die Leib *Haut*
und Seele zusammenhält. Sie ist auch das einzige Organ, welches
wir selbst in "die Hand" nehmen können. Wir haben jederzeit
Zugang zu ihr und können über die Haut den "inneren Menschen" erreichen. Besonders Mütter und Väter tun dies intuitiv.
Sie herzen und streicheln ihr Kind, küssen und drücken es. Ohne
lange darüber nachzudenken, fördern sie damit die Entwicklung
und das Wohlbefinden ihres Kindes. Die Haut macht nicht nur
äußere Prozesse deutlich (wie z. B. Wundwerden durch ständiges
Einnässen), sondern sie drückt auch Gefühle und emotionale
Zustände aus. Im Volksmund spricht man häufig vom "Spiegel
der Seele".

In der embryonalen (vorgeburtlichen) Phase teilen sich die *Entwicklung*
ersten Zellen in drei Keimblätter auf. Aus einem der Keimblätter, *der Haut*
dem Ektoderm, entsteht die Haut, und - das ist das Bedeutsame -
aus diesem gleichen Keimblatt entwickeln sich alle Nerven und
Sinnesorgane. Damit wird die Grundlage zur inneren und äußeren Vernetzung gelegt.

Die Haut besteht aus drei Schichten: Oberhaut, Lederhaut und
Unterhautgewebe. Sie bieten einen Schutz vor äußeren Einflüs-
sen, begrenzen uns und verleihen uns das persönliche Aussehen.
Besonders wichtig ist die Haut für die Temperaturregulierung des
Körpers und für den Schutz vor Austrocknung. Als Sinnesorgan
vermittelt sie uns die Möglichkeit, uns selbst fühlen zu können
und die Umwelt durch Tasten oder das Bewegtwerden sowie das
Fühlen von Schallwellen auf der Haut wahrzunehmen. Aber auch
Wind, Kälte, Wärme und Regen können wir deutlich spüren. Die
Haut ermöglicht uns, Gefahren zu erkennen und Abwehrreaktio-

Mißempfinden nen zu zeigen sowie Zuneigung und Vertrauen entwickeln zu können. Genauso kann die Hautinformation von einem Menschen mißdeutet werden. Statt Zuwendung als ein positives Geschehen zu erleben, kann es auch als bedrohlich erlebt werden. Materialien können ängstigend und ekelerregend wahrgenommen werden, obwohl sie es primär nicht sind. Häufig tritt dieses Phänomen bei zentralen Störungen des Nervensystems und autistischen Zuständen auf. Schon hier wird deutlich, daß Haut- und Körperpflege nicht nur die Haut betreffen, sondern jedes Tun auf der Haut des Menschen ihn als Ganzes betrifft

Dicke und Elastizität der Haut nehmen im Alter deutlich ab. Alte Menschen haben eine "dünne Haut", es geht ihnen alles auch leicht "unter die Haut". Die Geschmeidigkeit der Haut verändert sich ebenfalls mit den Lebensjahren. Alte Menschen haben etwa 1/3 "zuviel" Oberhaut. Diese wird dann faltig. Durch ihre Verschiebung und Ablösung vom Unterhautfettgewebe ist die Ernährung der Haut schwieriger, und die Wahrnehmungsfähigkeit der Haut nimmt deutlich ab. Babys bewegen sich ca. 1000 x innerhalb von 24 Stunden mit dem gesamten Körper, alte Menschen, die bettlägerig sind, häufig nur noch 3 x in 24 Stunden. Sie bemerken den Druck auf ihrer Haut sehr spät. Häufig fühlen sie nicht einmal, daß sie auf einem Gegenstand gelegen haben, der bereits einen tiefen Abdruck in ihrer Haut hinterlassen hat.

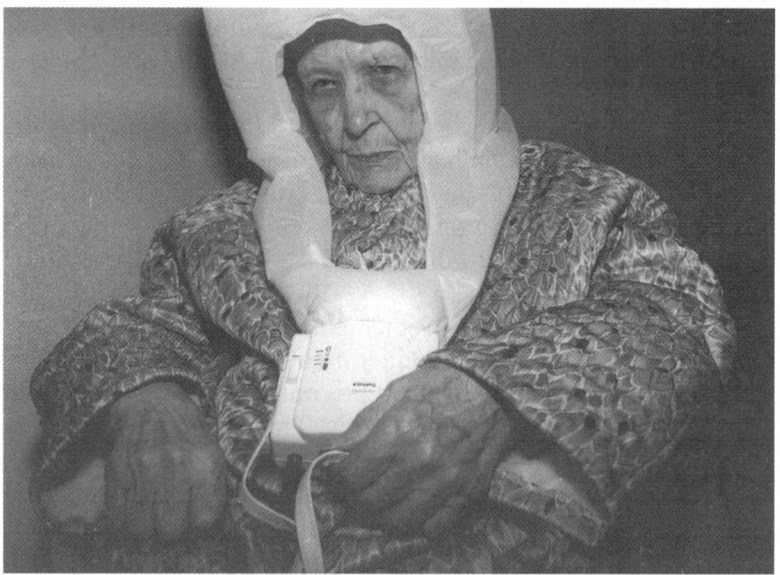

Bild 1: "...und jeden Dienstag kommt der Frisör" aus "Frauen im Altenheim", Foto: Tobias, Tobias/Grieger-Verlag Essen.

Der Mensch entwickelt im Laufe seines Lebens Hornhaut an den Stellen, die besonders belastet werden (primär an den Füßen). Hier verdickt sich die Haut, um das darunterliegende Gewebe zu schützen.

Unsere Haut ist komplett mit Schweiß- und Talgdrüsen übersät. Die Talgproduktion beträgt normalerweise 2 g pro Tag. Talg und Schweiß bilden zusammen den Schutzmantel der Haut. Die-

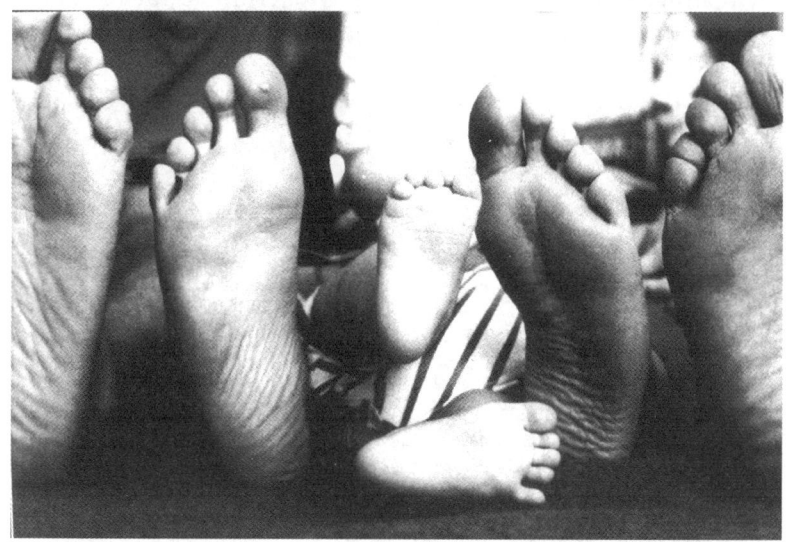

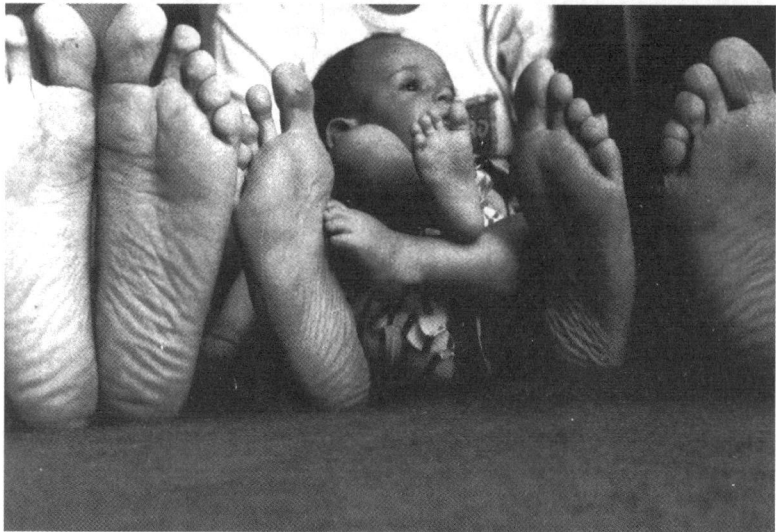

Bilder oben: "Ein Baby hat im Gegensatz zu Erwachsenen keine Hornhaut." Foto: Ansgar Schürenberg

Angstschweiß

ser Schutzmantel ist leicht sauer. Insgesamt gibt es kein so wert-
volles Hautpflegeprodukt wie der von der Haut selbst erzeugte
Hautschutz. Pro Tag produziert der Mensch 100-3000 ml
Schweiß. Die Schweißdrüsen sind über den ganzen Körper verteilt. Besonders die Drüsen auf und neben der Nase, dem Kinn,
dem Brustbein und den Handinnenflächen sind sogenannte
"Angstschweißdrüsen". Bei Angstzuständen produzieren sie
kleinperligen, eher kühlen Schweiß. Weiterhin ist für die Hautpflege wichtig zu wissen, ob Ihr Angehöriger eher zum Hauttyp I
oder IV gehört.

HAUT-TYP	HAUTREAKTION*	BEISPIELE	UNGEFÄHRE VERTEILUNG IN MITTEL-EUROPA (%)
I	Bekommt immer schnell einen schweren bis schmerzhaften Sonnenbrand, keine Bräunungsreaktion (wird nur rot und nach 1 bis 2 Tagen wieder weiß). Die Haut schält sich.	Menschen** mit auffallend heller Haut, rötlichen Haaren, blauen Augen und Sommersprossen, die gesamte Haut ist hell („weiß"). Sehr helle Brustwarzen.	2
II	Bekommt schnell einen schweren, schmerzhaften Sonnenbrand, bräunt kaum. Die Haut schält sich.	Wie Typ I, aber eine Nuance dunkler. Helle bis mäßig pigmentierte Brustwarzen.	12
III	Bekommt nur einen gemäßigten Sonnenbrand und bräunt durchschnittlich gut. 1 bis 2 Stunden nach Bestrahlung wird eine leichte direkte Pigmentierung sichtbar, die aber nur wenige Tage anhält.	Menschen mit heller Haut (Kaukasoide), ohne Sommersprossen. Gut pigmentierte Brustwarzen.	78
IV	Bekommt kaum einen Sonnenbrand, bräunt schnell und tief. Zeigt unmittelbar nach Bestrahlung auffallende Pigmentierung, die mehr oder weniger lange hält.	Menschen mit weißer oder hellbrauner Haut, dunkelbraunen Haaren und dunklen Augen (aus dem mediterranen, mongoliden, orientalischen oder iberischen Raum). Die Brustwarzen sind dunkel pigmentiert.	8

* Nach einer Sonnenexposition der ungeschützten Haut von zirka
60 Minuten in der Zeit von 11 bis 13 Uhr auf Meereshöhe.
** Sind vielfach irischer oder keltischer Abstammung. Haben mitunter
auch dunkle (haselnußfarbene) Augen.

Abb. 1 Hauttyp, Quelle: Zeitbombe Kosmetik, Hingst W., Wien 1985

Sie sollten sich außerdem informieren, ob Ihr Angehöriger eher fettige oder trockene Haut hat. Fettige Haut glänzt ölig. Eine normale Haut wirkt glatt und geschmeidig; die Poren sind erkennbar. Die trockene Haut ist matt und ohne Glanz, sie wirkt gespannt und transparent.

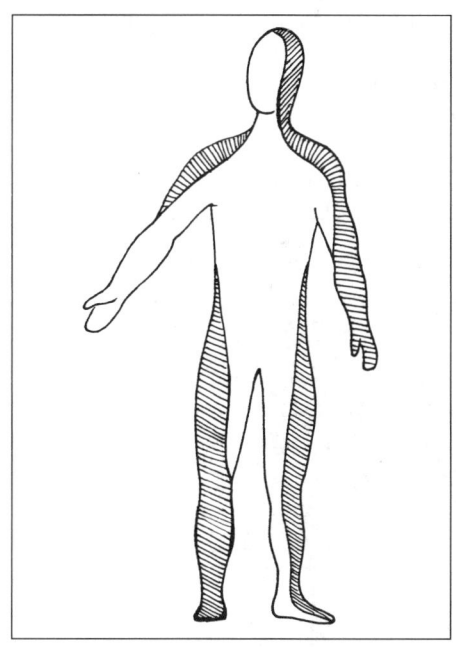

Abbildung 2: Finden Sie heraus, ob Ihr Angehöriger hier Besonderheiten entwickelt hat (vgl. Kapitel 14).

Übung:

Nehmen Sie weißes Seidenpapier und legen dieses 2 Stunden nach der Wäsche und einer nicht erfolgten Eincremung auf die Haut (z.B. neben der Nase, auf den Rücken etc.). Drücken Sie dieses Papier fest an und legen es danach auf eine dunkle Unterlage. Sie werden dann erkennen können, wie die Haut an der getesteten Körperstelle ist. Ist das Papier fettig geworden, erscheint es dunkel, ist die Haut normal, sind nur wenige Fettanteile sichtbar. Trockene Haut hinterläßt keine Spuren.

Die Wahrnehmung ist nicht in allen Körperregionen gleich. Wichtig ist es, die besonders wahrnehmungsstarken Regionen zu kennen.

Es hat sich gezeigt, daß bei Erkrankungen des Gehirns und Wahrnehmungsbeeinträchtigungen möglichst nicht zuerst mit dem Waschen des Gesichtes begonnen werden sollte. Zumeist erschrecken die zu pflegenden Menschen sehr und reagieren mit einer Anspannung der Muskulatur und einer Atemveränderung.

Zur Hautpflege zählt an erster Stelle die Körperhygiene. Dabei kann ein Mensch auf völlig verschiedene Arten gewaschen, gebadet oder geduscht werden. Hier möchte ich nur die folgenden Möglichkeiten beschreiben:

Möglichkeiten zum Waschen

❏ beruhigende Ganz- oder Teilkörperwäsche,
❏ belebende Ganz- oder Teilkörperwäsche,
❏ bobathorientierte Ganz- oder Teilkörperwäsche,
❏ reinigende Ganz- oder Teilkörperwäsche.

Beruhigende   Die *beruhigende Ganzkörperwäsche* kann auch als Bad
Körperwäsche durchgeführt werden. Dabei sind zwei Elemente bedeutsam:

1. Das Wasser ist ca. 40 - 42 °C warm
   (dies dient der Muskelentspannung).

2. Es wird immer der Haarwuchsrichtung folgend gewaschen.

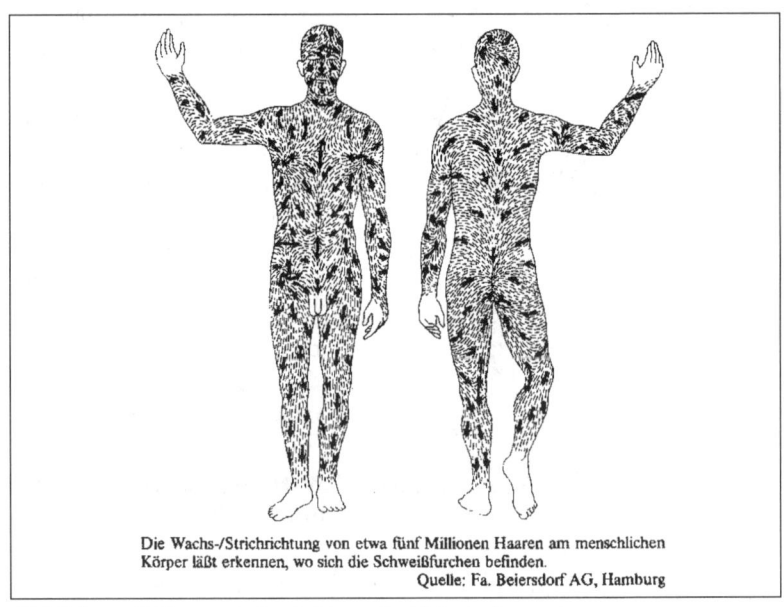

Die Wachs-/Strichrichtung von etwa fünf Millionen Haaren am menschlichen
Körper läßt erkennen, wo sich die Schweißfurchen befinden.
Quelle: Fa. Beiersdorf AG, Hamburg

Abbildung 3 Haarwuchsrichtung bei Menschen

Bei der Wäsche sollte möglichst wenig gesprochen werden, da
sie der Entspannung und der Körperwahrnehmung dienen soll.
Versuchen Sie, einen guten Körperkontakt zu halten und die
Extremitäten mit beiden Händen zu umfassen, damit die Formen
der Arme und der Beine deutlich spürbar sind. Zumeist beginnen
wir die Wäsche vom Thorax zu den Armen hin. Das Gesicht wird
ganz zuletzt gewaschen. Verwenden Sie möglichst keine Waschzusätze.

Das Abtrocknen erfolgt ebenfalls beruhigend und orientiert
sich an der Körperhaarwuchsrichtung. Es ist jederzeit möglich,
auch nur eine Teilwäsche durchzuführen (z.B. nur Unterschenkel

und Füße). Ihr Angehöriger wird deutlich ein zunehmendes Schweregefühl feststellen können. Bei Fieber darf die Wassertemperatur höchstens 30°C betragen.

Die *belebende Ganzkörperwäsche* kann ebenso wie im oben beschriebenen Vorgang auch als Bad oder Teilwäsche erfolgen. Im Gegensatz zur beruhigenden Ganzkörperwäsche wird jedoch

Belebende Körperwäsche

1. eine Temperatur zwischen 25 und 28 °C gewählt,

2. gegen die Haarwuchsrichtung gewaschen. Dies hat eine belebende und erleichternde Wirkung (vgl. Abbildung 3).

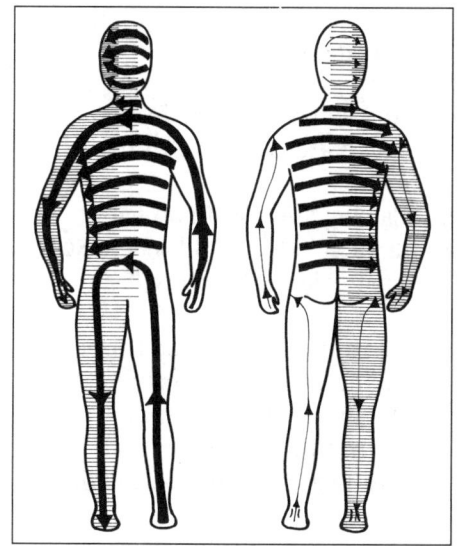

Abbildung 4: Bitte beachten Sie, daß immer von der gesunden zur gelähmten Seite gewaschen wird.

Wie zuvor sind der Körperkontakt und eine deutliche Berührung notwendig. Die Wäsche beginnt an den Händen zum Thorax hin und endet mit der Gesichtswäsche. Auch hier werden möglichst keine Waschzusätze verwandt.

Die *Ganzkörperwaschung* bei Halbseitenlähmung legt das Bobath-Konzept zugrunde (Konzept zur Behandlung von Menschen mit Halbseitenlähmung). Ein wichtiges Ziel dieses Konzeptes ist es, die Aufmerksamkeit des

Ganzkörperwaschung bei Halbseitenlähmung

Betroffenen auf die gelähmte Körperseite zu lenken (vgl. Kapitel 16). Aus diesem Grunde steht die pflegende Person auch an der gelähmten Körperseite. Der zu Waschende wird mit dem Oberkörper hochgelagert oder, falls möglich, in einen Rollstuhl etc. gesetzt, damit er verfolgen kann, was die Pflegende tut, und er seinen Körper sehen kann. Wiederum beginnt die Pflegende, die Person von der gesunden Hand aus zu waschen (möglichst mit beiden Händen bei Erwachsenen) (Abb. 4), den Arm aufwärts über die Körpermitte zum gelähmten Arm und diesen wiederum bis zur Hand in einem durch. Dabei ist es wichtig, daß Sie Ihren Angehörigen darauf aufmerksam machen, den Waschvorgang

genau zu verfolgen. Er soll besonders darauf achten, wie sich die
gesunde Seite anfühlt und dieses Wissen mit auf die gelähmte
Körperhälfte übertragen. Die Temperatur des Waschwassers können Sie nach Bedarf und Notwendigkeit wählen. Das Abtrocknen
erfolgt ebenfalls in der beschriebenen Form.

Reinigende   Die *reinigende Ganz- oder Teilkörperwäsche* ist besonders
Körperwäsche   unter dem Reinigungsaspekt zu sehen. Hierbei ist eine wärmere
Temperatur des Wassers hilfreich. Seife oder Waschlotionen sollten nur für die verschmutzten Partien verwandt werden. Es muß
in diesen Fällen immer mit klarem Wasser nachgewaschen und
die Haut anschließend - je nach Hautzustand - eingecremt werden.

Bitte beachten Sie bei der Körperhygiene:

Hinweise   ❐ Es ist sehr wichtig, bekannte und vertraute Gerüche und
Abläufe so weit wie möglich zu erhalten (z.B. die vertraute
Seife).
❐ Beteiligen Sie Ihren Angehörigen an allen Maßnahmen
(Wasser fühlen lassen, Waschlappen in die Hand geben, Seife
festhalten lassen, Arm entgegenstrecken, Gesicht selbst
waschen).
❐ Setzen Sie Ihren Angehörigen so auf, daß er seinen Körper
während des Waschens sehen kann oder er auf dem Stuhl/
Rollstuhl am Waschbecken oder in der Dusche sitzt.
❐ Waschen Sie ihn möglichst alleine, und wählen Sie eine
Reihenfolge, die länger (mehrere Tage/Wochen) beibehalten
wird.
❐ Bevor Sie etwas tun, erklären Sie Ihrem Angehörigen, was Sie
tun wollen und berühren ihn dabei.
❐ Waschen Sie so, daß er es geistig verfolgen kann (nicht zu
hektisch).
❐ Überprüfen Sie vor der Maßnahme, wie es ihm geht, und beob-
achten Sie nachher, ob sich irgend etwas verändert hat.

Bedenken Sie, daß auch allein ein Waschen der Haut für Ihren
Angehörigen eine schöne oder unangenehme Erfahrung bedeuten
kann. Machen Sie es so weit wie möglich zu einem angenehmen
Erlebnis.

Fettige Haut   Bei fettiger Haut löst lauwarmes Wasser den Talg besser als kal-
tes. Waschen Sie beruhigend (vgl. Kapitel 14), damit die Talg- und
Schweißdrüsen nicht noch animiert werden, aktiver zu reagieren.
Verwenden Sie möglichst nur im Achsel- und Intimbereich

Waschzusätze. Diese Zusätze müssen jedoch mit klarem Wasser wieder abgespült werden.

Fettige Haut bedarf keiner Lotion oder Creme. Sie produziert selbst genug. Problematische Stellen, z.B. im Gesicht oder auf dem Rücken (Entzündungen oder verstopfte Talgkanäle/Mitesser) können mittels sehr warmer, feuchter Tücher behandelt werden, die vorsichtig aufzulegen sind (nicht zu heiß, da Verbrennungsgefahr besteht; vorher bei sich selbst testen) und etwa 5 Min. liegenbleiben. Anschließend die Stellen mit einem sauberen Tuch fest abwischen, nicht ausdrücken. Dies kann mehrmals wiederholt werden. Zumeist leiden besonders junge Menschen unter einer fettigen Haut, die auch die Kopfhaut mit einbezieht. Nehmen Sie eventuell Rücksprache mit Ihrem Arzt.

Falls Sie einen Waschzusatz benutzen möchten, verwenden Sie eine milde (tensidarme und parfum- bzw. deofreie) Waschlotion, die pH-neutral ist (5,5 - 6) und dieses sparsam. Bei allen Waschlotionen, Badezusätzen und Seifen achten Sie darauf, daß immer klar nachgewaschen wird, damit die Produktreste nicht auf der Haut verbleiben. Sie lösen rasch Juckreiz, Allergien und evtl. ein Austrocknen der Haut aus. Nur wenn Sie einen bestimmten Wirkstoff aufbringen möchten (z.B. Lavendel, Rosmarin, Zitrone, Pfefferminze etc.) wird nicht klar nachgewaschen. Normale und trockene Haut sollte ebenfalls sowenig wie möglich mit Reinigungszusätzen (Waschlotionen etc.) konfrontiert werden. Bei fast allen Vorgängen reicht es aus, mit klarem Wasser zu waschen. *Normale Haut*

Seifen sind primär aus Alkalisalzen hergestellt. Sie reagieren *Seifen*
mit Wasser und fällen sich aus. Werden die Salze nicht abgewaschen, bleiben sie auf der Haut, dringen zwischen den Hornhautzellen ein und führen zu Juckreiz. Feinseifen sollten alle auf ihren pH-Wert überprüft werden. Seifen, die zu alkalisch sind, trocknen die Haut aus und regen bei fettiger Haut die Talgdrüsen zu stark an (sog. paradoxe Wirkung). In vielen Seifen befinden sich Zusätze, z.B. Parfumseifen. Hier sind ätherische Parfumöle zugefügt. Es können damit Allergien ausgelöst werden. Die Deoseifen sind im häuslichen Umfeld ungünstig. Sie enthalten hautdesinfizierende Bestandteile. Die eigene, natürliche Hautflora wird angegriffen und dadurch in ihrer Widerstandsfähigkeit nachhaltig beeinflußt.

Waschlotionen enthalten synthetische Tenside (z.B. Natrium- *Waschlotionen*
laurylsulfat). Tenside sind waschaktive Substanzen, die auch in Waschmaschinen-Waschmitteln verwendet werden. Hieran wird deutlich, daß auch im pflegerischen Bereich sparsam damit umgegangen werden sollte und immer klar nachgewaschen oder

geduscht werden muß. Auf einigen Waschlotionen steht z.B. der Hinweis "antibakteriell" oder "antifungizid". Diese Waschlotionen enthalten dann zusätzlich noch Desinfektionsmittel. Sie sollten nur bei Menschen eingesetzt werden, die einer hohen Infektionsgefahr ausgesetzt sind. Klären Sie dieses mit Ihrem Hausarzt.

Trockene Haut

Bei trockener Haut hat es sich bewährt, die betroffenen Hautpartien maximal 2 - 3 x wöchentlich mit gut löslichem Badeöl zu behandeln. Das Öl muß dafür in einer besonderen Emulsion gelöst sein, damit es sich im Waschwasser gut verteilen kann. Zu häufige Anwendungen führen dazu, daß die eigene Talgproduktion noch weiter zurückgeht. Liegt bei Ihrem zu Pflegenden eine trockene Haut am gesamten Körper vor, ist ein Bad vielfach hilfreicher.

Materialien

Achten Sie bitte darauf, daß möglichst keine zu harten oder kratzenden Materialien (z.B. Naturbürsten oder Luffa- Handschuhe) zum Einsatz kommen, da damit der Haut sehr leicht kleine Verletzungen zugefügt werden können. Alle Hautfalten bedürfen nach dem Waschen eines sorgfältigen Abtrocknens. Falls Haut auf Haut zu liegen kommt (z.B. unter dem Busen oder Bauchfalten), sollten Sie etwas Puder auftragen oder ein kleines, dünnes Tuch einlegen, damit die Haut nicht aufweicht.

Haarwäsche

Die Haarwäsche kann ebenfalls unter verschiedenen Gesichtspunkten erfolgen (z.B. belebend oder beruhigend). Eine beruhigende Haarwäsche wird mit 39 - 42° C warmen Wasser durchgeführt. Das Waschen erfolgt immer mit der Haarwuchsrichtung. Es wird nicht heftig der Kopf abgetrocknet, sondern mehr das Wasser durch Drücken in das Handtuch aufgenommen. Legen Sie Ihrem Angehörigen einen Handtuchurban an und lassen Sie ihn damit einschlafen. Die belebende Haarwäsche erfolgt gegen die Haarwuchsrichtung. Die Wassertemperatur beträgt 27°C. Es kann ein kräftiges Trockenrubbeln der Haare erfolgen.

Achtung!

Achtung: Benutzen Sie immer ein Badethermometer, wenn Ihr Angehöriger die Wassertemperatur nicht selbst fühlen kann. Es besteht Verbrühungsgefahr!

Einreibungen

Einreibungen sind eine qualifizierte Möglichkeit, Hilfe anzubieten und Wohlbefinden zu vermitteln. Besonders wichtig sind hierbei die Art und Weise der Berührung. Besonders bewährt hat sich die atemstimulierende Einreibung, die belebend oder beruhigend durchgeführt werden kann. (Eine genaue Beschreibung finden Sie in Kapitel 3 und im Video "atmen")

Bei Einreibungen unterscheiden Sie bitte zwischen Einreibungen mit Lotionen, die Medikamente bzw. keine Medikamente

Übersicht

Art der Waschung	Ziele	In folgenden Fällen sollte so nicht gewaschen werden:
Beruhigende Wäsche	Körpergefühl nimmt zu	bei Schweregefühl in den Gliedmaßen
	Extremitäten werden schwerer	wenn nach der Wäsche aktiv gearbeitet werden soll
	Atmung und Herz werden entlastet	
	beruhigt z. B. bei hohem Muskeltonus, Aufregung vor dem Einschlafen nimmt ab, bei Schmerzen hilfreich	
Belebende Wäsche	Extremitäten und Körper sollen sich leicht anfühlen	bei Herz- und Atemproblemen
	Kurzzeitige Durchblutungsanregung	bei Unruhe und mangelndem Körpergefühl
	Wachheit steigert sich	
Bobathorientierte Wäsche	stärkere Körperwahrnehmung	bei Unruhe
	bewußtes Verfolgen des Waschvorganges	bei Störungen des Gleichgewichtes oder neurologischen Ausfällen
	Entwicklung von Bewegungsfähigkeiten	

enthalten. Sind Medikamente in der Salbe vorhanden, sollten Sie während des Auftragens der Salbe zu Ihrem Schutz immer undurchlässige Handschuhe benutzen. Die Medikamente sind schließlich nicht für Sie, sondern für Ihren Angehörigen gedacht. Bei Lotionen, Salben etc. ohne medikamentöse Zusätze ist es angenehmer, wenn Sie diese ohne Handschuhe auftragen. Wenn Öle verwendet werden, sollten Sie das überschüssige Öl zum Schluß mit einem trockenen Tuch abwischen.

Es werden von der Industrie hauptsächlich drei verschiedene Präparate zur Einreibung angeboten:

❑ Öle, mit und ohne Zusätze (z.B. Lavendel, Rosmarin, Kastanie),

❑ Wasser-in- Öl-Lotionen, sogenannte W/O Lotionen,
❑ Öl-in-Wasser-Lotionen, sogenannte O/W Lotionen.

Einreiben:
Wann?
Wie oft?

Für die normale Hautpflege sollten möglichst Präparate zum Einsatz kommen, die keine parfümierenden und desinfizierenden Zusatzstoffe enthalten.

Eine *fettige Haut* sollte keine regelmäßigen Einreibungen erhalten, die nur die Haut unterstützen. Die Haut produziert ausreichend, bzw. eher zuviel eigenen Talg. Eine *normale Haut* kann zur Abkühlung und kurzfristigen Feuchtigkeitsunterstützung eine O/W-Lotion erhalten (z.B. weiße Flasche Nivea-Lotion® oder pH5-Eucerin®). Zur Unterstützung der physiologischen Situation ist eine W/O-Lotion, die wird z.b. nach dem Bad/ Waschen aufgetragen sinnvoll. *Eine tägliche Einreibung reicht völlig aus.*

Eine *trockene Haut* sollte nur mit W/O-Lotion (z.B. blaue Nivea-Lotion®, pH5 Eucerin F®) behandelt werden. Dies kann auch mehrmals täglich geschehen. Hier keine O/W-Lotion verwenden, diese fördert eher den Austrocknungsprozeß. Die Anwendung von *Ölen* kann aus zwei hauptsächlichen Gründen stattfinden:

Fußeinreibung

1. trockene, spröde Haut oder sich schuppende Haut (nicht zu oft, 2-3 x wöchentlich ist ausreichend, überschüssiges Öl entfernen).

2. bei Kältezuständen

Wenn Ihr Angehöriger friert (und kein Fieber vorliegt) oder er wegen seiner kalten Füße nicht einschlafen kann, ist eine Öleinreibung sinnvoll. Dabei reicht es häufig, wenn etwas Öl (Olivenöl, Mandelöl, Massageöl etc.) in einem kleinen Glas im Wasserbad angewärmt wird (Wasser nicht wärmer als 60 °C). Das Öl wird dann kräftig in die Haut der Füße und Unterschenkel einmassiert. Zuviel aufgetragenes Öl entfernen, wärmende Socken überziehen und Ihren Angehörigen gut zudecken. Das Öl verhindert, daß die Körperwärme verloren geht. Wärme ermöglicht Entspannung und Wohlbefinden, es kann geschlafen werden.

Möglichkeiten über die Haut:

Besonders bewährt haben sich hier Fußreflexzonen- und Ganzkörpermassage (vgl. Kapitel 18). Beide Möglichkeiten können häufig schon an Volkshochschulen erlernt werden und bieten eine besondere Unterstützung bei der täglichen Pflege.

Nagelpflege

Die Nägel eines beeinträchtigten Menschen sollten primär so *Nagelpflege* sein, wie dieser sie wünscht. Nur bei Personen, die sich mit ihren Nägeln verletzen, ist es sinnvoll, von diesem Grundsatz abzuweichen. Wie Ihnen sicherlich bekannt ist, verhindert das gerade Abschneiden der Fußnägel ein Einwachsen. Die Nagelpflege bietet sich nach dem Fuß- oder Handbad (Wannenbad) an. Liegt eine deutliche Veränderung der Nägel vor (eingewachsen, spröde, Längsriefen in der Nageloberfläche etc.), sollten Sie den Rat einer Fußpflegerin einholen, besonders dann, wenn Abwehrprobleme (zu wenig weiße Blutkörperchen oder eine Zuckerkrankheit) bekannt sind.

Besonderheiten

Bei Hautveränderungen sollten Sie unbedingt den Hausarzt *Besonder-* hinzuziehen. Hautkrankheiten sind so vielgestaltig, daß es immer *heiten* zuerst eines erfahrenen Blickes bedarf. Die klare Diagnose entscheidet über die Wirksamkeit der Maßnahmen.

Wundzustände müssen immer steril und sauber behandelt werden. Liegt z. B. eine Dekubituswunde (Druckgeschwür) vor, muß diese steril behandelt werden. Es liegen inzwischen viele Untersuchungen hierzu vor (vgl. Bienstein/Braun, et. al. Dekubitus 1995). Lassen Sie sich das genaue Vorgehen von einer/m diplomierten Kranken-/ Kinderkrankenpfleger(in) erläutern. Tun Sie nichts, was Sie nicht verantworten können, es könnte zum Schaden Ihres Angehörigen sein.

Franzbranntwein wird immer noch gerne zur Abreibung des Rückens und der Fersen verwandt. Leider wird dabei nicht bedacht, daß er aus 60 % Alkohol besteht und die Haut entfettet. Falls Sie diesen trotzdem benutzen wollen, cremen Sie Ihren Angehörigen nachher ein. Kann die zu pflegende Person den Stuhlgang oder den Harn nicht halten, so ist eine sorgfältige Hautpflege notwendig. Harn und Stuhl greifen die Haut an und lassen diese wund werden. Denken Sie an eine regelmäßige Kontrolle, ob Ihr Angehöriger eingenäßt etc. hat. Es sollte dann möglichst sofort eine Reinigung stattfinden. Dabei ist es ausreichend, wenn - ebenso wie an den anderen Hautpartien - klares Wasser verwandt wird. Angetrockneter Stuhl löst sich auch durch feuchte, warme Tücher, die aufgelegt werden. Falls Sie Seife oder andere Waschzusätze verwenden, denken Sie bitte an die Nachwäsche mit klarem Wasser.

Die Haut sollte im Intimbereich bei diesen Zuständen vorsichtig abgetrocknet werden. Die Haut kann zum Schutz mit zinkoxydhaltigen Cremes, mit W/O-Lotion oder Bepanthen-Salbe dünn eingerieben werden. Bitte keine Vaseline auftragen, damit wird die Haut abgeschlossen und kann keinen Wärmeaustausch durchführen, sie weicht auf. Liegen deutliche Hautveränderungen vor, so sollten Sie den Hausarzt oder einen Hautarzt hinzuziehen.

Literatur

Achenbach, R.: Gesunde und kranke Haut. Stuttgart 1989.

Bienstein, Ch./ Fröhlich, A.: Basale Stimulation in der Pflege. Düsseldorf 1991.

Hingst, W.: Zeitbombe Kosmetik. Wien 1985.

Inhester, O./ Zimermann, I.: Ganzkörperwaschung in der Pflege. Hannover 1990.

AVR- Film: Video atmen. Zu beziehen bei: AVR-Film Schrader, Postfach 1243, D 31587 Stolzenau, Preis DM 69,00.

Christel Bienstein

6. Mundpflege

Der Mund stellt die sensibelste und wahrnehmungsstärkste *Bedeutung des* Körperzone dar. Kinder neigen dazu, sich alle Gegenstände und *Mundes* erreichbaren Körperteile in den Mund zu stecken, um diese zu erkunden. Mit dem Mund kann

❐ der Geschmack,
❐ der Geruch
❐ und die Konsistenz

von Dingen erkundet werden. Die Zungenspitze verfügt z.b. über ein Vielfaches an Wahrnehmungsfähigkeit im Vergleich zu den Fingerkuppen. Wesentlich rascher bemerken wir ein Haar im Mund im Vergleich zu einem Haar auf dem Tisch, welches mit den Fingern ertastet werden muß.

Schon vor der Geburt haben wir alle unseren Daumen in den Mund gesteckt und konnten Lippen, Zunge und Gaumen trainieren. Nach der Geburt ist es notwendig, daß der Mund auch weiterhin Angebote erhält, um trainiert zu werden. Babys, die von Geburt an per Sonde ernährt werden, sollten trotz allem ständig Angebote für ihren Mund erhalten (sogenannte Orale Stimulation). Damit werden Saugreflex und Mundschluß gefördert.

Menschen, die schwer beeinträchtigt sind - entweder im körperlichen und/oder geistigen Bereich -, haben nicht immer die Möglichkeit, ihre Mundhygiene selbständig durchzuführen. Sie sind auf eine Unterstützung angewiesen. Kleine Kinder bis zum 2. Lebensjahr bedürfen keiner besonderen Mundhygiene, wenn sie über einen ausreichenden Saug- und Schluckreflex verfügen. Je mehr Zähne in den Mund kommen oder je geringer die Speichelproduktion ist, desto mehr bedarf der Mund einer speziellen Hygiene.

Normalerweise kann der Mund geschlossen werden. Damit ist er vor Austrocknung geschützt. Je stärker ein Mensch wahrnehmungsbeeinträchtigt ist, desto mehr öffnet sich der Mund. Anhand der Aktivitäten des Mundes ist die Konzentration/Wachheit, Schläfrigkeit oder Zunahme eines Komas erkenntlich. Ist ein Mensch wach und ansprechbar, bleibt der Mund zumeist geschlossen, die Zunge bewegt sich im Mundinnenraum. Je müder ein Mensch wird, desto geringer werden die Zungenbewegungen. Häufig fällt der Unterkiefer herab, Speichel läuft heraus.

Der Mund wird von uns als intime und persönliche Zone wahrgenommen. Er dient der Kommunikation, Nahrungsaufnahme und - nicht zu vergessen - auch dem Küssen. Von einem völligen Ruhezustand ausgehend, kann man einen Menschen z. B. durch Manipulation am Mund in Aufregung, Ablehnung oder Neugierde versetzen.

Die Mundhöhle ist natürlicherweise sehr verkeimt. Die eigenen Keime dienen der Erhaltung des gesunden Mundmilieus. "Fremde" Keime können jedoch zu einer Verletzung der Mundschleimhaut und Zunge führen. Dieser Zustand kann lebensbedrohlich für den Betroffenen werden, besonders dann, wenn eine Schluckstörung hinzutritt und die fremden (pathologischen) Keime ungestört in die Lunge gelangen können. Normalerweise produziert der Mensch

- während 8 Stunden Schlaf 0,03 ml Speichel/min,
- beim Essen 0,47 ml Speichel/min,
- beim Essen von Keksen 2,50 ml Speichel/min.
- Pro Tag wird im Durchschnitt eine Speichelmenge
  von 800 - 4 000 ml produziert.

Normalerweise wird der Speichel geschluckt und damit die Flüssigkeit dem Körper wieder zugeführt. Läuft nun zuviel Speichel aus dem Mund, verliert der Körper Flüssigkeit. Dies kann zur Austrocknung (Dehydration) führen. In diesem Fall müssen Sie unbedingt mit dem behandelnden Arzt sprechen. Manchmal entsteht durch das ständige Auslaufen des Speichels der Eindruck, der zu Pflegende würde zu viel Speichel produzieren. Dies ist aber nur in seltenen Fällen der Fall und kann dann mit speichelhemmenden Medikamenten (z.B. Atropin) beeinflußt werden.

Der Speichel besteht zum größten Teil aus physiologischer (körperähnlicher) Kochsalzlösung. Jedoch enthält der Speichel auch das Enzym Ptyalin. Es leitet die Verdauung ein. Fließt zuviel Speichel unkontrolliert aus dem Mund und gelangt auf die Haut, greift das Ptyalin die Haut an. Folge: die Haut wird rot, wund und rissig. Ihre Angehörigen können Sie durch Hautschutzmittel wie Vaseline oder Hautschutzpaste schützen, die auch bei künstlichen Darmausgängen zum Schutz der Haut verwandt wird.

Probleme entstehen, wenn Sie z.B. durch Einlegen von Mulltupfern in den Mund den Speichelfluß zu stoppen versuchen. Vielfach führt diese Maßnahme zu Wunden (Druckgeschwüren) am Zahnfleisch. Auch das regelmäßige Absaugen des Speichels bietet hier keine Dauerlösung. Das Absaugen führt ebenfalls zu ganz kleinen Verletzungen der sehr empfindlichen Mundschleimhaut. Die Folge sind oftmals sehr schmerzhafte Wunden (Aphten), die nur schlecht abheilen.

Untersuchen Sie den Mund des zu Pflegenden gründlich, bevor Sie sich zu irgendeiner Mundpflege entscheiden (evtl. mit einer Taschenlampe). Überprüfen Sie, ob auch keine Wunden, Risse, defekte Zähne oder Druckstellen durch die Zahnprothese vorhanden sind. Sehen Sie sich auch die Lippen an, ob hier ein gesunder Zustand vorliegt. Weiterhin sollten Sie wissen, ob Berührungsempfindlichkeiten im Gesichts-/Mundbereich vorhanden sind (ersichtlich durch Wegdrehen des Kopfes, Verschließen des Mundes bis zum Beißreflex). *Vorgehen bei der Mundpflege*

Eine große Hilfe ist es, wenn Sie etwas über die Gepflogenheiten der Mundpflege Ihres Angehörigen wissen (z.B. Pflegemittel der Zahnprothese etc.), ob der zu Pflegende in der Vergangenheit gerne oder nur ungern seine Zähne geputzt hat. Bei Kindern liegt häufig eine Abneigung gegen das Zähneputzen vor.

Desweiteren hilft es, wenn Sie erfahren, welche Geschmacksrichtung beim Essen und Trinken Ihr Angehöriger bevorzugt. Häufig hilft dieses Lebensmittel (zumindest der Geruch) den Mund zu öffnen.

Wenn keine Besonderheiten vorliegen, ist es ausreichend, eine regelmäßige Zahnpflege durchzuführen. Diese sollte nach der Nahrungsaufnahme vorgenommen werden. Erfolgt die Nahrungsaufnahme durch Sondenkostgabe, ist es sinnvoll, erst ca. 30 Min. danach die Zahnpflege auszuführen (es gelangt fast immer etwas Sondenkost aus dem Magen in den Mund). Die Gefahr, durch die Zahnpflege einen Würgereiz auszulösen, ist nach der Zeit von 30 Min. geringer. *Zahnpflege*

Erfahrungen haben gezeigt, daß es bei einer schweren Beeinträchtigung sinnvoll ist, die Zähne nur mit der Zahnbürste und klarem Wasser zu putzen. Zahnpaste schäumt oftmals zu stark und führt schnell zum Verschlucken. Falls Sie jedoch bemerken, daß die Bereitschaft, den Mund zu öffnen, zunimmt, wenn Zahnpaste benutzt wird, können Sie diese zumindest zur Geruchsanregung und evtl. dünn aufgetragen einsetzen. Achten Sie darauf, daß die Zahnbürste leicht angewinkelt ist, damit Sie die hinteren Zähne erreichen, und wählen Sie eine weiche oder maximal mittlere Bürstenstärke. Es können sonst leichte Verletzungen am Zahnfleisch entstehen. Die Borsten sollten keine V-Form haben, sondern eher einheitlich geschnitten sein. Wichtig ist, daß die Zahnbürste möglichst alle 4 - 6 Wochen erneuert wird.

Eine gute Zahnpflege ersetzt alle anderen Mundpflegemaßnahmen, vorausgesetzt der Speichelfluß ist ausreichend, um die Mundschleimhäute/Zunge feucht zu halten. Bei der Mundpflege sollten Sie den zu Pflegenden möglichst immer in eine aufrechte Oberkörperhaltung bringen. Dies kann am Waschbecken oder im Bett erfolgen. Achten Sie darauf, daß der Kopf nicht nach hinten gestreckt wird, sondern das Kinn brustwärts weist. Die Mundpflege sollte möglichst gemeinsam mit dem betroffenen Menschen durchgeführt werden. Alles, was miteinander getan werden kann, sollten Sie auch gemeinsam durchführen. Damit die Pflege des Mundes erleichtert wird, ist es oftmals sinnvoll, wenn die pflegende Person hinter dem Pflegebedürftigen oder hinten seitlich

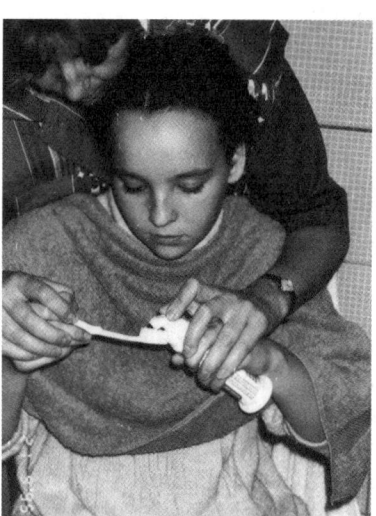 von ihm steht und den Arm und die Hand des Betroffenen ganz natürlich bewegen kann.

Die Mundpflege kann außer mit Zahnbürste und Tupfern auch mittels eines behandschuhten Fingers durchgeführt werden. Dieses sollten Sie sich aber von einer diplomierten Krankenschwester zeigen lassen. Die Verwendung von Klemmen zur Mundpflege ist sehr verbreitet, führt jedoch schnell zu einem Verschließen des Mundes oder löst einen Beißreflex aus.

Was können Sie tun,
wenn der Speichelfluß nicht ausreicht?

Speichelfluß   ❏ Lassen Sie Ihren Angehörigen regelmäßig an einer halben Zitrone riechen. Diese müssen Sie gut zugedeckt aufbewahren, damit das Aroma nicht verloren geht. Auch das Betupfen der seitlichen Zungenränder mit einem in Zitronensaft getränkten Wattestäbchen stimuliert den Speichelfluß.

❐ Ein Auswischen oder Spülen des Mundes mit nur kurz über-
brühten Kamillenblüten (max. 3 Min.) ist sehr hilfreich. Die
Blüten enthalten Azulon und wirken heilend und schützend.
Verwenden Sie keinen Beuteltee, da hier auch die Blätter und
Blütenstengel mitverschnitten worden sind und sich dadurch
zuviel Gerbsäure in dem Tee befindet. Die Folge ist ein zu
schnelles Austrocknen des Mundes. Aufgrund seines sauren
Geschmacks regt Naturjoghurt (ohne Zusätze) die Speichelproduktion an.

❐ Falls es möglich ist, sollte z.B. Kaugummi oder andere Dinge
wie Bündner Fleisch gekaut werden. Sobald ein Mensch kaut,
entleeren sich die Ohr- und Unterzungenspeicheldrüsen.

❐ Massieren Sie vorsichtig die Stellen vor dem Ohr (ganz in der
Nähe des Kiefergelenkes). Hier befindet sich die Ohrspei-
cheldrüse.

❐ Besonders wichtig ist aber die ausreichende Flüssigkeitszufuhr; schließlich kann nur dann Speichel produziert werden,
wenn ausreichende Flüssigkeit im Körper vorhanden ist.
Hierbei können sowohl die Aufnahme von Flüssigkeit durch
den Mund, durch Infusionen oder Sonden oder auch die
rektale Flüssigkeitsaufnahme ihren Beitrag leisten.

❐ Verwenden Sie bei zu geringem Speichelfluß keine Mittel, die
den Speichelfluß noch weiter reduzieren und den Mund
"trockenlegen", wie z.B. alle Mittel, die Gerbsäure oder alko-
holische Zusatzstoffe enthalten. Hierzu zählen z.B. myrrhe-,
salbei-, glyzerin- oder hexidetinhaltige Mundpflegemittel.

*Was tun bei einem verborkten
(verkrusteten) Mund?*

Immer zuerst darauf achten, daß Ihr zu pflegender Angehöriger *Borken im*
richtig gelagert ist und sich möglichst nicht verschlucken kann. Je *Mund*
nach Vorlieben können Sie den Mund nun mit Butter oder Mar-
garine ganz dünn einstreichen. Dabei besonders auch die Zunge
berücksichtigen. Falls Ihr Angehöriger eine Abneigung gegen

Fette hat, sollten Sie lieber Joghurt verwenden (ohne Zusätze). Alles muß eine Weile (ca. 20 Minuten) im Mund verbleiben. Danach können mit einem angefeuchteten Baumwolltupfer vorsichtig die ersten Borken entfernt werden. Lösen Sie keine noch festsitzenden Borken. Zumeist beginnt dann diese Stelle zu bluten und eine Wunde ist entstanden, die wiederum schlecht abheilt. Wiederholen Sie lieber die Prozedur einige Male und warten Sie geduldig, bis sich alle Borken gut entfernen lassen.

Ist der Mund nicht so stark verkrustet, reicht häufig ein Auswischen des Mundes mit einer feuchten Gaze aus. Dieses muß regelmäßig wiederholt werden. Noch günstiger ist es, wenn Sie dafür physiologische Kochsalzlösung 0,9 % verwenden können (kann vom Hausarzt verschrieben werden, möglichst nur kleine Flaschen wählen "100 ml", damit keine Verkeimung der Flüssigkeit durch den zu langen und häufigen Gebrauch auftritt).

Fordern Sie Ihren Angehörigen auf, so häufig wie möglich mit Tee der eigenen Wahl zu gurgeln. Achten Sie darauf, daß kein Tee länger als 3 Minuten gezogen haben darf, damit die Gerbsäure nicht aus dem Teeprodukt gelöst wurde!

Bewährt hat es sich auch, bei dünneren Belägen der Zunge (weiße oder gelbliche Beläge) diese mit einem Stück Würfelzucker abzureiben. (Vorsicht: Dieses nicht bei Diabetikern anwenden bzw. erst mit dem behandelnden Arzt absprechen.)

Was tun, wenn der Mund nicht geöffnet wird ?

Öffnen des Mundes

Bitte überprüfen Sie immer zuerst, ob auf Berührung eine Überreaktion im Gesichtsbereich vorhanden ist. Manchmal hat der zu Pflegende aber auch nur schlechte Erfahrungen gemacht. Es ist ihm z.B. etwas in den Mund gesteckt worden, was ihm überhaupt nicht schmeckte oder ihn sogar anekelte. Weiterhin kann eine Veränderung der geschmacklichen Wahrnehmung eingetreten sein. Dies führt dann zu Mißwahrnehmungen, die dem Betroffenen häufig völlig unangenehm sind.

Liegt nun eine Berührungsempfindlichkeit vor, sollten Sie mit festem Druck vom Nacken aus langsam Richtung Mund streichen und dabei immer auf die Reaktion Ihres Angehörigen achten.Versuchen Sie, dies niemals mit Gewalt zu tun.

Weiterhin hilft häufig ein langsames Streichen vom Jochbeinbogen zu den Lippenwinkeln hin oder eine leichtes Klopfen. Das kreisförmige Bestreichen der Lippen mit Ihrem feuchten Finger öffnet ebenfalls häufig den Mund. Dies kann dadurch verstärkt werden, daß Sie etwas auf den Finger geben, was Ihrem Angehörigen schmeckt. Sinnvoll ist es, den Finger Ihres Angehörigen zum Bestreichen der eigenen Lippen zu nutzen. Sie sollten möglichst niemals gewaltsam den Mund des zu Pflegenden öffnen. Druck erzeugt Gegendruck und der Betroffenen wird immer weniger zur Kooperation bereit sein.

Was tun, wenn Verletzungen
im Mund vorhanden sind ?

Durch die Verletzungen im Mund hat der Betroffene häufig   *Schmerzen* Schmerzen. Er fühlt sich nicht gut und ist oftmals nicht bereit, Nahrung zu sich zu nehmen oder die Zahn- und Mundpflege über sich ergehen zu lassen.

❐ Zuerst müssen Sie die Wunden im Mund finden (evt. mit Taschenlampe).

❐ Um Schmerzen zu reduzieren, kann Nelkenöl auf die betroffenen wunden Stellen aufgetragen werden (Günstig mit einem kleinen Watteträger). Lassen Sie dieses Öl eine Weile wirken.

❐ Zur Heilung hat sich besonders Rosenhonig bewährt. Dieser wird mehrmals täglich dünn aufgetragen. Weiterhin muß jedoch eine schonende Zahnpflege erfolgen. (Bei Diabetikern zuvor mit dem Hausarzt sprechen). Bei defekten Lippen, Rissen oder Bläschen lassen Sie sich eine Vitamin B-haltige Creme verschreiben, die dünn auf diese gestrichen wird.

Besondere Probleme

Besondere Probleme stellen das Zähneknirschen, Lippen-   *Probleme* beißen oder Rubbeln per Finger auf den Zähnen dar. Bis heute ist noch nicht eindeutig geklärt, weshalb Menschen dieses tun. Häufig scheint der betroffene Mensch damit eine Eigenstimulation durchzuführen. Eine deutliche Massage des Gesichtes, des Kiefers und der Lippen, sowie das Abvibrieren dieser Partien mit einem kleinen Massagegerät oder einem Rasierapparat kann manchmal eine Unterbrechung dieser stereotypen (sich wiederholenden) Handlung bewirken.

Lippenpflege muß dann vorgenommen werden, wenn die Lippen rissig sind oder andere Läsionen (Beschädigungen) vorliegen. Zumeist reicht es aus, wenn die Lippen mit einem Vaselinestift oder -salbe bestrichen werden. Bei einer Schluckstörung muß darauf geachtet werden, daß die Vaseline sich nicht durch die Wärme der Haut verflüssigt und dann in die Lunge gelangt. Dies trifft ebenso bei der Pflege der Nasenschleimhaut zu.

Liegt eine Kehldeckellähmung oder Koordinationsstörung des Schluckvorganges vor (vgl. Kapitel 7), darf der zu Pflegende nicht mehr in Rückenlage flach gelagert werden. Der Speichel kann in dieser Position völlig ungehindert in die Luftröhre und Lunge gelangen. Bei der Menge des täglich produzierten Speichels kommt es damit zu einer Speichelansammlung in der Lunge. Es entsteht eine Erstickungs- und/oder Entzündungsgefahr. Häufig wird darauf mit regelmäßigem Absaugen des Mund-/Rachenraumes reagiert, was zu kleinen Verletzungen führen kann, anstatt eine Lagerung durchzuführen, in der Speichel nicht in die Lunge laufen kann (z.B. Seitenlagerung, Oberkörperhochlagerung).

Fassen wir zusammen:

Zusammen-
fassung

Eine gute Mundpflege ist bei vielen pflegeabhängigen Menschen notwendig. Unter dieser wird zuerst eine ausreichende Zahnpflege verstanden (mindestens 2 mal täglich). Die Haltung/ Lagerung des zu pflegenden Menschen ist von wesentlicher Bedeutung (Oberkörper hoch, Kinn brustwärts). Der Betroffene sollte möglichst in alle Aktivitäten einbezogen sein (Mithalten der Zahnbürste, Glas und Wasser fühlen lassen, etc.). Achten Sie darauf, daß für den Betroffenen unangenehme Geschmacksrichtungen nur bei dringender Notwendigkeit verwandt werden. Je besser Sie es erreichen, den Mund des Pflegeabhängigen positive Erfahrungen machen zu lassen, desto eher erhalten Sie sich die Kooperationsbereitschaft und das Vertrauen in der Beziehung.

Literatur

Bienstein, Ch. / Fröhlich, A.: Basale Stimulation in der Pflege. Düsseldorf 1991.

Federspiel, Christa: Zahn um Zahn. Köln 1986.

Ökotest - Ratgeber Kosmetik. Hamburg 1988.

Zusätzlich: Siehe Literatur, Kapitel 7.

Rikki Nusser-Müller-Busch

7. Störungen der Nahrungsaufnahme und therapeutische Hilfen am Beispiel von Schluckstörungen

Essen und Trinken sind nicht nur lebensnotwendige Tätigkeiten, sondern gehören für viele Menschen unserer Zeit zu den
schönen, lustvollen und kommunikativen Handlungen des
Lebens. Daher ist es ein legitimer Wunsch, den pflegebedürftigen
Personen diese Lebensqualität zu erhalten bzw. sie wieder an
diese heranzuführen. Essen und Trinken können dem Betroffenen Sinneseindrücke durch Geschmacks- und Spürinformatio-
nen im Gesicht und Mundbereich vermitteln, die an Erfahrungen
und Erinnerungen aus der Vergangenheit anschließen. Essen und
Trinken können ein Stück "Normalität" zurückgeben.

Bedeutung des Essens und Trinkens

Störungen der Nahrungsaufnahme treten aus unterschiedlichen Gründen auf, u.a. bei neurologischen Erkrankungen, bei
Erkrankungen der Speiseröhre und des Magens, bei Mißbildun-
gen, Tumoren und Operationen im Kopf- und Halsbereich. 25-
32% aller Schluckstörungen finden sich bei Menschen mit
Schlaganfall. Ca. 40% der Bewohner in Altenpflegeheimen sind
davon betroffen.

*Störungs-
ursachen*

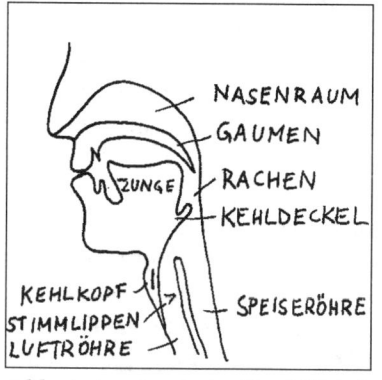 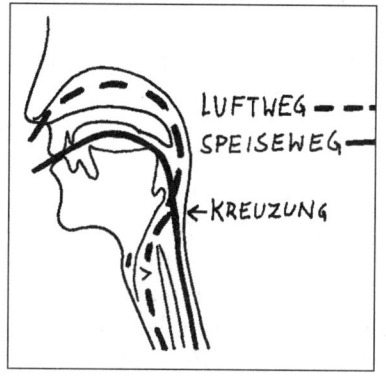

Abb. 1: Anatomie im Kopf/Halsbereich

Eine frühe und kompetente therapeutische Intervention ist notwendig, da bis zu 6 % der Menschen mit Hirnläsionen im ersten Jahr an den Folgen von Lungenentzündungen sterben, die durch "Aspiration" (Nahrungseintritt in die Lunge) entstanden sind. Anatomie und Ablauf des physiologischen Schluckvorganges sind in den Abbildungen 1 und 2 skizziert.

I. Störungen der Nahrungsaufnahme

1. Störungen vor dem Eintritt der Nahrung in den Mund

Essen, Trinken und Schlucken sind erschwert, wenn die Nahrungsaufnahme nicht in aufrechter Position erfolgen kann. Kann die Nahrung nicht gesehen, getastet, gerochen und selbst zum Mund geführt werden, erfolgt keine oder nicht ausreichende Speichel- und Schluckstimulation.

Art der Störungen vor Nahrungsaufnahme

Hirnschädigungen können zu Bewegungsstörungen im ganzen Körper (z.B. Spastiken) führen, die im Kopf-/Halsbereich durch Mund- oder Zungenbewegungsstörungen deutlich in den Vordergrund treten. So befördert z.B. die Zungenbewegung nach vorne ("Zungenstoß") Nahrung und Speichel statt nach hinten wieder zum Mund heraus. Im Mundbereich können wieder frühkindliche Reflexe auftreten, die willentlich nicht zu kontrollieren sind. Sie treten oft auch als Abwehr- und Angstreaktionen auf - bedingt durch Überempfindlichkeit im Gesichtsbereich oder infolge einer Wahrnehmungsstörung.

Der Suchreflex: Bei Berührung einer Wange oder eines Mundwinkels, erfolgt eine Kopfdrehung zur Berührung hin (wird oft als ablehnendes Kopfwegdrehen fehlinterpretiert).
Saug- und Schmatzbewegungen können durch Berührung der Lippen, der Zunge, beim Heranführen von Gegenständen (Tassen, Spatel...) oder durch Geschmacksreize ausgelöst werden.
Der Beißreflex kann durch Heranführen eines Gegenstandes oder Berühren der Zähne, der Lippen oder des Zahnfleisches ausgelöst werden. Es folgt ein Kieferschluß und das sehr feste Aufeinanderbeißen der Zähne.
Der Würgreflex ist ein lebenslang vorhandener "gesunder" Schutzreflex. Wenn er fehlt, kann bei Gefahr die Nahrung nicht mehr aus dem Rachen in die Mundhöhle katapultiert werden. Wird der Würgreflex jedoch zu häufig oder zu früh ausgelöst (z.B. schon bei Berührung in der vorderen Mundhöhle), dann kann das Würgen die Nahrungsaufnahme verhindern.

2. Störungen in der Mundphase

2.1. Störungen in der Kauphase

Durch Störungen der Muskelspannung der Wangen-, Lippen-, Gaumensegel- und/oder Zungenmuskulatur (zu niedrig: Schwächung, schlaffe Lähmung, zu hoch: Spastik) ist kein ausreichender Mund- bzw. Lippenschluß gegeben. Die Folgen können sein: Speichelfluß oder Austritt von Nahrung aus dem Mund. Es kann zu Schwierigkeiten beim Halten und Formen des Nahrungsballes (Bolus) oder/und zu Störungen der Zungen- und Kieferbewegungen kommen, so daß die Nahrung beim Kauen nicht innerhalb der Mundhöhle transportiert werden kann. Die Nahrung fällt in die Wangentaschen oder wird von der Zunge nur gegen den Gaumen gedrückt.

Ebenso kann eine gestörte Sensibilität, z.B. beim Schmecken, Tasten, die Wahrnehmung der Nahrung im Mund beeinträchtigen.

Störungen der Mundphase

Kauprobleme

2. 2. Störungen in der Transportphase

Die Zunge ist nicht in der Lage, die Nahrung nach hinten in den Rachen zu transportieren. Dadurch fehlt der für das Auslösen der Schluckreaktion notwendige Stempeldruck der hinteren Zunge gegen die (vorderen) Gaumenbögen. Das Schlucken wird gar nicht oder nur durch ein "Würgschlucken" (erschwertes Schlucken mit offenem Mund wie z.B. beim Zahnarzt) ausgelöst. Die Störungen in der ·Mundphase sind gut zu erkennen. Auch kann die Nahrungsaufnahme vom Patienten noch willentlich abgebrochen werden.

Transportprobleme

3. Störungen in der Rachenphase

Während des Schluckens kann durch eine Gaumensegellähmung die Abdichtung des Nasenraumes nach oben fehlen. Dies äußert sich durch Niesen und Nahrungsaustritt aus der Nase. Ein verlangsamt einsetzender oder fehlender Schluckreflex, eine verlangsamte oder fehlende Rachenschnürwelle, Öffnungsstörungen im Speiseröhrenverschlußmuskel führen zu Abfluß- oder Transportstörungen im Rachen. Dadurch kann Nahrung in den nicht genügend verschlossenen Kehlkopf bzw. die Atemwege gelangen.

Störungen der Rachenphase

Hinweis:

Die verirrte Nahrung wird dann normalerweise durch Schutz-
reaktionen wie Husten, Würgen und Erbrechen wieder in den
Rachen oder die Mundhöhle katapultiert.

4. Störungen in der Speiseröhrenphase

Durch Abflußstörungen bei Speiseröhrenverengungen oder
Magenerkrankungen kann es zum Rückfließen, Aufstoßen oder
Erbrechen von Nahrung mit anschließendem Eintritt in die Luft-
wege kommen.

Störungen der
Speiseröhren-
phase

Bei langliegenden Trachealkanülen mit zu starker Blockung
kann es zu Verletzungen (Fistel) der Wand zwischen Luft- und
Speiseröhre kommen, durch die ebenfalls Nahrung in die Atemwege eintreten kann.

Weitere Symptome von Störungen bei der
Nahrungsaufnahme:

Spezifische
Störungen

Verschlucken

❐ *"Stille Aspiration" (Eindringen von Nahrung in die*
Luftröhre und Lunge): Aufgrund fehlender Sensibilität oder
Wahrnehmungsstörungen im Bereich des Kehlkopfeinganges
kann der Hustenreflex fehlen. Der Eintritt von Nahrung oder
Speichel erfolgt dann zunächst symptomlos - "still". In der
Folge manifestieren sich Aspirationen durch rezidivierende
(immer wieder auftretende) Fieberschübe, wiederholende
Bronchitis und Lungenentzündungen.

❐ Bei sehr alten Menschen kann es zum Nachlassen der Muskelkraft in Zunge, Mund und Rachen kommen, ebenso zum
Rückgang der Speichelproduktion sowie der Geschmacks-
und Geruchsempfindung. Darauf sollte beim Essen geachtet
werden (u.U. warme Speisen, gute Würze). Die Schluckreaktion kann leicht verzögert eintreten. Oft hört man von alten
Leuten, daß sie das Essen mit viel Flüssigkeit "runterspülen"
müssen. Dies ist ein Zeichen dafür, daß die Rachenmuskeln
schwächer arbeitet und die Nahrung nicht mehr gut durch den
Rachen nach unten getrieben werden kann.

❐ Manchmal wird Nahrung völlig verweigert.

Hinweise:

Um gezielte Hilfen geben zu können, muß der Vorgang der Nahrungsaufnahme beim Betroffenen genau beobachtet und die Störung analysiert werden. Eine adäquate Muskelspannung (Muskeltonus) ist Voraussetzung für einen ungestörten Bewegungsablauf. Der Mundschluß ist Voraussetzung für die Einleitung des Schluckaktes. Eine nach hinten überstreckte Kopf- und Körperhaltung und die fehlende Rumpfkontrolle erschweren den Mundschluß, das Kauen, den Nahrungstransport durch Mundhöhle und Rachen. Dadurch wird ein vorzeitiger Eintritt von Nahrung in die noch nicht geschlossenen Luftwege begünstigt, es kommt zum Verschlucken (Aspiration)!

Die belegte, feucht-klingende, "gurgelnde" Stimme, die manchmal noch zusätzlich heiser klingt, ist ein Hinweis auf ein Eindringen von Speichel oder Flüssigkeit bis zu den Stimmbändern und signalisiert eine erhöhte Gefahr für die Lunge.*)

Einmal Schlucken reicht nicht! Nachschlucken (2-3 mal) abwarten oder dazu auffordern!

Ein kontinuierlicher Gewichtsverlust über Monate, immer wiederkehrende Fieberschübe, Bronchitis und Lungenentzündungen können Anzeichen für Schluckstörungen, für "stilles Aspirieren" sein.

Abb. 2: Der physiologische Schluckvorgang:

Hinweise

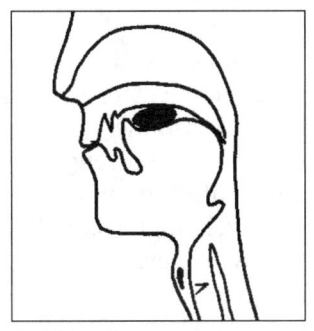

2a: Kauphase

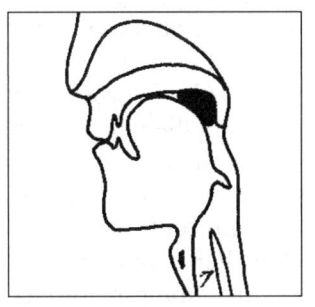

2b: Transportphase

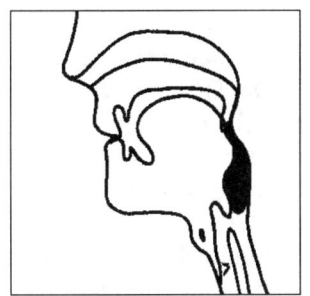

3: Rachenphase

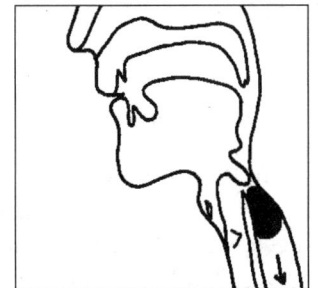

4: Speiseröhrenphase

II. Untersuchungsmethoden

Diagnostik

Handelt es sich um eine neurologisch bedingte Kau-, Trink-
oder Schluckstörung, dann trägt neben einem neurologischen
Befund besonders die logopädische Befunderhebung zur genauen
Analyse der Störung bei. Zusätzliche Hirnleistungsstörungen, die
die Nahrungsaufnahme erschweren können, werden dabei
berücksichtigt. Zum Beispiel Sprachverständnisstörungen, d.h.
der Betroffene versteht Aufforderungen nicht, oder eine Pla-
nungsstörung (Apraxie), d.h. der Betroffene kann Bewegungen
wie z.B. Heraussstrecken der Zunge, nicht nachmachen, obwohl
keine Lähmung vorliegt und er diese in alltäglichen Situationen
durchführen kann.

Zur Erfassung von Schluckstörungen sind Röntgenverfahren
wie Videofluoroskopie und Hochfrequenz-Kinematographie
geeignet, die mit 30-50 Bildern pro Sekunde eine Filmdarstellung
des Schluckablaufes ermöglichen und in einer Bild-zu-Bild-Ana-
lyse ausgewertet werden können. Die Ursachen einer Aspiration
sind auf diese Weise feststellbar, und das weitere therapeutische
Vorgehen kann gezielter bestimmt werden. Leider gibt es diese
Untersuchungsmethoden bisher nur an wenigen Universitätskli-
niken und großen Krankenhäusern. Oft erweist es sich als sehr
schwierig, bewegungsgestörte Patienten vor dem Untersuchungs-
gerät adäquat zu lagern.

Die Durchführung eines Röntgenbreischluckens ist aus mehreren Gründen ungeeignet, da das einzelne Röntgenbild nur zeigt,
ob der Patient aspiriert, jedoch nicht, warum er aspiriert (Eine
Bewegungsstörung läßt sich nicht mit Hilfe eines Fotos analysie-
ren!).

Auch eine klinisch-laryngoskopische Untersuchung im Rahmen einer HNO-ärztlichen oder phoniatrischen Untersuchung
sind zur Abklärung von Schluckstörungen geeignet, werden
jedoch nur selten adäquat durchgeführt.

III. Therapeutische Hilfestellungen

*Therapeuti-
sche Hilfen*

Im Rahmen logopädischer Therapiekonzepte werden - entsprechend der Ursache und des Befundes - Bewegungsabläufe der
Gesichts-, Zungen-, Rachenmuskeln trainiert und gekräftigt,
"Kau-, Trink- und Schlucktraining" durchgeführt sowie individuelle Übungsprogramme für zu Hause erstellt.

*Allgemeine Prinzipien und Hilfen für die
häusliche Betreuung der betroffenen Menschen*

Hinweise:

❐ Gesicht und Mund sind ein sehr intimer Bereich, an den wir   *Hinweise*
fremde, nichtvertraute Personen nur ungern heranlassen. Es
gilt, zu allererst Vertrauen aufzubauen.

❐ Sprachgestörte Menschen benötigen Blickkontakt, damit sie
aus den nonverbalen Zeichen, der Mimik, Gestik und Körper-
sprache den Sinn der gesprochenen Sprache "verstehen"
können.

❐ Jede Berührung im Gesicht bedeutet einen Reiz und stellt
eine Sinnesinformation für den Patienten dar. Berührungen
sollten angekündigt und ruhig, langsam, mit gutem Druck
erfolgen.

❐ Nicht beabsichtigte, "zufällige" Berührungen sind zu
vermeiden.

❐ Die Reaktionen des Menschen auf unser Tun muß genau
beobachtet werden, sie bestimmen das weitere Vorgehen.

❐ Bei zu hoher Muskelspannung wird langsam, mit lang andau-
erndem Druck gearbeitet (Achtung: "Druck und Zug erzeugen
Gegendruck"). Bei zu niedriger Muskelspannung wird aktivie-
rend gearbeitet, mit kurzen intermittierenden Reizen.

❐ Haltung/Muskelspannung (Tonus): 70% der Schluckstörungen sind mit Haltungskorrekturen zu beeinflussen!

❐ Für jeden Betroffenen muß die optimale Haltung und Lagerung individuell ermittelt werden, so daß krankhafte Bewegungsmuster in Rumpf, Extremitäten und Gesicht gehemmt
werden. Erst wenn eine angemessene Haltung und Spannung
im Rumpf erreicht ist, kann am Gesicht gearbeitet werden.
Lagerung und Haltung sollten mit einer Krankengymnastin
besprochen werden.

❐ Eine gute, tiefe (Nasen-)Atmung (bei geschlossenem Mund)
verbessert das Schlucken!

❏ Befindlichkeit und rückenschonendes Arbeiten des Betreuenden sind wichtig.

❏ Zeit nehmen, in ruhiger Umgebung arbeiten.

❏ Nicht zu Vieles zu schnell wollen.

1. Haltung/Lagerung

Haltung und
Lagerung

Die Lagerung muß den individuellen Problemen des Patienten
Rechnung tragen. Ein ungestörter Kau-/Schluckablauf ist nur in
weitestgehend aufrechter, sitzender Position möglich.

Sitzen

Im Sitzen ist eine gute Hüftbeugung notwendig. Der Rücken
soll möglichst gerade sein und evtl. im Lendenbereich mit einem
flachen, festen Kissen gestützt werden. Die Füße sollten Bodenkontakt haben und mit ganzer Fläche auf dem Boden aufgestellt
werden. Durch flächigen Druck auf das Brustbein kann der
Rumpf in eine Beugehaltung gebracht und der Kopf nach vorne
gebeugt werden. Das Kinn wird nach unten geführt und die
Nackenmuskulatur dadurch "gedehnt". Der Mundschluß ist
durch diese Haltung leichter zu erreichen und die zum Schlucken
wichtige Kehlkopfhebung überhaupt erst möglich. Bei mangeln-
der Kopfkontrolle ist ein Stuhl mit hoher Rückenlehne zu
wählen, der Kopf mit einem kleinen, flachen Kissen zu unterla-
gern. Die Unterarme liegen auf dem Tisch und sind ggf. durch Kissen zu lagern. Spezielle Lagerungsmöglichkeiten (z.B. Reitsitz)
sollten mit den behandelnden Therapeuten abgesprochen werden.

Liegen

Im Liegen wird der Kopf mit
einem flachen Kissen unterstützt, das Bettkopfteil möglichst weit hochgestellt. Die
Arme liegen gelagert neben dem
Rumpf oder auf dem Bauch. In
die Kniekehlen wird eine Rolle
gelegt, so daß eine Hüft- und
Kniebeugung von gut 30-45
Grad gewährleistet wird. Ein
kleines Kissen unter der Lendenwirbelsäule kann die Auf-
richtung der Wirbelsäule und
somit eine bessere Kopfhaltung

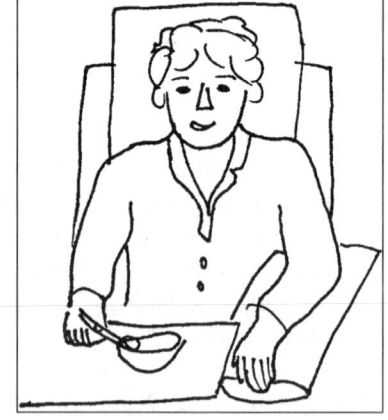

Abb. 3

unterstützen. In dieser Haltung können Übungen im Gesichts- und Mundbereich durchgeführt werden. Für die Nahrungsaufnahme ist diese Lagerung wegen der Aspirationsgefahr jedoch nicht geeignet.

2. Mundkontrolle

Um abnorme Bewegungsmuster im Mundbereich zu hemmen und gezielte Hilfen zu geben, kann es wichtig sein, die Mundkontrolle anzuwenden.

*Mund-
kontrolle*

Mundkontrolle von vorne

Bei guter Kopfkontrolle sitzt der Therapeut (möglichst auf einem Schemel) in oder unterhalb der Augenhöhe vor dem Betroffenen - dadurch wird die Kopfbeugung und Nackenstreckung begünstigt. Der Daumen kontrolliert den Lippenschluß zwischen Lippe und Kinn. Der Mittelfinger liegt auf dem Mundboden. Der Zeigefinger ist frei schwebend neben der Wange des Menschen.

Mundkontrolle von der Seite
(bei sitzenden Angehörigen)

Bei schlechter Kopfkontrolle steht der Therapeut seitlich neben dem Betroffenen und unterstützt den Kopf, evtl. mit seiner Schulter. Zur Rückenstabilisierung kann ein Fuß des Therapeu-

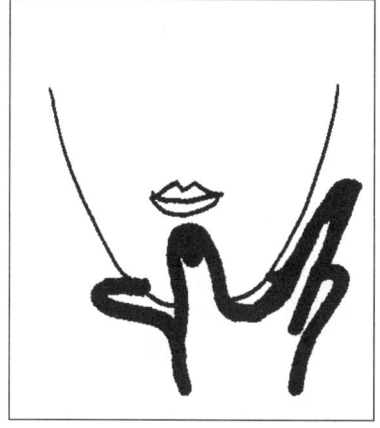

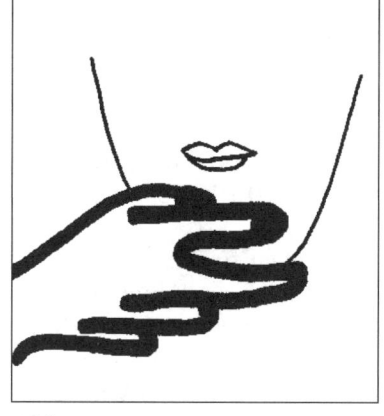

Abb. 4

Abb. 5

ten hinter den Angehörigen auf den Stuhl gestellt werden. Der seitliche Unterschenkel bringt einen hervorragenden Kontakt und Stabilität für den Rücken und die notwendige räumliche

Hinweis

Nähe zu Ihrem beeinträchtigten Angehörigen. *Hinweis: Maximaler Kontakt gibt maximale Information!*

Der Zeigefinger liegt zwischen Unterlippe und Kinn auf und kontrolliert den Lippenschluß, der Mittelfinger liegt unter dem Kinn auf dem Mundboden auf und kann durch Abrollbewegungen nach oben/hinten die Schluckeinleitung unterstützen. Der Daumen liegt an der Hand-/Zeigefingerkante an. Mit ihm wird keine therapeutische Intervention durchgeführt!

Hinweis

Hinweis: Es ist unbedingt notwendig, die Anwendung des Griffes gemeinsam mit einer Fachkraft zu üben! Bei ungeübten Personen oder lang andauernder Anwendung verrutscht die Mundkontrolle häufig und übt dabei Druck in eine nicht gewünschte Richtung aus. (ZB. werden das Kinn bzw. der Betroffene nach hinten in den Stuhl gedrückt. Aus diesem Grund wird heute von der Stabilisierung des Kiefergelenks durch einen dritten Finger (Daumen bzw. Zeigefinger) abgesehen.

Hilfen zum Mundschluß im Alltag

Mundschluß

❐ Auf Haltung und Kopfbeugung achten.

❐ Die Handfläche oder ein Finger auf dem Mundboden geben dem Unterkiefer Druck nach oben zum Mundschluß.

❐ Der quergelegte Zeigefinger rollt mit Druck von der Nase zur Oberlippe ab.

❐ Der Zeigefinger streicht unterhalb der Unterlippe diese nach oben.

Die nächsten Hilfen sind nicht geeignet bei Patienten mit erhöhter Muskelspannung:

❐ Gabelgriff: Das Kinn liegt im Handteller, der Unterkiefer wird mit leichtem Druck nach oben gehalten. Daumen und Zeigefinger bringen die Oberlippe nach unten zum Mundschluß.

❐ Ausstreichen der Wangen Richtung Mundwinkel, der Mund wird gespitzt.

Auch beim Naseputzen, Mundabwischen sollen wenige, aber richtige Reize gesetzt werden. Ständiges Abwischen kann nicht nur unerwünschte Bewegungsmuster auslösen, es verhindert auch die Wahrnehmung von Reizen im Gesichtsbereich (z.B. Nahrung auf dem Lippenring). Gezieltes festes Abtupfen in Richtung Mundschluß setzt positive Reize!

3. Übungen für den Gesichts- und Mundbereich

Übungen im Gesichts- und Mundbereich beinhalten Wahrnehmungsübungen und Tonusregulierung. Diese können in die Pflegeverrichtungen beim Waschen, beim Zähneputzen und bei der Mundpflege eingebaut werden oder sollten vor dem Essen stattfinden. Die Dauer und Art der Übungen ist abhängig vom Patienten und der Art seiner Behinderung. Auch hier gelten als oberste Prinzipien: Haltungskorrektur und ggf. Mundkontrolle.

Hinweise: Es gilt zunächst festzustellen, ob eine Übersensibilität oder zu geringe Sensibilität im Gesichtsbereich vorhanden ist. Werden Finger, Fingerling oder Spatel etc. im Mund eingesetzt, müssen diese vorher immer befeuchtet werden.   *Hinweis*

❏ Der Beeinträchtigte soll mit seinen eigenen (evtl. durch den Therapeuten geführten) Fingern und Händen sein Gesicht berühren: die Stirn, die Wangen, den Mund und den Mundboden. Werden diese Berührungen toleriert, dann können ihm vertraute Materialien in die Hand gegeben werden, mit denen er selbst sein Gesicht berührt. Gleichzeitig wird zur Orientierung das Tun mit kurzen Sätzen erläutert.

❏ Der Therapeut berührt vorsichtig das Gesicht des Betroffenen mit seinen Händen: Einige Sekunden werden nacheinander Stirn, Wange, Ober- und Unterlippe berührt. Zeige- und Mittelfinger streichen langsam mit gutem Druck vom äußeren Gesichtsbereich zum Mund. Vom Jochbein zu den Mundwinkeln, von der Nase zur Oberlippe, vom Kinn zur Unterlippe. Zur Lockerung der Zunge werden kreisende Bewegungen am Mundboden unter dem Kinn durchgeführt.

Ebenso können Widerstandsübungen mit einem feuchten Spatel durchgeführt werden (geeignet bei zu schwacher Muskelspannung): Der Spatel gibt Widerstand von oben, von vorne, von den Seiten gegen die Zunge, die ihrerseits versuchen soll, den Spatel wegzudrücken.

Auch aktive Übungen zur Kräftigung der Gesichts-, Lippen-
und Zungenmuskulatur können in gut kontrollierter Haltung
durchgeführt werden. Jede einzelne Übung soll möglichst exakt,
langsam und mehrmals hintereinander durchgeführt werden:

Übungen:

Hilfen zum
Essen und
Trinken

"Kopf nach vorne beugen, in den Nacken legen
und zu den Seiten drehen"
"Augen weit aufmachen" (Stirn in Querfalten legen)
"Böse gucken" (Stirn runzeln)
"Augen schließen/blinzeln, fest zukneifen"
"Nase rümpfen"
"Lippen spitzen"
"Lippen breitziehen"
"Lächeln mit geschlossenen Lippen"
"Lächeln mit offenen Lippen"
(bei geschlossenen Zahnreihen)
"Wangen aufblasen"
"Wangen einziehen"
"Oberlippe über Unterlippe legen"
"Unterlippe über Oberlippe legen"
"Mund öffnen und schließen"
"Kiefer nach rechts und links bewegen"
"Kaubewegungen durchführen"
"Zunge rausstrecken"
"Zunge strecken: in Richtung Nasenspitze,
in Richtung Kinn, in die Wangentaschen"
usw.

4. Hilfen beim Essen und Trinken

Einige wichtige Grundsätze:

Kauen

Bedenken Sie, daß Schluckübungen nicht zwingend mit der
Essensaufnahme durchgeführt werden müssen. Manchmal löst
schon der Anblick von Nahrung Abwehrreaktionen aus. Hier
können die Mundpflege und einzelne Übungen ohne Nahrung
durchgeführt werden.

- Bei Schluckstörungen müssen die Ernährungsart und die Hilfen beim Essen mit einer kompetenten Fachkraft, z.B. einer Logopädin, individuell für Ihren Angehörigen vereinbart werden.

- Der behandelnde Arzt muß mit der Art der Ernährung einverstanden sein.

- Frühere Eßgewohnheiten (auch bezüglich Ort, Sitzhaltung, Speisen) sind die beste Schluckstimulation.

- Geben Sie dem Betroffenen NIE gegen seinen Willen etwas zu essen.

- Bei den Mahlzeiten viel Zeit nehmen.

- Der betroffene Angehörige muß bei jedem Schluckakt aufmerksam sein und darf nicht abgelenkt sein! Keine Unterhaltungen führen!

- Menschen mit Hirnschädigungen reagieren eventuell verlangsamt.

- Sorgfältige Mundhygiene vor und nach dem Essen muß gewährleistet sein.

- Setzen Sie sich nicht selbst unter Druck! Essen anreichen bedarf der Übung und Erfahrung.

- Qualität geht vor Quantität. Es reicht, wenn einige Löffel, Bissen gut angereicht und geschluckt werden. Die notwendige Kalorienmenge muß dann über Sonde geliefert werden.

- Versuchen Sie nicht, nur einen isolierten Schluck auszulösen. ("Würgschlucken/Zahnarztschluck"). Den gesamten Bewegungsablauf, Lippen, Zunge, Wangen etc. mit einbeziehen.

- Schlucken ist nur bei gutem Mundschluß möglich!

- Millionen Menschen essen mit den Fingern. Der zu pflegende Mensch soll das Essen selbst in die Hand nehmen. Das gibt gute Reize und Informationen in den Händen, im Gesicht und im Mund.

❏ Zeigen Sie dem Angehörigen das Essen, lassen Sie ihn daran riechen, um die willentliche Bereitschaft zum Schlucken zu fördern. (80 % des Schmeckens erfolgt über die Riechinformation!)

❏ Reichen Sie nie im Liegen Essen an!

❏ Das Eßbesteck soll in Größe, Form und Material Ihrem Angehörigen angepaßt werden.

Die wichtigste Voraussetzung beim Schlucktraining:

1.) Der Betroffene muß husten können!
Falsch transportiert Nahrung muß aus Rachen bzw. Luftröhre abgehustet werden können.

2.) Nicht beginnen, wenn sich der Angehörige noch am eigenen Speichel verschluckt!

3.) Nahrungsaufnahme mit ungeblockter Trachealkanüle ist gefährlich und daher abzulehnen!

Weitere Voraussetzungen:

Auf gute Haltung und Lagerung achten und immer wieder korrigieren. 70 % der Schluckstörungen sind mit Haltungskorrekturen zu beeinflussen! Bei Bedarf Mundkontrolle anwenden.

Das Kauen

Kauen

Zu Beginn können die Bewegungsabläufe mit Kausäckchen geübt werden: Brot, gedörrtes Obst in feuchte Gaze, Mull oder Schlauchverband eindrehen, so daß nichts rausfallen kann, auf einer Seite seitlich zwischen die Backenzähne bzw. in die Wange schieben und die Gaze von außen festhalten. Dadurch kann nichts verschluckt werden. Oft werden durch die Abbeißbewegungen rotierende Kaubewegungen ausgelöst. Kopf- und Mundkontrolle sind dann wichtig, um Nackenstreckung, Mundschluß und die Rotations- und Seitwärtsbewegungen des Unterkiefers zu kontrollieren und zu verbessern. Kleine rotierende Bewegungen mit Finger von außen an der Wange schieben die Nahrung gegen die Zähne und stimulieren die Kaubewegung. (Achtung: Wange kann zwischen die Backenzähne geraten!) Das Kausäckchen kann danach wieder aus dem Mund herausgeholt werden.

Kausäckchen können auch zur Geschmacksanregung mit Äpfeln oder Beeren gefüllt werden. Dann muß aber gewährleistet sein, daß das Schlucken von kleinen Mengen Flüssigkeit möglich ist und die Säure die Schleimhäute nicht zu stark reizt. Erst wenn keine Verschluckgefahr besteht, kann das Kauen mit fester Nahrung geübt werden. Brotrinde, festes Würstchen, Lakritzstangen, in Streifen geschnittener, geräucherter Schinken o.ä. werden seitlich angeboten.

Essen mit dem Löffel

Bei guter Haltung und - wenn nötig - Mundkontrolle den Löffel von unten an den Mund heranführen. Den Löffel gerade auf die Zungenmitte und mit einem festen Druck nach unten auf die Zunge legen. Dadurch können Zungenbewegungen nach vorne gehemmt werden. Wenn sich die Lippen nicht aktiv zum Mundschluß spitzen, Hilfen zum Mundschluß geben, z.B. quergelegten Zeigefinger mit Druck von der Nase zur Oberlippe abrollen. Löffeldruck beenden und Löffel waagrecht rausziehen und dabei auf Nackenstreckung achten. *Löffelessen*

Löffel sollten nicht zu groß, vorne abgerundet und flach sein, damit ein guter Druck auf die Zunge gegeben werden kann. Metallöffel und zerbrechliche Löffel eignen sich nicht bei Beißreflex. Besser sind u.U. Horn- und Perlmuttlöffel.

Aktives Trinken

Das Schlucken von Flüssigkeiten ist meist am schwersten zu koordinieren. Flüssigkeiten können anfangs vom Watteträger tröpfchenweise angeboten werden, evtl. auch mit Pipette, später kann die Menge langsam gesteigert werden, z.B. auf ein drittel Teelöffel. Auch hier gilt Aktivität vor Passivität! Die Flüssigkeit nicht in den Mund hineinschütten. Das Trinken aus dem Becher aktiviert den Lippenring, die Gesichtsmuskulatur und die Zungenfunktion. Der Becher wird an die Unterlippe angelegt. Um die beim Ansaugen und Trinken auftretende Kopfneigung nach hinten zu umgehen, kann aus dem Becher eine Nasenkerbe ausge- *Trinken*

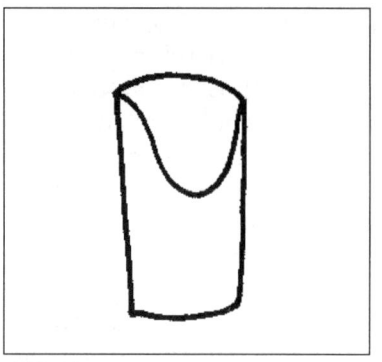

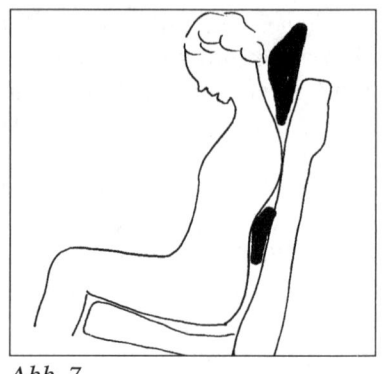

Abb. 6   *Abb. 7*

schnitten werden (Abb. 6). Dann wird der Becher, nicht aber der Kopf, gekippt. Eine gute Haltung erleichtert das Schlucken.

Kleine Mengen schlucken lassen und immer wieder Pausen machen. Schnabeltassen verstärken auftretende Saugreaktionen und die Kopfneigung nach hinten und sind deswegen in diesen Fällen nicht geeignet! Auch das Strohhalmtrinken aktiviert die Lippenfunktion. Manchmal ist aber das Ansaugen nicht möglich *Beißreflex* bzw. die Flüssigkeitsdosierung nicht zu kontrollieren. *Der Beißreflex* geht mit einer Kopfbeugung nach vorne bei symmetrischer Kopfhaltung einher.

Gegenmaßnahmen: Unterkiefer zur Seite und vorwärts ziehen, die Kieferschließmuskeln am Kiefergelenk lockern oder den Kopf nach hinten strecken und nach einer Seite rotieren. Auch hier gilt es, individuelle Hilfen für Ihren Angehörigen zu finden. Häufig hilft es auch, die Hände (mögl. warmer Zustand) rechts und links auf die Wangen aufzulegen und ganz kleine Vibrationen durchzuführen.

Schluckhilfen

Schluckhilfen Beim Schlucken soll der Kopf nach vorne gebeugt sein und eine Nickbewegung machen (Abb. 7 und 8)!

❒ Druck auf das Brustbein - runde Schulterstellung

❒ Hilfen zum Mundschluß geben

❒ Zeigefinger mit festen Druck am Mundboden nach oben/hinten abrollen! Nicht über den Kehlkopf streichen. Nachschlucken abwarten !

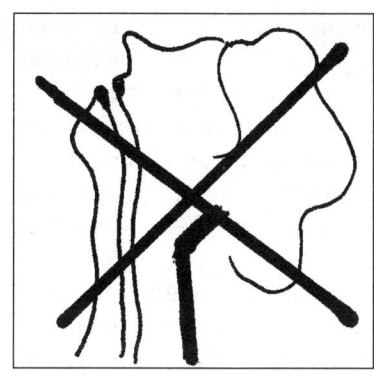

Abb. 8

❐ Eventuell Kopfdrehung zu
einer Seite beim Schlucken:
Ausprobieren, ob Ver-
schlucken bei einer bestimmten Kopfdrehung (nach
rechts oder nach links)
seltener vorkommt!

Zwischen den einzelnen
Schluckübungen einige Atemzüge abwarten. Manchmal tritt
Husten verzögert auf. Dann
sprechen lassen: Klingt die
Stimme feucht, verschleimt, ist Speichel, Flüssigkeit oder Nahrung bis zu den Stimmbändern in die Luftwege eingetreten.
Nochmals Schlucken, Räuspern oder Husten lassen. Erst wenn
die Stimme wieder normal klingt, die Übungen fortsetzen. Wenn
es nach einigen guten Schlucken zu vermehrtem Verschlucken
kommt, kann dies Zeichen für eine Ermüdung der Schluckmus-
kulatur sein. In diesem Fall muß eine längere Pause gemacht werden bzw. bis zur nächsten Mahlzeit gewartet werden.

Die Haltung muß immer wieder kontrolliert und korrigiert werden. Nach der Mahlzeit soll der Angehörige 15-20 Minuten aufrecht sitzen, damit bei einem möglichen Wiederaufstoßen oder
Erbrechen die Aspirationsgefahr vermindert wird.

Nahrungshinweise

Zu Beginn muß die Konsistenz gewählt werden, die am besten
zu schlucken ist. Zum Testen eignet sich gekühlte "Götterspeise",
da sie sich schnell auflöst und deswegen keine große Gefahr beim
Verschlucken darstellt. Mit kleinsten Mengen (ein drittel Teelöffel) wird begonnen. Breiige Nahrung wird in vielen Fällen am
besten toleriert, bietet aber wenig Reize im Mund. Zuerst soll das
Schlucken der Nahrung der gewählten Konsistenz sicher sein.
Erst danach kann langsam eine Konsistenzänderung zu festerer
und flüssiger Nahrung angestrebt werden. Dazu wird die Nahrung angedickt oder feste Nahrung mit einem Mixer zerkleinert.
Vorübergehend können Flüssigkeiten mit Speisestärke oder
Johannisbrotkernmehl (in Apotheken und Reformhäusern erhältlich) angedickt werden. Die angedickte Menge ersetzt aber nicht
gleichwertig die notwendige Flüssigkeitsmenge. Aromatische

*Nahrungs-
hinweise*

Getränke, wie Kaffee, regen das Riech- und Schluckzentrum an. Milchprodukte sind anfangs ungeeignet, da sie den Speichel eindicken und die Verschleimung fördern. Säurehaltige Speisen verdünnen den Speichel und regen die Speichelproduktion und damit das Schlucken an. Säuren können jedoch die Schleimhäute reizen, Obstsäuren sind ebenfalls ungünstig bei Aspirationsgefahr! Bei Aspirationsgefahr *kein Körnerbrot, kein Zwieback, nichts Krümeliges* anreichen!

Achtung

Schluck-
protokoll

Zur Kontrolle des Schlucktrainings sollte ein Schluckprotokoll geführt werden, in dem die Art und Menge der eingenommenen Nahrung und die Häufigkeit des Verschluckens bei verschiedenen Konsistenzen eingetragen wird. Bei Problemen kann dann die Wirksamkeit der bisherigen Hilfen besser eingeschätzt, diese ggf. verändert bzw. weitere diätetische Maßnahmen oder weitere Untersuchungen veranlaßt werden! Sollte die notwendige Kalorienzufuhr über längere Zeit nicht gewährleistet sein, die Patienten stark abnehmen oder Temperatur entwickeln, die nicht erklärt werden kann, dann wenden Sie sich bitte an den Hausarzt.

Was tun bei Verschlucken?

Hilfe beim
Verschlucken

Abhusten lassen. Ausatmung fördern. *Nicht* auf den Rücken klopfen. Oberkörper, Kopf nach vorne beugen. Druck auf das Brustbein. Ruhig bleiben!

Bei Würgen und Erbrechen: Kopf nach vorne beugen, langen Nacken machen (Erbrechen geht mit Nackenüberstreckung einher!).

Bei hartnäckigem Verschlucken im Bett sofort Oberkörper seitlich aus dem Bett hängen lassen. Dabei wird der Betroffene so gedreht, daß sein Gesicht zum Fußboden blickt.

Nur bei lebensbedrohlicher Verlegung der Atemwege durch einen festen Brocken soll der "HEIMLICH-Handgriff" angewendet werden. Der Betroffene wird von hinten mit beiden Armen umfaßt. Unterhalb des Schwertfortsatzes wird mit der geschlossenen Faust ein ruckartiger Druck nach innen auf den Bauch ausgeübt. Dieses Manöver kann mehrfach mit dem Ziel wiederholt werden, die ganze restliche Luft auf einmal aus der Lunge herauszupressen und den die Atemwege blockierenden Brocken nach dem Sektkorkenprinzip herauszuschleudern.

Geisseler, T.: Halbseitenlähmung. 2. überarb. Aufl. Berlin 1993.

Castillo Morales, Rudolf: Die orafiziale Regulationstherapie. München 1991.

Schalch, F.: Schluckstörungen und Gesichtslähmung, therapeutische Hilfen, 3. Auflage 1992.

Literatur

Birgit Albrecht-Paffendorf/
Angelika Zegelin

8. Künstliche Ernährung

Es gibt ein Sprichwort, das lautet: "Essen hält Leib und Seele zusammen." Wenn Sie, lieber Leser, darüber nachdenken, fallen Ihnen bestimmt spontan ein paar Dinge zu diesem Sprichwort ein. Für mich bedeutet Essen: Geselliges Beisammensein mit der Familie oder Freunden, das Genießen der mit viel Liebe zusammengestellten Gerichte. Essen bedeutet für mich aber auch Erholung und Entspannung. Dies trifft nun nicht immer auf die Situation mit Ihrem zu pflegenden Angehörigen zu. Vielmehr wird die Ernährungssituation bei Ernährungsstörungen häufig als anstrengend und mühselig erlebt. Um das Thema "Künstliche Ernährung" zu verstehen, brauchen wir einige Grundkenntnisse:

Was überhaupt ist Nahrung?

Nahrung und Nährstoffe   Nahrung ist alles, was mit den Mahlzeiten aufgenommen wird, z.B. Kartoffeln, Fleisch, Obst.

Und was sind Nährstoffe?

Sie sind die energieliefernden Anteile der Nahrung.
Dazu gehören:

❐ Fett,
❐ Kohlenhydrate,
❐ Eiweiß.

Es werden außerdem benötigt:

❐ Mineralstoffe,
❐ Spurenelemente,
❐ Vitamine,
❐ Wasser.

Unser Organismus kann nur funktionieren, wenn ihm ständig alle lebensnotwendigen Nährstoffe im richtigen Verhältnis und in ausreichender Menge zugeführt werden. Nur dann sind wir leistungsfähig und besitzen genügend Widerstandskraft. Zu den Nährstoffen, die wir mit der Nahrung zuführen müssen, gehören Eiweiße (Proteine), Fette und Kohlenhydrate. Der Organismus baut daraus eigene Substanzen auf. So bildet er beispielsweise eine große Zahl von Proteinen, z.B. Hormone, die für die Steuerung von Prozessen im Körper verantwortlich sind. Ein Teil dieser Eiweiße (Antikörper) besitzt Abwehrfunktionen und hilft uns, Krankheiten zu vermeiden oder zu überwinden. Zusätzlich benötigen wir noch eine Vielzahl von Vitaminen und Mineralstoffen, ohne die ein normaler Stoffwechsel nicht möglich ist. Ein Mangel an Vitaminen zeigt sich unter anderem in Müdigkeit, Hautveränderungen, aber auch in depressiven Verstimmungen. Der Mineralstoff Calcium ist für den Aufbau und Erhalt von Knochen und Zähnen verantwortlich und läßt das Herz schlagen. Eisen ist Bestandteil des Blutfarbstoffs, der den Sauerstoff von der Lunge in alle Körperzellen transportiert. Fehlt auch nur ein einziger lebenswichtiger Nährstoff, nimmt unser Körper Schaden.

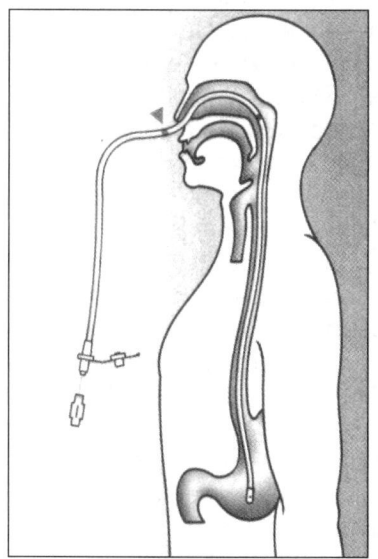

Was für den gesunden Organismus gilt, ist für den erkrankten noch viel bedeutender. Langandauernde oder chronische Erkrankungen zehren den Körper aus. Viele Medikamente erhöhen zusätzlich unseren Bedarf an lebensnotwendigen Nährstoffen. Zu Kräften kommen wir nur, wenn wir die verlorene Substanz, besonders Eiweiß, durch ausreichende Ernährung wieder aufbauen. Damit steigern wir auch unsere Abwehrkräfte. ALSO: Auf die richtige Auswahl und Zusammensetzung der Nahrung kommt es an.

Bedeutung der Ernährung für kranke Menschen

Wohin gelangen die Nahrungsbestandteile?

Über den oberen Verdauungsabschnitt - Mundhöhle, Rachen, Speiseröhre -, in den mittleren Verdauungsabschnitt - Magen,

Nahrungsweg

Dünndarm. Alle wesentlichen Verdauungsvorgänge und die Absorption der Nahrungsbestandteile finden im Dünndarm statt.

Zum unteren Verdauungsabschnitt gehören Dickdarm, Mastdarm, After. Vom Dünndarm gelangen die ballaststoffhaltigen, nicht verdaubaren Reste der Nahrung in den Dickdarm. Durch Gärung und Fäulnis wird das Volumen verkleinert und es entsteht der letztlich dann auszuscheidende Kot. Aufgrund der Erkrankung kann nun die Nahrung in flüssiger Form gereicht werden. Der Magen-Darm-Trakt wird mit einbezogen. Man nennt diese Nahrung: bedarfsdeckende bilanzierte Diät oder Sondennahrung.

Inhalte der Sondenkost

Diese häufig in Flaschen abgepackte Nahrung enthält genau die gleichen Nahrungsbestandteile wie feste Nahrung auch, also Kohlenhydrate, Eiweiß, Fett, Vitamine, Spurenelemente, Mineralstoffe und Wasser. Generell wäre es denkbar, Sondennahrungen in der Diätküche herzustellen. Solch eine selbstbereitete Sondenkost kann aber den heutigen Anforderungen an eine bedarfsdeckende bilanzierte Diät nicht gerecht werden. Die bedarfsdeckend bilanzierten Diäten sind zu unterteilen in die Gruppe der "niedermolekularen" Diäten einerseits und die Gruppe der "hochmolekularen" Diäten andererseits. Hochmolekulare Sondenkost (nährstoffdefinierte) entspricht unserem normalen Essen. Arbeiten alle Verdauungsorgane normal, ernährt man mit dieser Form der Sondennahrung. Niedermolekulare Sondenkost (chemisch definierte) ist im Gegensatz zur nährstoffdefinierten Sondennahrung schon vorverdaut . Sie wird dann notwendig, wenn die Nahrung nicht mehr richtig verdaut wird oder wenn die Verdauungsorgane (vor allem der Dünndarm) geschont werden müssen.

Was wird wann verabreicht?

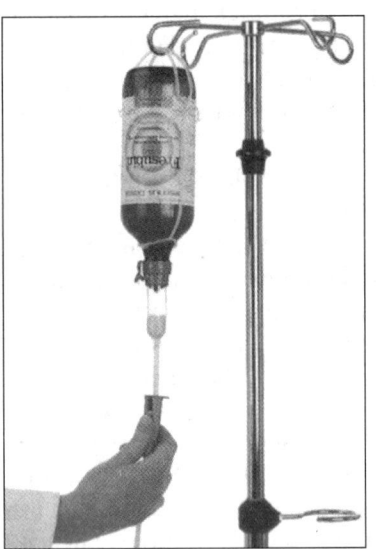

Die Vorverdauung wird erreicht, indem die Lebensmittel durch chemische Verfahren in ihre Bestandteile zerlegt werden. Diese Arbeit wird normalerweise von den Verdauungsorganen übernommen. Diese kleinen Nahrungsbestandteile können vom Dünndarm fast ohne eigene Verdauungsleistung aufgenommen werden.

Dies bedeutet: Sondenkost ist nicht gleich Sondenkost. Es gibt für jeden Menschen die passende Nahrung. Bei der Einstellung auf eine bedarfsdeckende bilanzierte Diät sollte eine Beratung stattfindend. Es ergeben sich häufig Fragen zu der Verabreichung von Ballaststoffen, Fettsäuren, zu bestimmten Krankheiten wie z.B. Diabetes mellitus (Zuckerkrankheit) oder Nierenerkrankungen. Mangelerscheinungen sind auch bei langfristiger, vollständiger Ernährung mit den bedarfsdeckenden bilanzierten Diäten nicht zu befürchten.

Möglichkeiten der Verabreichung

Eine künstliche Ernährung beeinträchtigter Menschen konnte lange Zeit nur über den Mund oder mittels Klistier in den Darm (Einlauf) erfolgen. Die ersten Ansätze zur Sondenernährung finden sich in einem Buch aus dem Jahre 1626. Es gab damals aus Silber gefertigte Schlundsonden, wie sie damals zur Ernährung empfohlen wurden. Heute gibt es ausgefeiltere Möglichkeiten, einen betroffenen Menschen künstlich zu ernähren. Menschen, die einer künstlichen Ernährung bedürfen, werden zunehmend mittels enteraler Nahrungszufuhr (direkte Nahrungsaufnahme in den Magen-Darm-Trakt) über eine Sonde versorgt. *Verabreichungsmöglichkeit*

Welche unterschiedlichen Arten von Sonden gibt es ?

1. Sonden durch die Nase (transnasale Sonden),
2. Sonden durch die Bauchdecke (perkutane Sonden). *Nasale Sondenarten*

Transnasale Sonden werden durch die Nase (nasogastral), den Rachen und die Speiseröhre in den Magen (gastral) gelegt. Sie können auch weiter vorgeschoben werden und liegen dann im Zwölffingerdarm (duodenal) oder im Leerdarm (jejunal). Verwendet werden Sonden aus Polyurethan oder Silikon. PVC-Sonden (Polyvenyl) sind nicht zu empfehlen. Sie werden durch den Verlust von Weichmachern hart und brüchig. *Achtung: Druckgeschwür.* *Nasale Sonden*

Nachteile:

❐ Psychische Belastung (Sonde ist zu sehen)
❐ Gefahr einer Fehllage. Dadurch Aspirationsgefahr.

❏ Nahrung kann durch einen Rückfluß in die Lunge geraten.
❏ Sondenlage kann sich verändern.
❏ Irritation im oberen Verdauungsabschnitt.
❏ Stört beim Eßtraining.

Vorteil: Betroffener möchte sich nur nachts ernähren und kann sich nach einer Schulung die Sonde selbst legen. Nach der Nahrungszufuhr wird die Sonde entfernt. Der Betroffene ist mobil.

Nasenolive

Nasenolive: Transnasale Sonde mit der Freka-Nasenolive aus gewebefreundlichem Kunststoff. Mit deren Hilfe kann der Sondenansatz während der Ernährungspause unsichtbar in der Nase versenkt werden.

Perkutane Sonden werden eingeteilt in:

Sonden durch die Bauchdecke

❏ PEG = Perkutane endoskopische Gastrostomie
(durch die Bauchdecke in den Magen),

❏ PEJ = Perkutane endoskopische Jejunostomie
(durch die Bauchdecke in den Dünndarm),

❏ FKJ = Feinnadelkatheterjejunostomie
(durch die Bauchdecke in den Dünndarm mittels kleiner Nadel)

Zur Geschichte der PEG:

In den 70er Jahren wurde in den USA ein Mashroom-Katheter (Vorläufer der PEG) entwickelt. Dieser Katheter ermöglichte es erstmals, nicht über Nasen-/Magensonde oder Nasen-/Darm-Sonden die Applikation von wichtigen Ernährungssubstraten vorzunehmen, sondern durch die Bauchdecke. Diese Methode wurde gegen Ende der 70er Jahre sehr großflächig in den USA propagiert. Der Betroffene hat nicht mehr das Gefühl, daß er durch eine Kennzeichnung im Gesichtsfeld unangenehm auffällt bzw. man sofort erkennt, daß er nicht auf normalem Wege seine Nahrung zu sich nehmen kann. Die Firma Fresenius, Bad Homburg, führte als erstes Unternehmen diese Sonde (PEG) in Europa ein.

Bei der Perkutanen Endoskopischen Gastrostomie (PEG) wird während einer Magenspiegelung (Gastroskopie) unter örtlicher Betäubung ein dünner Schlauch direkt durch die Bauchdecke in den Magen gelegt. Die PEG ist eine Langzeitsonde.

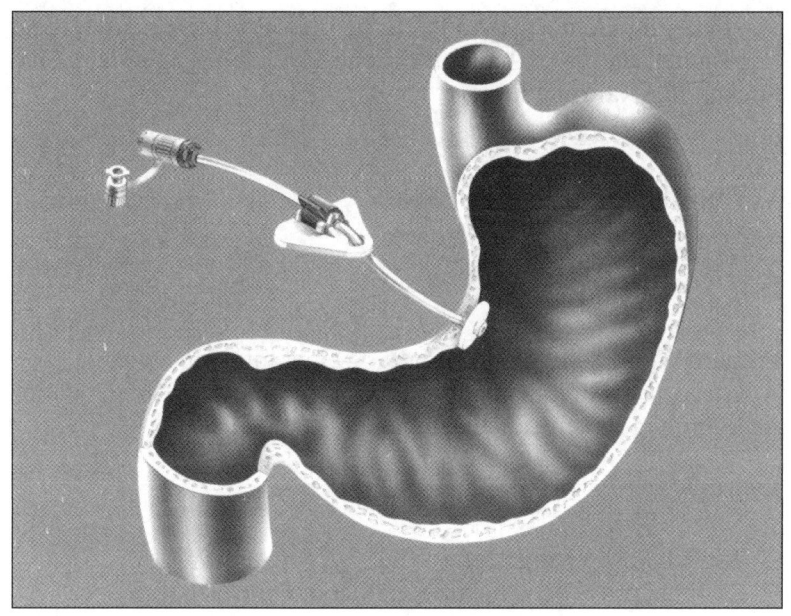

Für eine dauerhafte Funktionsfähigkeit ist eine sorgfältige *Pflege* Pflege der Ernährungssonde notwendig: *der Sonde*

Spülen der Sonde

Ziel: Erhaltung der Sondendurchgängigkeit *Spülen*

Häufigkeit:

❑ Vor und nach der Nahrungszufuhr,
❑ vor und nach Medikamentengabe,
❑ täglich bei längerer Unterbrechung der Sondenernährung.

Durchführung:

1. Bereitstellung des Materials: 10-ml-Spritze, Schälchen stilles Wasser oder Tee, Anschlußstück.
2. RitschRatschKlemme an der Sonde schließen.
3. Bei Verwendung von Überleitgeräten zur Ernährung diese entfernen.
4. Spritze mit Anschlußstück aufsetzen.
5. Ritsch-Ratsch-Klemme an der Sonde öffnen.
6. 10 ml Flüssigkeit einspritzen, ggf. Vorgang wiederholen.
7. Sondenansatz verschließen.

Noch ein kleiner Tip: Obstsäfte und Früchteteesorten sind ungeeignet, da die enthaltene Fruchtsäure häufig zu einem Ausflocken der Nahrung führt.

Verbandswechsel bei PEG

Ziel:

Verbands-wechsel PEG

Primäre Wundheilung und Erhaltung einer intakten Haut.
Achtung: Je exakter Sie mit der PEG umgehen, desto länger kann sie komplikationsfrei angelegt bleiben.

Häufigkeit:

❐ Täglich bei neu angelegter PEG,
❐ 2 - 3 mal pro Woche bei unauffälligen Wundverhältnissen.

Durchführung:

1. Bereitstellung des Materials: Händedesinfektionsmittel, Desinfektionsspray, fertiges Verbandsset, z.B. Erlanger, eine Schlitzkompresse, Mullkompresse, ein Pflaster zur Befestigung des Verbandes.
2. Hände waschen und desinfizieren.
3. Alten Verband entfernen, Verschluß der Halteplatte lösen.
4. Halteplatte lockern.
5. Einstichstelle, Sonde und Halteplatte mit Desinfektionsspray einsprühen; Händedesinfektion.
6. Die Haut um die Einstichstelle von der Wunde nach außen mit einer sterilen Mullkompresse reinigen.
7. Die äußere Halteplatte sowie den sichtbaren Sondenteil mit Mullkompressen reinigen.
8. Noch einmal mit Desinfektionsspray einsprühen, 1 Minute einwirken und trocknen lassen (feuchte Kammer vermeiden).
9. Händedesinfektion.
10. Sonde im Einstichkanal lockern bzw. etwas vor und zurück schieben.
11. Sonde wieder zurückziehen bis zum durch die innere Halteplatte verursachten Widerstand.
12. Sterile Schlitzkompresse zwischen Haut und Halteplatte legen.

13. Halteplatte wieder zurückschieben und durch Verschluß
    fixieren.
14. Halteplatte mit einer Mullkompresse abdecken und mit
    Stretchpflaster fixieren.

Bei Auftreten von Entzündungszeichen ist der Arzt zu benachrichtigen. Duschen oder Baden sind möglich.

Applikation (Verabreichung) von Medikamenten

Eine fachgerechte Versorgung des Betroffenen mit Arzneimitteln ist über eine Ernährungssonde möglich. Die Medikamente: flüssig in etwas Wasser verdünnt Tabletten gut zermörsert u. in 15 Min. auflösen werden mit einer 10-ml-Spritze verabreicht. *Medikamente durch die Sonde*

Hinweis: Kapseln, Retard-Tabletten und Dragees eignen sich nicht für die Sondenapplikation, da durch die Zerstörung die Wirkungsweise des Arzneimittels in Frage gestellt werden kann. Rücksprache mit dem Arzt bzw. Apotheker ist hier erforderlich.

Verabreichung von Sondennahrung

Die Wahl der Methodik zur Verabreichung der Sondenkost ist abhängig von: *Sondenkostgabe*

❑ der Sondenlage,
❑ der Verdauungs- und Verarbeitungsleistung des Betroffenen,
❑ der Stoffwechselsituation des Menschen.

Die Sondennahrung kann verabreicht werden:

❑ mit Hilfe einer Ernährungspumpe,
❑ per Schwerkraft,
❑ per Spritze.

Aus Sicherheitsgründen ist eine Ernährungspumpe zu empfehlen, generell bei Kindern, Sondenlage im Dünndarm und bei längerer parenteraler Ernährung. Achtung: es besteht Aspirationsgefahr. Das heißt, Nahrung kann in die Lunge gelangen. Deshalb sollte während der Nahrungszufuhr der Oberkörper des Patienten erhöht liegen. *Ernährungspumpe*

Überleitsysteme zur Verabreichung von Sondennahrung werden für die Schwerkraft und für Ernährungspumpen angeboten. Das Überleitsystem ist ein dünner Schlauch, der Nahrungsbeutel und Ernährungssonde verbindet. Es leitet die Nahrung aus dem Beutel oder der Flasche in die Ernährungssonde. Ein täglicher Wechsel des Applikationssystems ist aus hygienischen Gründen erforderlich, um eine Verkeimung der Nahrung mit Bakterien zu vermeiden.

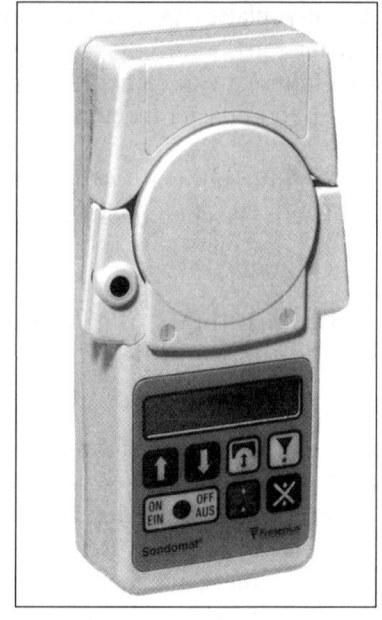

Damit der Betroffene sich während der Ernährungsphase nicht zu Hause aufhalten muß, werden mobile Systeme zum Transportieren von Nahrung und Pumpe angeboten, Rucksäcke, Umhängetaschen und Ernährungswesten. Diese sind besonders bei Rollstuhlfahrern sehr hilfreich. Sondennahrung und Zubehör können verordnet werden. Bei Vorlage eines ärztlichen Attestes und Rezeptes übernimmt die Krankenkasse die Kosten. Die gesetzliche Grundlage steht in der Arzneimittelrichtlinie 17.i.(1993) n eC. Genauere Hinweise zum Umgang mit Ernährungspumpen können Sie bei den im Anhang angegebenen Firmen anfordern.

Was für eine Möglichkeit gibt es, wenn die
orale und enterale Nährstoffzufuhr gestört ist?

Ernährung   In diesen Fällen bietet sich eine "parenterale" Ernährung an.
über die   Darunter verstehen wir die direkte Nährstoffzufuhr in die Blut-
Blutbahn   bahn unter Umgehung des Darmtraktes. Die wichtigsten Gründe
                   für den Einsatz der parenteralen Ernährung sind:

❒ Kurzdarmsyndrom,
❒ entzündliche Darmerkrankungen,
❒ tumorbedingte oder tumortherapiebedingte Ausmergelung.

Die parenterale Ernährung sollte immer in der Klinik eingeleitet werden. Hier werden der individuelle Bedarf des Betroffenen festgestellt und die Wirkung und Verträglichkeit überprüft. Für die Applikation der Nährlösung ist ein dauerhafter Zugang erforderlich. Dazu eignen sich nur tief im Körper gelegene Venen. Für die Langzeiternährung eignen sich folgende spezielle Gefäßzuleitungen:

❒ Hickman/Broviac-Katheter,
❒ Portkatheter.

Die parenterale Ernährung muß kein Grund zum Krankenhausaufenthalt sein. In den meisten Fällen können der Betroffene oder die Angehörigen geschult werden. Ein Ansprechpartner aus dem Bereich Home Care unterstützt das Konzept "Beraten, Schulen u. Betreuen".

Probleme bei der Ernährung mit Sondenkost

Verdauungsprobleme:

Durchfälle

Diese häufige Komplikation kann zahlreiche Ursachen haben: zu schnelles Einlaufen der Kost, zu rasche Steigerung der Menge, falsche Konzentration oder Temperatur (zu kalt), oder auch verkeimte Sondenkosten (offenes Stehenlassen).

Verstopfung

Verstopfung ist ein Zeichen für falsch zusammengesetzte bzw. unverträgliche Sondenkost.

Blähungen

Das Auftreten von Blähungen ist oft auf die zu rasche Gabe und Eintritt von Luft zurückzuführen.

Durchfälle und Verstopfung sind Zeichen von Verdauungsstörungen, evtl. verbunden mit Übelkeit und Erbrechen. Möglicherweise wird die Sondenkost nicht vertragen, oder es werden grundsätzliche Fehler bei der Verabreichung gemacht. "Doktern" Sie nicht selbst herum, fragen Sie eine versierte Pflegeperson oder den zuständigen Arzt.

Verstopfung der Sonde

Das Verstopfen der Sonde soll durch regelmäßiges Nachspülen mit Flüssigkeit verhindert werden. Trotzdem können eingedickte Sondenkost oder Medikamentenreste den Schlauch verlegen. Bei Verstopfung der Sonde kann ein vorsichtiges Anspülen mit einer Spritze und Flüssigkeit versucht werden.

Druckschäden an den Nasenflügeln

Als Fremdkörper können Schläuche an der empfindlichen Nasenschleimhaut wunde Stellen hervorrufen. Beim Wechseln des Schlauches wird daher auch das Nasenloch "gewechselt". Grundsätzlich gilt, daß Sonden vorsichtig abgepolstert werden müssen, daß die Lage häufig geringfügig geändert werden soll und täglich eine sanfte Nasenpflege erfolgen muß.

*Aspiration - Eindringen von Flüssigkeit (Fremdkörpern)
in die Luftwege*

Diese gefährliche Komplikation löst im allgemeinen starken Hustenreiz aus. Sie tritt durch Zurücklaufen der Sondenkost, Erbrechen oder Fehllage der Sonde ein. Vorbeugend sollte Sondenkost immer in mindestens halbsitzender Position verabreicht werden, am besten mit vorgeneigtem Oberkörper - auch das Testen der Sondenlage dient der Aspirationsvorbeugung. Bei Verdacht auf Aspiration wird die Sondenkostgabe unterbrochen, der Patient beim Abhusten unterstützt. Eventuell muß auch der Schlauch wieder geöffnet werden, so daß die Flüssigkeit herauslaufen kann. Bei ununterbrochenem Husten und bleibender Luftnot ist sofort der Arzt zu benachrichtigen.

Wichtige Hinweise:

Händedesinfektion:

❐ Hände gründlich waschen,
❐ gut abtrocknen,
❐ Hautdesinfektionsmittel zwischen den Handflächen
     gut verreiben bis es angetrocknet ist.

Säuberung des Magensondenkatheters:

❐ Dieser sollte täglich mit warmen Wasser gesäubert werden. Dadurch lassen sich Verklebungen und Keimwachstum vermeiden. Der Sondenansatz kann bei Bedarf problemlos ausgetauscht werden. Für die PEG-Sonde steht hierfür ein Reparatur Set zur Verfügung. Achtung, unterschiedliche Sondendurchmesser beachten, z.B. 9 CH oder 15.

Für Sie: Genießen

Vielleicht haben Sie Lust, an ein Essen zurückzudenken, das viele Ihrer Sinne angesprochen hat. Haben Sie die Zubereitung schon genossen, oder konnten Sie sich an einen schönen gedeckten Tisch evtl. in einem Restaurant setzen? Ist Ihnen die Situation wieder gegenwärtig, der Duft, die Geräusche, die Vorfreude, die das "Wasser im Munde zusammenlaufen" lassen? Wir sollten uns häufiger aus der Pflicht der Mahlzeitenzubereitung lösen und uns ein stimmiges Essen gönnen, ein Essen, das ganz bewußt wahrgenommen wird. Nur indem wir Sorge für uns tragen, sind wir in der Lage, Verantwortung für andere zu übernehmen.

Zu diesem Bereich gibt es kaum geeignete Literatur. Wir emp-   *Literatur* fehlen Ihnen die Broschüren der Hersteller der jeweiligen Sondenkost bzw. der Applikationspumpen (z.B. Fresenius, Pfrimmer, Braun). Fragen Sie im Fachhandel.

Angelika Zegelin

9. Verstopfung (Obstipation)

Die mangelnde Darmtätigkeit ist eine häufige Begleiterscheinung vieler Veränderungen - sie tritt auf bei Bewegungsmangel, Kost- und Lebensumstellung (Reisen!) und als Nebenwirkung zahlreicher Medikamente. Es wird zwischen akuter und chronischer Verstopfung unterschieden. Die chronische Obstipation gilt fast als Volkskrankheit. Dieser Zustand führt - nach Schmerzmittelgabe - zur zweithäufigsten Selbstmedikation. Die Bandbreite der "normalen" Ausscheidungshäufigkeit ist groß; sie reicht von zweimal täglich bis einmal in drei Tagen. Auch wenn Ihr Angehöriger nichts oder nur wenig gegessen hat, produziert der Darm eines Menschen Stuhl (allein dies geschieht schon durch die abgestoßenen Darmzellen und die Darmbakterien). Es ist also nicht zutreffend, wenn behauptet wird, da könne ja nichts kom-

Begriff
Obstipation

men. Unter Obstipation wird dabei die (seltenere) schmerzhafte Entleerung von hartem, trockenem Stuhl verstanden.

Leider führt oft der erste Griff zum Abführmittel (Laxantium), obwohl bekannt sein sollte, daß der Darm rasch von Medikamenten abhängig wird und seine Transportfunktion ganz einstellt. Es kommt zu einer Schleimhautentzündung. Wasser- und Salzverluste verstärken die Verstopfung. Gefährlich sind auch die Abführmittel, die unter der Bezeichnung "natürlich" angeboten werden. Rein pflanzliche Produkte sind kein Garant für sanfte Methoden.

Veränderung
der Ernährung

Bei chronischer, immer wiederkehrender Verstopfung sollte zunächst eine Einflußnahme über die Nahrung versucht werden:

❏ Stopfende Speisen (oft kohlenhydrat- u. fettreich) wie Weißbrot, Schokolade, Tee sind zu meiden.
❏ Ballaststoffreiche Kost ist zu bevorzugen. Durch Füllung und Dehnung des Darmes werden Impulse gegeben. Wählen Sie Gemüse, Obst, Salate, Vollkornprodukte.

❏ Flüssigkeitszufuhr ist günstig, evtl. helfen auch bestimmte Getränke, z.B. Kaffee, Fruchtsaft, Mineralwasser morgens vor dem Frühstück.

❏ Milchsäurezufuhr wirkt abführend: probieren Sie Joghurt, Quark, Sauermilchprodukte, Sauerkraut (-saft), Rhabarber.

❏ Cocktails, Tips: eingeweichte Backpflaumen zum Frühstück zeigen eine sehr gute Wirkung, ebenso die Anreicherung von Joghurt oder Müsli mit Weizenkleie oder Leinsamen.

Schonend, natürlich und hilfreich ist das Anregen der Darm- *Massage* tätigkeit über Milchzucker oder Lactulose (dem Essen beifügen). Bewegung und Massage unterstützen die Darmarbeit: eine kreisförmige Bauchmassage im Uhrzeigersinn (5-10 Min.) fördert den Darminhalt weiter. Manchmal ist die Ausscheidung an bestimmte Situationen oder Rituale gekoppelt, eine immer gleiche Umgebung und die Einhaltung der Uhrzeit können den Darm gewissermaßen "erziehen".

In "hartnäckigen" Fällen müssen doch Laxantien gegeben wer- *Abführmittel* den, etwa bei chronischer Verstopfung als Nebenwirkung starker Schmerzmittel (Opiate). Hier ist es ratsam, mit Gleitmitteln zu beginnen, also Glycerinzäpfchen oder oral eingenommene Gleitmittel zu wählen.

Des weiteren kommen hydragoge (wasserentziehende) Substanzen in Frage, also etwa Bitterwasser (Magnesiumsulfat) oder Karlsbader-Salz - jeweils mit einer reichlichen Portion Wasser. Insgesamt ist festzustellen, daß direkt über den Darm (z.B. Zäpfchen) wirksame Maßnahmen besser steuerbar sind als über Medikamente, die geschluckt werden. Kurzfristig hilfreich kann ein kleines Klysma (wenig Flüssigkeit in den Darm, handelsfertig zu kaufen) sein, in vielen Fällen hilft auch ein "Darmrohr", ein kleiner Plastikschlauch, der wenige Zentimenter in den After eingeführt wird (Rohr evtl. einfetten). Allein durch die Manipulation am After, durch den Abgang der Winde aus überblähten Darmschlingen kann eine abführende Darmbewegung ausgelöst werden.

Eine umstrittene Arzneigruppe sind die Anthracinone. Sie wirken ziemlich drastisch auf die Darmschleimhaut und stehen im Verdacht, krebserregend zu sein. Eine weitere große Gruppe von Laxantien sind der Synthetikgruppe zuzuordnen.

Eine Obstipation kann auch durch das Verhärten von Kot entstehen, sogenannte Kotsteine. Dies bemerken Sie daran, daß immer etwas schmieriger Kot an den Kotsteinen vorbei nach außen gelangt. Kotsteine müssen entweder durch aufweichende

Substanzen (Einlauf, Zäpfchen), aber häufig auch mit den Fingern ausgeräumt werden. Damit sich dieses Problem nicht wiederholt, ist es notwendig, daß genügend Flüssigkeit zugeführt und auf ballaststoffreiche Kost geachtet wird. Bei all diesen Medikamenten sollten Sie sich auf jeden Fall von Ihrem Arzt oder Apotheker beraten lassen.

Achten Sie bei mangelndem Stuhlgang immer darauf, ob Sie Darmgeräusche und -bewegungen wahrnehmen können. Es könnte auch eine Darmlähmung vorliegen, die durch mangelnde Stuhlproduktion auffällt.

Literatur   Füsgen, I: "Obstipation". München 1992.

Broschüren der Krankenkassen
(z.B. Techniker KK, Hamburg - Münchner EK).

Christel Bienstein/
Angelika Zegelin

10. Hilfe durch Wickel und Auflagen

Zur Abhilfe bei Verstopfung, aber auch zur Linderung vieler anderer Unwohlheiten helfen Wickel und Auflagen. Wickel gehören zu den natürlichen Heilmethoden; sie können allerdings auch anstrengend sein. Wickel erfordern zwei bis drei Tücher aus Naturmaterialien (z.B. Baumwolle): Das nasse Innentuch wird gut ausgewrungen und durch ein etwas größeres Außentuch abgedeckt (Frottee, Molton). Heiße Wickel führen zu einer besseren Durchblutung, sie wirken durch ihre Wärme krampflösend und entspannend. Ihre Anwendungsdauer beträgt in der Regel 15-30 Minuten, die Wirkung kann verstärkt werden durch Einsatz verschiedener Kräuter etc. Im Zusammenhang mit Bauchbeschwerden kann ein feucht-warmer Leibwickel günstig sein. Ein ausgewrungenes und (eventuell in Kamillentee gebadetes) sehr warmes

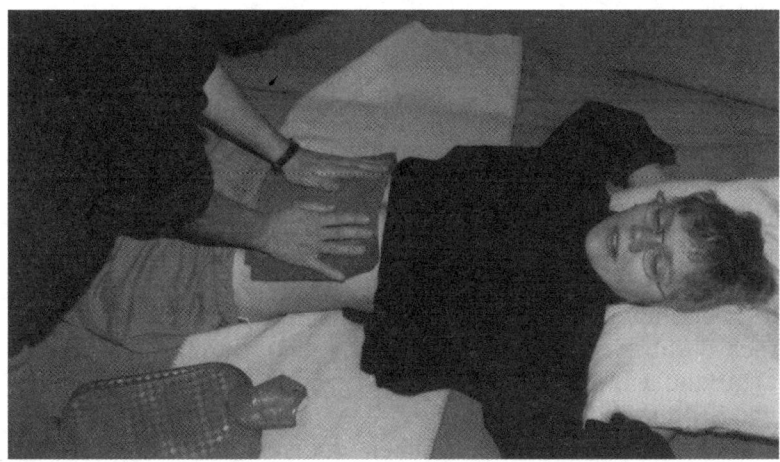

Foto: Annegret Sonn

Innentuch wird auf die Bauchfläche gelegt und mit einem trockenen Tuch abgedeckt. Eine zusätzlich aufgelegte Wärmflasche soll die Temperatur etwa für eine halbe Stunde halten.

Wadenwickel

Fieber-
senkende
Wickel

Feucht-kalte Wickel entziehen zunächst Wärme und senken Fieber; falls sie länger liegen bleiben und durch den Körper erwärmt werden, beleben sie den Kreislauf, regen die Schweißproduktion an und fördern den Schlaf (durch Anregung der oberflächlichen Durchblutung tritt zentral eine Ruhigstellung ein). Am bekanntesten sind sicher die beidseitigen kalten Wadenwickel vom Fuß- bis zum Kniegelenk zur Fiebersenkung. Dabei darf sich der Wickel nicht erwärmen, nach 10-15 Min. muß er wieder ausgetauscht werden. Dabei muß die Körpertemperatur kontrolliert werden.

Wichtig ist, daß die Beine zu Beginn wirklich warm sind und daß die nassen Tücher nicht abgedeckt oder eingepackt werden - die Verdunstungskälte soll ja die Wärme entziehen.

Brustwickel

Hervorragend zur Linderung bei Erkältung ist auch der Brustwickel: Ein kaltes, feuchtes Tuch wird eineinhalbmal um den Brustkorb gewickelt und durch ein trockenes Leinen- und Wolltuch zusätzlich geschützt. In etwa einer Stunde erwärmt sich das Innentuch. Danach wird es entfernt. Der Körper sollte anschließend noch gut zugedeckt bleiben und "nachdünsten".

Quarkauflage

(bei Entzündungen und Schwellungen)

Wickel bei
Entzündungen
und
Schwellungen

Quark (besonders Magerquark) ist eine hervorragende Hilfe bei Entzündungen und Schwellungen. Eine dicke Backe, Mandelentzündungen oder geschwollene Hände etc. können mit Hilfe dieses Nahrungsmittels abschwellen. Nehmen Sie ein Küchentuch und tragen Sie hierauf 0,5 cm stark Quark in der Fläche auf, die sie benötigen. Legen Sie nun die Quarkauflage auf die betreffende Körperstelle. Evtl. müssen Sie ein Frotteehandtuch darüberlegen, damit die Wäsche nicht durchnäßt wird. Die Quarkauflage soll ca. 3-5 Stunden liegen bleiben. Danach entfernen Sie diesen Wickel und legen - wenn nötig - eine neue Auflage auf, nachdem Sie überprüft haben, wie sich der Zustand verändert hat.

Eukalyptuskompresse

(bei Problemen des Wasserlassens)

Falls Ihr Angehöriger Probleme mit dem Wasserlassen hat, die *Wickel zur* durch einen Mangel an aktiver Leistung der Blase (keine Aus- *Förderung des* pressung des Harns) hervorgerufen sind, können Sie diese Kom- *Wasserlassens* presse anwenden. Besorgen Sie sich ein Fläschchen Eukalyptusöl in der Apotheke (10 ml oder 20 ml). Nehmen Sie einen kleinen Leinenlappen oder ein Stofftaschentuch (ca. 15 x 15 cm groß). Beträufeln Sie dieses Tuch mit Eukalyptusöl und legen es in eine Plastiktüte. Wärmen Sie diesen Lappen zwischen zwei mit warmem Wasser gefüllten Wärmflaschen an.

Dann wird die Kompresse (ohne Plastiktüte) auf den Blasenbereich (etwas oberhalb und auf die Schamhaare) aufgelegt. Eine Watteauflage wird über das Läppchen gelegt, evtl. ein Handtuch darüberlegen oder eine leicht gefüllte Wärmeflasche. Den Angehörigen jetzt zudecken. Etwa 30 Minuten wirken lassen. Oft schlafen die Betroffenen damit ein, können aber nachher gut Wasser lassen.

Entfernen Sie die Kompresse und überprüfen Sie, ob es auch keine Hautreizungen gegeben hat. Das Eukalyptusöl führt zu einer besseren Durchblutung des Blasengebietes, was wiederum den Blasenschließmuskel löst. Auf diese Weise kann die Blase entleert werden.

Schafgarbenkompresse

(zur Verhinderung und Aufhebung einer Darmverstopfung)

Um eine Schafgarbenkompresse anlegen zu können, müssen *Wickel gegen* Sie zuerst überprüfen, ob kein Fieber vorhanden ist und der Darm *Verstopfung* arbeitet (Grummeln hören und Bewegung fühlen). Die Schafgarbenkompresse wird folgendermaßen gerichtet:

1. Schafgarbentee kochen, ca. 2-3 Eßl. auf 1 Liter.
2. Küchenhandtuch in den Tee tauchen und auswringen
   (schön warm, ca. 50 Grad Celsius).
3. Das Tuch langsam auf den Bauch legen
   (dabei aufpassen, daß es nicht zu heiß ist).
4. Frotteehandtuch sofort darüber decken.
5. Evtl. leicht gefüllte warme Wärmeflasche auflegen.

Jetzt decken Sie den Angehörigen gut zu. Die Kompresse kann liegenbleiben, solange sie warm ist. Danach auch auf Hautreaktionen achten.

Kartoffelwickel

Für Sie:

Wenn Sie mal etwas für sich tun möchten, sollten Sie sich einen Kartoffelwickel gönnen. Dazu benötigen Sie einen Topf mit 6-10 Kartoffeln. Während die Kartoffeln kochen, können Sie sich einen breiten Wollschal oder ein großes Badehandtuch, ein Geschirrtuch und drei Lagen von einer Küchenrolle vorbereiten. Nachdem die Kartoffeln gar gekocht wurden, verteilen Sie diese auf eine knapp DIN A4 große Fläche des Geschirrtuches. Schlagen Sie nun die Kartoffeln mit dem Rest des Geschirrtuches ein und zerdrücken diese.

Achtung: die Kartoffeln sind sehr heiß. Insgesamt sollen sie eine Schicht von 1 cm Dicke ausmachen. Lassen Sie nun 10 Minuten vergehen, damit die Kartoffeln etwas abkühlen und Sie sich nicht verbrennen. Kurz die Wärme überprüfen, bevor Sie den Wickel befestigen. Legen Sie ihn dort an, wo Sie Schmerzen haben oder Verspannungen fühlen. Schlagen Sie ein Badetuch/Wollschal um Ihren Körper, so daß der Wickel fixiert ist. Gönnen Sie sich eine Ruhepause. Falls Ihnen der Wickel gutgetan hat, wäre er vielleicht auch etwas für Ihren Angehörigen.

Zum Thema "Wickel und Auflagen" gibt es zahlreiche Literatur und Broschüren. Informieren Sie sich.

Literatur

Georg, J.: Wickel und Heilkräuter. Berlin, Wiesbaden 1995.

Thüler, M.: Wohltuende Wickel. Bezugsadresse: A. Sonn, Felsenstr. 16 D 72820 Sonnenbühl.

Pütz, J./ Nidas, C.: Hobbythek. Gesundheit mit Kräutern und Essenzen. Köln 1988.

Eichler, E.: Wickel und Auflagen. Verein für ein erweitertes Heilwesen e.V. Bad Liebenzell.

Zimmermann, I.: Wickel und Auflagen. Dorsten 1992.

Brigitte Sachsenmeier/Angelika Zegelin

11. Inkontinenz - der unwillkürliche Harn- und/oder Stuhlverlust

Erkrankungen und Behinderungen unterschiedlichster Ursache können mit der Begleiterscheinung Inkontinenz einhergehen. Die Inkontinenz wirkt sich in der Regel sehr störend und einschneidend auf das tägliche Leben des Erkrankten aus. Zudem kann das psychische Wohlbefinden erheblich beeinträchtigt sein, berührt doch der unwillkürliche Harn- oder Stuhlverlust einen eher verdrängten Bereich im Leben eines jeden Menschen. Kinder sind solange inkontinent, bis sie gelernt haben, ihre Ausscheidungen zu kontrollieren. Dafür bekommt das Kind Anerkennung und Lob, da es von nun an "trocken" ist. Mit dem Verlust der Kontrolle über die Ausscheidungen geht nicht nur eine wichtige Körperfunktion verloren. Neben dem körperlichen Gebrechen kommt es bei den Betroffenen auch zu zwischenmenschlichen und seelischen Problemen, die ihrerseits nicht selten zum sozialen Rückzug und somit zur Isolation führen.

Bedeutung

Sich zwangsläufig mit der Inkontinenz abzufinden, muß nicht sein, da den meisten Menschen dadurch geholfen werden kann, daß ihr Arzt die richtige Diagnose stellt, und dementsprechend verschiedene Hilfen angeboten werden. Dazu ist es aber notwendig, daß sie sich ihrem Leiden "stellen" und diese professionelle Hilfe in Anspruch nehmen.

Die normale Blasen- und Darmentleerung. Von den Nieren gelangt der Harn über die Harnleiter in die Blase. Die Blase sammelt den Harn, die Blasenschließmuskel halten den Harn in der Blase zurück und erst bei gefüllter Blase verspüren wir den Harndrang, d.h. die Blase schickt eine Meldung übers Rückenmark zum Gehirn. Da wir uns zu diesem Zeitpunkt meist nicht auf der Toilette befinden, sondern uns zuerst dorthin begeben müssen, muß das Gehirn die Fähigkeit zur Gegensteuerung haben, d.h. das Gehirn muß die Fähigkeit haben, die Blasenentleerung hinauszuzögern bzw. zu steuern. Erst, wenn die Blasenentleerung erwünscht ist, wird dies vom Gehirn veranlaßt. Die Blase zieht sich dann zusammen und treibt den Harn aus, gleichzeitig öffnen sich die Blasenschließmuskel. Bei der Stuhlentleerung ist der Mechanismus ähnlich. Auch hier kann der Gesunde willentlich die Entleerung unterdrücken.

Ursachen und Formen

Wie kommt es zur Inkontinenz? Bei der Inkontinenz handelt es sich leider meist nicht nur um ein isoliertes Blasen- oder Darmleiden. So können z.B. Erkrankungen des Gehirns zu einer gestörten Steuerung der komplizierten Entleerungsvorgänge führen. Ebenso führen häufig Erkrankungen des Rückenmarks (z.B. ein Bandscheibenleiden) zu Inkontinenz. Inkontinenz ist ein Symptom, ein Krankheitszeichen einer anderen Erkrankung, und kann deshalb nie isoliert betrachtet werden.

Der erste Schritt. Der erste entscheidende Schritt muß deshalb immer ein Arztbesuch sein. Der Hausarzt wird, soweit ihm dies möglich ist, die Untersuchung selbst vornehmen. Dabei kann es sich zum Beispiel um eine gründliche Befragung über das Leiden oder um eine Harnprobe handeln. Bei bestimmten Inkontinenzformen wird er Sie zu einem Facharzt überweisen, z.B. zum Urologen, Frauenarzt, zum Neurologen oder dem Proktologen (Facharzt für Darmerkrankungen). Erst wenn feststeht, welche Ursache der Inkontinenz zugrunde liegt, kann das Problem gezielt angegangen werden.

Verschiedene Inkontinenzformen und ihre Behandlung

Drang-inkontinenz

Die Ursache der Dranginkontinenz liegt in einer fehlerhaften Steuerung durch das Gehirn. Die Blasenfüllung wird zwar verspürt, jedoch kann die Entleerung nicht unterdrückt werden. Hier können Medikamente sehr gut helfen. Der Arzt wird in der Regel ein zusätzliches Toilettentraining empfehlen (Beschreibung siehe Kapitel Toilettentraining). Bei der Streßinkontinenz handelt

Streß-inkontinenz

es sich um eine Schließmuskelschwäche am Blasenausgang. Der Harn kann nicht willentlich zurückgehalten werden. Ursache hierfür können eine Senkung der Gebärmutter und der Blase oder aber eine Schwächung der Beckenbodenmuskulatur sein. Bei leichten Formen der Streßinkontinenz kann durch das Beckenbodentraining häufig eine Heilung oder zumindest Besserung erreicht werden. Bei der schweren Streßinkontinenz wird Ihnen der Frauenarzt zur Operation raten.

Eine weitere Inkontinenzform ist die Neurogene Blase. Unter *Neurogene* diesem Begriff werden Blasenstörungen zusammengefaßt, die auf- *Blase* grund einer Schädigung des Nervensystems auftreten. Bei der neurogenen Blase besteht häufig auch das Problem darin, daß der Betroffene seine Blase überhaupt nicht entleeren kann. Hier muß dann operativ oder medikamentös behandelt werden oder durch bestimmte Blasenentleerungstechniken die Blase entleert werden, z.B. durch das sogenannte intermittierende Katheterisieren der Harnblase. Die Stuhlinkontinenz ist ebenso wie die Harninkontinenz eine Begleiterscheinung anderer Erkrankungen. Hier unterscheidet man im wesentlichen zwischen einer neurologischen oder sensorischen und einer muskulären Inkontinenz. Bei der muskulären Stuhlinkontinenz liegt eine Schädigung des mus- *muskuläre* kulären Anteils des Kontinenzorgans, des Schließmuskels, vor, *Stuhlinkon-* wie sie bei manchen chronischentzündlichen Darmerkrankungen *tinenz* beispielsweise auftreten kann. Bei der sensorischen oder neurolo- *sensorische/* gischen Stuhlinkontinenz kommt es zu Fehlmeldungen ans *neurologische* Gehirn oder zur Fehlsteuerung durch das Gehirn. Auch hier gibt *Stuhlinkon-* es eine Vielzahl von Behandlungsmöglichkeiten, die im einzelnen *tinenz* vom behandelnden Arzt abgeklärt werden müssen.

Beckenbodentraining

Bei der Beckenbodenmuskulatur handelt es sich um eine *Maßnahmen* schüsselförmige Muskelplatte, die am Boden des knöchernen *Beckenboden-* Beckens liegt. *und Toiletten-*
In der Mitte befinden sich die Durchtrittspforten für Harn- *training* röhre, Scheide und After. Die Beckenbodenmuskulatur kann bewußt angespannt werden, um Harn oder Stuhl zurückzuhalten. Bei der Beckenbodenschwäche reicht die Muskelkraft nicht aus, um die Harnröhre oder den After zu verschließen, es kommt zur Inkontinenz. Verantwortlich für die Beckenbodenschwäche ist häufig eine chronische Überlastung des Beckenbodens, d.h. der Druck im Bauchraum verlagert sich nach unten auf den Beckenbodenbereich und belastet diesen somit zu stark. Als Beispiel seien hier genannt: Schwangerschaft, Übergewicht, chronischer Husten, falsche Hebetechniken ("aus dem Bauch heraus") oder eine chronische Stuhlverstopfung. Beim Beckenbodentraining ist es deshalb wichtig, dieses Training nicht isoliert zu sehen, sondern - wenn möglich - die auslösenden Faktoren auszuschließen (z.B. Stuhlregulierung durch geeignete Ernährung, Gewichtsreduktion, Erlernen von geeigneten Hebe- und Atemtechniken und

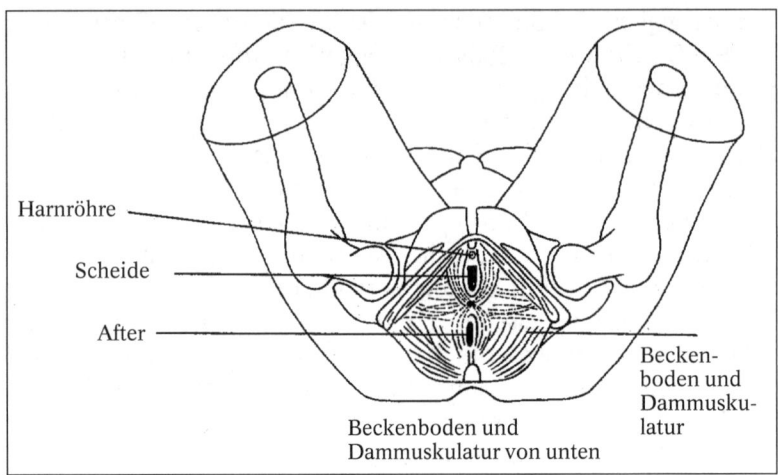

Harnröhre

Scheide

After

Beckenboden und
Dammuskulatur von unten

Becken-
boden und
Dammusku-
latur

Abb. 1

Arbeitsweisen). Um das Beckenbodentraining zu erlernen, ist es wichtig, sich an geschultes Fachpersonal (Krankengymnasten, Physiotherapeuten, Hebammen) zu wenden, um die Gymnastik so effektiv wie möglich zu gestalten.

Übung:

❏ Häufiger am Tag die Unterkörper-Muskeln "zusammen kneifen", so als ob Urin gehalten werden müßte.

❏ Während des Wasserlassens den Urinstrahl gelegentlich kurz unterbrechen (vgl. Zimmermann: Beckenbodentraining).

Unterstützend hierzu gibt es verschiedene Hilfsmittel, die zum Ziel haben, die Beckenbodenmuskulatur aktiv oder passiv zu stimulieren. Genannt seien hier z.B. die Elektrotherapie, Vaginalkonen oder ein sogenannter Harnröhrenregulator. Der Arzt kann Ihnen sagen, ob eine dieser unterstützenden Maßnahmen mit Hilfsmitteln in Frage kommt.

Toilettentraining

Beim Toilettentraining handelt es sich um ein Übungsprogramm zur Förderung der Kontinenz. Es kann bei der Dranginkontinenz angewandt werden. Erinnern Sie sich: Bei der Harndranginkontinenz kommt es zur Blasenentleerung, kurz nachdem der Harndrang verspürt wurde. Die Zeit, die bis zur Entleerung verbleibt, reicht nicht aus, um rechtzeitig die Toilette zu erreichen. Das Toilettentraining hat deshalb zum Ziel, vor dem auftretenden Harndrang die Blase zu entleeren, d.h. die Blasenentleerung nach einem bestimmten Zeitplan durchzuführen.

Durchführung:

Erstellen Sie über mehrere Tage ein Protokoll der Blasenentleerungen und Trinkmengen des zu Pflegenden. Versuchen Sie, "Regelmäßigkeiten" anhand des Protokolls festzustellen. Erstellen Sie sich einen Zeitplan für den Toilettengang (immer eine halbe Stunde vor der vermutlichen Blasenentleerung bzw. für die Blasenentleerung). Halten Sie den Zeitplan genau ein, evtl. unter Zuhilfenahme eines Weckers. Ändern Sie den Zeitplan gegebenenfalls in kleinen Schritten. Zur Sicherheit können kleine bequeme Slipeinlagen oder Tropfenfänger getragen werden.

Des weiteren sollten Sie genau überprüfen, inwieweit sich die häusliche Umgebung für die Durchführung des Toilettentrainings eignet. Stellen Sie sich die Fragen: Was hindert mich daran, schnell genug die Toilette zu erreichen? Was beeinträchtigt das Wohlbefinden beim Toilettengang? Versuchen Sie dann, die Störfaktoren zu beseitigen und eine entspannte, gemütliche Atmosphäre für den Toilettengang zu schaffen.

Techniken zur Blasenentleerung

1. Triggern

Nur am Rande erwähnt seien hier die Blasenentleerungstechniken bei den neurologischen Erkrankungen, da sie einer speziellen Anleitung durch Fachpersonal bedürfen. Es handelt sich dabei um physiotherapeutische Maßnahmen, wie beispielsweise das Triggern. Hierbei wird durch äußerliche Manipulation (Druck auf die Bauchdecke oberhalb des Schambeines) eine Blasenentleerung herbeigeführt. *Techniken zur Blasenentleerung*

2. Einmalkatheterisierung

Eine Entleerung der Blase kann auch durch das Einführen eines Schlauches (Katheter) durch die Harnröhre und die Blase erfolgen. Geschieht dies mehrmals täglich, so wird von Einmalka- *Einmalkatheterismus*

theterismus gesprochen. Das Einführen des Schlauches benötigt eine besondere Technik und keimarme Bedingungen (Hände waschen, Genitalbereich gründlich waschen und nur verpacktes Einmalmaterial (Katheter) verwenden). Der Katheter bleibt nur wenige Minuten, bis zur vollständigen Harnentleerung, liegen und wird dann wieder entfernt.

In manchen Fällen ist es möglich, daß der/die Betroffene es lernt, sich selbst zu katheterisieren. Sinnvoll zusammengestellte Katheter-Sets und das Üben eines einfachen Vorgehens bewirken hier Unabhängigkeit des Menschen. Die Industrie hat inzwischen recht gut zu handhabende Materialien entwickelt, z.B. LoFric®.

3. Dauerkatheter

Dauerkatheter   Von einem Dauerkatheter wird gesprochen, wenn der Schlauch längerfristig in der Harnröhre/Blase verbleibt, ein kleiner aufgeblasener Ballon verhindert das Herausrutschen des Schlauches. Leider entstehen nach kurzer Zeit durch den liegenden Schlauch Harnwegsinfektionen, die Schleimhaut in der Harnröhre entzündet sich (Schleim tritt aus) und die Krankheitserreger wandern in die Blase.

Katheterpflege   Saubere Bedingungen sind sehr wichtig. Der Genitalbereich sollte mindestens zweimal täglich gut gewaschen werden, Verkrustungen am Schlauch sind zu entfernen (Katheterpflege). Selbstverständlich können Menschen mit einem Dauerkatheter auch das Bett verlassen, statt eines großen Auffangbeutels empfehlen sich hier die etwas kleineren Beinbeutel, die am Ober- oder Unterschenkel befestigt werden können.

4. Pflegemaßnahmen

Pflege-   Ein Dauerkatheter wird mit dem, am Beutel befindlichen
maßnahme   Schlauch verbundenen. Im allgemeinen bevorzugt man heute "geschlossene" Systeme, das heißt, der Urinabfluß befindet sich unten am Beutel und die Verbindungsstelle zwischen Katheter und Zuleitungsschlauch wird nicht gelöst. Diese Auffangsysteme können mehrere Wochen benutzt werden. Bei einem "halboffenen System" wird der Urin in einen geschlossenen Beutel abgeleitet, dies bedeutet, daß bei gefülltem Beutel dieser komplett gewechselt und dazu die Verbindung zum Katheter gelöst wird.

Bei jedem Lösen der Schläuche ist die Katheteröffnung mit einem alkoholischen Desinfektionsmittel abzusprühen. Auch evtl. vorhandene Stöpsel für den Katheter müssen keimarm gehalten werden. Das Abstöpseln des Katheters ist nicht mehr üblich und wird nur in bestimmten Ausnahmesituationen vorgenommen. Die einfachen Urinauffangbeutel sollten spätestens alle zwei Tage erneuert werden. Es ist darauf zu achten, daß die Urinbeutel unterhalb des Bettes befestigt sind und nicht über Körperniveau angehoben werden (Rücklauf des Urins ist zu vermeiden).

Dauerkatheterträger/innen sollten viel Flüssigkeit zu sich nehmen - durch diese "innere Spülung" wird die Infektionsgefahr gesenkt. Das Anspülen von außen, mit einer Spritze oder einer kleinen Kunststoff-Flasche mit desinfizierender Lösung, ist heute nicht mehr gebräuchlich. Wie gesagt: Manipulationen am Katheter sind weitgehend zu vermeiden. In seltenen Fällen ist ein "Verstopfen" des Katheters durch ein vorsichtiges Anspülen mit keimfreier Lösung zu beheben (Rücksprache mit dem Arzt).

Dauerkatheter müssen regelmäßig gewechselt werden, Katheter aus einem gut verträglichen Material (Silikon) können mehrere Wochen liegen bleiben. Achten Sie auf Entzündungszeichen (Schleim aus der Harnröhre, Schmerzen, Fieber), in diesen Fällen sollten Sie den Arzt konsultieren. Durch die Beobachtung des Urins haben Sie eine gute Kontrolle über den Flüssigkeitshaushalt. Der Urin sollte hellgelb sein und die Menge pro Tag im Durchschnitt 1 bis 1,5 l betragen. Dunkler Urin zeigt zuwenig Flüssigkeit an, die ausscheidungspflichtigen Stoffe sind sehr konzentriert - häufig ist dies verbunden mit trockener Haut und Schleimhaut.

5. Harnableitung durch die Bauchdecke

Die Harnableitung durch die Bauchdecke (suprapubische Blasenfistel) wird immer häufiger eingesetzt. Der Arzt legt hierbei einen dünnen Schlauch unter keimfreien Bedingungen in die Blase und zwar im Bereich des Unterbauches (oberhalb des Schambeines).

Harnableitung durch die Bauchdecke

Der Vorteil liegt darin, daß die normalen Ausscheidungswege unberührt bleiben und die Eingangsstelle des Schlauches besser keimarm versorgt werden kann. Im allgemeinen wird ein kleiner Verband angelegt, dieser muß regelmäßig keimfrei gewechselt werden. Auch diese Harnableitung mündet in einen Auffangbeutel, am günstigsten in ein "geschlossenes" System; hierbei gilt das schon oben Gesagte.

Hilfsmittel

Hilfsmittel

Die Auswahl der geeigneten Inkontinenzversorgung hängt von mehreren Kriterien ab. Entscheidend ist die Inkontinenzform und welche Therapie begonnen worden ist.

Aufsaugende Materialien

Aufsaugende Materialien

Hierzu zählen Bettschutzeinlagen, Vorlagen zum Einlegen in die Unterwäsche oder Netzhose, Tropfenfänger oder Windelhosen. Die auf der Haut liegende Oberfläche besteht aus einem wasserabstoßenden Vlies oder Textilmaterial. Dies soll gewährleisten, daß die Haut trocken bleibt. Der Innenkörper ist aus Zellstoff. Die körperabgewandte Seite besteht aus einem wasserundurchlässigem Material, welches sicherstellt, daß Harn und Stuhl nicht nach außen durchdringen können. Je nach Hersteller weisen die aufsaugenden Materialien Besonderheiten auf. So ist z.B. die Oberfläche bei bestimmten Vorlagentypen kanalförmig oder rautenartig gestaltet. Dadurch wird erreicht, daß größere Harnmengen schneller aufgenommen werden können. Der Zellstoffinnenkörper wirkt wie ein Schwamm. Er nimmt die Flüssigkeit auf, jedoch verläßt sie bei Druck (z.B. beim Sitzen) das Windelinnere wieder, d.h. die Haut wird wieder naß. Aus diesem Grund haben viele Hersteller den Zellstoffkörper mit sogenannten Gelbindern versetzt. Das sind Stoffe, die ähnlich wie Gelatine in Verbindung mit Feuchtigkeit aufquellen und dadurch die Feuchtigkeit binden (auch bei Druck). Diese Vorlagen haben bei geringer Größe enorme Aufnahmekapazitäten. Die große Vielfalt an verschiedenen Inkontinenzvorlagen ermöglicht eine sehr individuelle Auswahl, z.B. werden bei der Tröpfcheninkontinenz des Mannes

Tropfenfänger

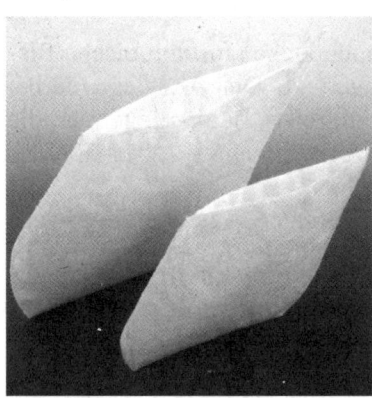

Tropfenfänger verwendet, die über Penis oder Penis und Hoden gestülpt werden. Diese kleinen Windelsäckchen saugen bis zu 100 ml Harn auf.

Vorlagen gibt es in verschiedenen Größen und Formen. Angefangen von einfachen Schutzbinden bis hin zu gebrauchsfertigen anatomisch geformten Tag und Nachteinlagen und Windelhosen. Die Fixierung der

Abb. 2: Tropfenfänger

Vorlagen ge-schieht am besten

mit Netzhöschen. Die Vorlage wird damit sehr eng am Körper getragen. Wird dies nicht gewährleistet, so kommt es zur Auskühlung des aufgenommenen Harns im Innenkörper der Vorlage. Dieser Kältereiz begünstigt wiederum die Inkontinenz. Weitere Befestigungsmöglichkeiten sind Haftstreifen, mit denen die Vorlage in der Unterwäsche fixiert werden kann. Komplett geschlossene Windelhosen eignen sich vor allem bei bestehender Harn- und Stuhlinkontinenz. Hier ist besonders auf einen guten Auslaufschutz in Form von elastischen Bündchen im Schritt zu achten. Achten Sie bei auftretenden Hautproblemen nicht nur auf die Hautpflege und Hygiene (vgl. Kapitel 5), sondern auch auf einen angepaßten Wechselrhythmus der Versorgung und auf ein qualitativ hochwertiges Produkt. Informieren Sie sich über die Vielzahl der Produkte, testen Sie die Materialien und lassen Sie sich im Fachhandel beraten.

Ableitende Inkontinenzversorgungen

Für Männer gibt es die Kondomurinalversorgung. Dabei handelt es sich um dünne Hülsen aus Latex oder Silikon, die über den Penis gestreift werden. Der Harn wird über einen Verbindungsschlauch in einen Beinbeutel abgeleitet. Zur Befestigung wird entweder Hautkleber verwendet, oder man nimmt selbstklebende Kondomurinale. Weitere ableitende Versorgungen gibt es speziell für Frauen und für stuhlinkontinente Menschen. Hierbei handelt es sich um Ableitungssysteme, die direkt auf der Haut angebracht werden. Sie haften durch ein bestimmtes Hautschutzmaterial, an dem eine Auffangvorrichtung für Harn und Stuhl befestigt ist. Als günstig hat sich der sogenannte Fäkalkollektor (z.B. Fa. Hollister, vgl. Anhang) erwiesen, ein Beutel, der in der Afterregion angebracht wird und Stuhl sammeln kann (besonders bei Durchfall).

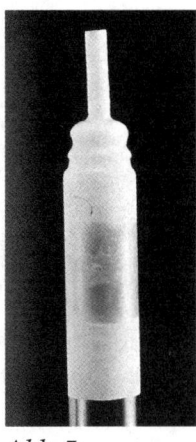

Kondomurinal

Abb. 3:
Kondomurinal

Beinbeutel zur Dauerversorgung

Ausgenommen bei bettlägerigen Menschen verwendet man bei allen ableitenden Versorgungen und der Katheterversorgung sogenannte Beinbeutel. Hier unterscheiden wir in Ober- und Unterschenkelversorgung.

Beinbeutel

Zur Ableitung des Harns in der Nacht bringt man am Ablaßventil des Beinbeutels einen sogenannten Bettbeutel an, der am Bett selbst mittels der dazugehörigen Halterung befestigt wird.

Hautpflege

Hautpflege

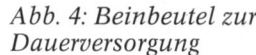

Abb. 4: Beinbeutel zur Dauerversorgung

Um die Haut gesund zu erhalten, sollten ein paar grundsätzliche Regeln beachtet werden. Waschungen nur mit pHhautneutralen Produkten, die seifenfrei, parfümfrei und nicht desodorierend sind, durchführen. Zur Pflege der Haut ist eine Wasser-in-Öl-Lotion völlig ausreichend. Fragen Sie nach geeigneten Produkten in Ihrem Fachgeschäft (z.B. Apotheke oder Drogerie). Nicht verwendet werden sollen Präparate, die die Haut abdecken (z.B. Melkfett, Zinkpaste, Vaseline). Der aufgetragene Fettfilm stört die Haut in ihren natürlichen Funktionen. Folge davon ist, daß die Haut austrocknet und somit viel anfälliger für Hautinfektionen wird.

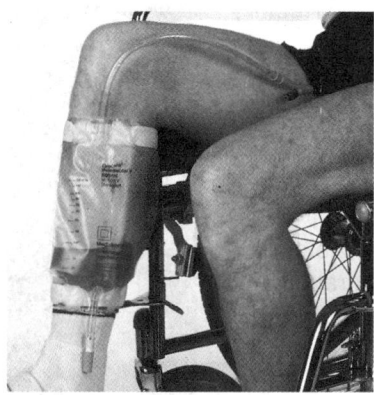

Abb. 5: Ober- und Unterschenkelbeinbeutel

Allgemeine Maßnahmen

Allgemeine Maßnahmen

Zur Infektionsvorbeugung sollten Sie darauf achten, daß viel getrunken wird. Dies bewirkt zudem, daß der Harn weniger konzentriert ist und dadurch der Harndrang vermindert wird. Teilen Sie die Flüssigkeitszufuhr so ein, daß in der ersten Tageshälfte zwei Drittel, in der zweiten Tageshälfte ein Drittel der Flüssigkeit aufgenommen werden. Vermeiden Sie harntreibende Flüssigkeiten (z.B. heißer Kaffee). Die Nahrung sollte ausgewogen und nicht stopfend sein, da bei einer Verstopfung ein erhöhter Bauch-innendruck vorliegt und dies wiederum Inkontinenz begünstigen kann. Sollten Sie das Gefühl haben, daß der Harn unangenehm riecht, so ist es ratsam, darüber mit dem Arzt zu reden. Dem unangenehmen Geruch liegt meist eine Störung zugrunde, wie z.B. Entzündungen der Harnwege.

Kontaktadressen

Über den Fachverband Stoma und Inkontinenz e.V. erhalten *Kontakt-* Sie Kontaktadressen zu Krankenschwestern/-pflegern, die sich *adressen* auf diesem Gebiet weitergebildet und spezialisiert haben. Dort können Sie auch weitere Beratungsangebote (z.B. zu Physiothe-rapeuten) erhalten.

Fachverband Stoma und Inkontinenz e.V.
Augustenburger Str. 74
49078 Osnabrück

In der Gesellschaft für Inkontinenzhilfe e.V. haben sich Perso-nen zusammengeschlossen, die sich dem Problem Inkontinenz hauptsächlich aus beruflicher Sicht widmen. Über die Geschäfts-stelle der GIH können Sie Informationsmaterial und Adressen von Beratungsstellen erhalten

Gesellschaft für Inkontinenzhilfe e.V.
Friedrich-Ebert-Str. 124
34119 Kassel

Hollo, A.: Probleme mit der Blasen-/Darmkontrolle. Stuttgart 1984.   *Literatur*

Füsgen, I.: Harninkontinenz. Stuttgart 1994.

Sachsenmeier, B.: Inkontinenz. Schlütersche Verlagsanstalt 1991

Zimmermann, I.: Beckenbodentraining. Dorsten.

Video:
Zimmermann, Ingrid: Beckenbodentraining. Dorsten.

Gerhard Schröder/Angelika Zegelin

12. Dekubitus- und Kontrakturenprophylaxe

Definition
Ein Dekubitus ist eine zusätzliche Erkrankung, die durch langes Liegen verursacht wird. Daher kommt auch der Name: Dekubitus leitet sich von decubare ab, das heißt so viel wie "Darniederliegen". Dekubitalgeschwüre sind schon so alt wie die Menschheit und wurden (bzw. werden) häufig als ein pflegerischer Fehler angesehen. Dies ist natürlich nicht generell so, denn es gibt Erkrankungen, bei denen aufgrund der zusätzlichen Risiken (z.B. Durchblutungsstörungen) ein Dekubitus nicht verhindert werden kann.

Folgen
Hauptsächlich sind vom Dekubitus ältere Menschen betroffen, je älter, desto höher die Dekubituswahrscheinlichkeit. Kinder und Jugendliche bekommen nur äußerst selten einen Dekubitus. Dies liegt insbesondere an den bei älteren Menschen zusätzlichen Gefährdungsfaktoren, die das Risiko für einen Dekubitus erhöhen (z.B. geringere Elastizität der Haut, Durchblutungsstörungen, eingeschränkte Beweglichkeit). Welche Gefahren drohen dem Betroffenen, wenn er einen Dekubitus erlitten hat? Zunächst muß man das Druckgeschwür als Wunde betrachten, die häufig wegen der Mangeldurchblutung und der dadurch entstandenen örtlichen Abwehrschwäche infiziert sein kann. Diese Infektion kann sich - wie jede andere Infektion auch - im gesamten Körper ausbreiten (sog. "Sepsis") und zu einer lebensbedrohlichen Komplikation werden. Ein Dekubitus hat allerdings auch eine "psychische" Komponente, sowohl für den Betroffenen als auch für die Pflegenden. Für den vom Dekubitus befallenen Menschen ist ein Dekubitus eine faulige, stinkende Wunde, die ihm signalisiert: "Jetzt verfaule ich schon am lebendigen Körper!" Ein Dekubitus bedeutet, daß der Betroffene zusätzliche Schmerzen erleidet, da jeder Verbandwechsel schmerzhaft ist und der Heilungsprozeß Monate beanspruchen kann. Eine depressive Einstellung beim Kranken wird noch verstärkt. Man weiß, daß sich

Psyche und Körper gegenseitig beeinflussen auch beim Druckgeschwür! Um eine wirkungsvolle Vorbeugung gegen Druckge-
schwüre zu betreiben, darf man das Druckgeschwür nicht nur als
ein rein "physikalisches" Problem (Ursache = Druck) sehen! D.h.,
wenn ein Druckgeschwür eine psychische Veränderung beim
Betroffenen bewirken kann, muß man auch davon ausgehen, daß
die Psyche bei der Entstehung des Druckgeschwüres mitbeteiligt
ist. Prof. Grond sieht sogar ein Druckgeschwür als eine körperliche
Ausdrucksform einer bestehenden Depression an. Dekubitusprophylaxe muß also auch "ganzheitlich" durchgeführt werden,
d.h. Körper und Geist umfassen. Für die Pflegenden - also auch
für Sie - bedeutet ein Druckgeschwür vielleicht eine Niederlage.
Häufig werden Schuldgefühle entwickelt - es stellt sich die Frage:
"Habe ich nicht genug getan?"

Entstehung eines Dekubitus

Ein Dekubitus entsteht durch eine Mangeldurchblutung, die   *Ursache*
durch Druck ausgelöst wird; entscheidend ist hierbei die sog.
"Toleranz des Gewebes". Darunter versteht man die Fähigkeit des
Gewebes, einen kontinuierlichen Druck, der die Blutgefäße
zusammenquetscht und dadurch zu einer Minderdurchblutung
führt, zu tolerieren, ohne einen Schaden zu nehmen. Beim gesunden Gewebe ist diese Toleranzzeit üblicherweise ca. 120 Minuten
d.h. so lange kann ein Gesunder auf einer Stelle liegen oder sitzen, ohne einen Dekubitus zu bekommen. Die Toleranz des
Gewebes hängt von folgenden Faktoren ab:

Druckhöhe

Gemeint ist damit die Höhe des Druckes, die auf dem Gewebe   *Höhe des*
lastet. Die Druckhöhe wird bestimmt durch die Weichheit der   *Druckes*
Matratze, auf der man liegt, und von der Position, die man einnimmt: Ein Sitzender hat einen erheblich größeren Druck im
Bereich der Sitzbeinhöcker als ein flach Liegender. Ein weiterer
Faktor, der die Druckhöhe bestimmt, ist die Körperoberfläche: Je
mehr Körperoberfläche aufliegt, desto geringer ist der Druck (weil
sich der Druck verteilt). Bei zusätzlich auftretenden Spastiken
kann der Druck an einzelnen Körperstellen (den "verkrampften")
enorm zunehmen. Diese Körperstellen müssen deshalb besonders
bei der Dekubitusprophylaxe berücksichtigt werden. Ein weiterer

Faktor ist das Herunterrutschen im Bett, das den Druck ebenfalls erhöht, weil sich die Gewebeschichten verschieben, wodurch in der Tiefe des Gewebes der Druck zunimmt.

Druckeinwirkzeit

Einwirkzeit eines Druckes

Die Druckeinwirkzeit - die Zeit, über die der Druck anhält - wird wiederum von unterschiedlichen "inneren" Faktoren des Menschen bestimmt: von seiner Wahrnehmung in diesem Bereich, d.h. ob er den Druck überhaupt spürt. Wenn ja, wird er sich (wegen der Druckschmerzen) von alleine umlagern. Nimmt der äußere Druck ab, zum Beispiel durch ein weiches Lagern, so verlängert sich die Druckeinwirkzeit, weil der Mensch den Druck nicht mehr oder erst sehr viel später wahrnimmt. Weiche Matratzen fördern also die Immobilität des Menschen und können dadurch evtl. die Druckeinwirkzeit erhöhen.

Übung:

Drücken Sie drei bis vier Fingerkuppen einer Hand ganz kräftig mindestens 30 Sek. auf den Handrücken der anderen Hand. Sie werden blasse, undurchblutete Stellen sehen, die sich rasch wieder mit Blut füllen und rot werden, danach den normalen Farbton annehmen. Ein sehr hoher Druck kann bei kurzer Einwirkzeit gut toleriert werden, weitaus ungünstiger sind lange Einwirkzeiten. Ist schon ein Schaden eingetreten, verschwindet die Rötung nicht. Das erste Stadium des Druckgeschwüres ist eingetreten.

Gefährdete Körperstellen

Damit meint man Körperstellen, die dem Druck besonders ausgesetzt sind. Besonders gefährdet sind alle Knochenvorsprünge, insbesondere wenn die Gewebsschichten sehr dünn sind. Das sind

in Rückenlage:

❐ der Hinterkopf,
❐ die Schulterblätter,
❐ die Ellenbogen,

❐ das Kreuzbein,
❐ die Fersen;

in Seitenlage:

❐ die Ohren,
❐ die Wangenknochen,
❐ die Rollhügel des Oberarmes,
❐ die Rollhügel des Oberschenkelknochens,
❐ die Rollhügel des Wadenbeines,
❐ die Außenknöchel am Fuß.

Hautzustand

Eine trockene, spröde Haut hat nicht die elastischen Eigen-   *Hautzustand*
schaften, die eine normale Haut hat. Ebenfalls können Hautveränderungen, wie zum Beispiel Allergien, Ekzeme, Schwitzen und
Wundsein (durch Stuhl oder Urineinflüsse), das Risiko für einen
Dekubitus erhöhen.

Stoffwechsel

Bei Stoffwechselerkrankungen, z.B. Zuckerkrankheit (Diabe-   *Störungen*
tes), oder Durchblutungsstörungen ist das Risiko, einen Dekubitus zu bekommen, ebenfalls größer. Der Grund liegt in der Tatsache, daß bei Stoffwechselschädigungen die in der Zelle
entstehenden Schlackenprodukte entweder vermehrt anfallen
oder/und nicht mehr ausreichend abtransportiert werden können. Diese Schlackenstoffe schädigen die kleinsten Blutgefäße
(sog. Haargefäße), so daß über diesen Mechanismus die Durchblutung weiter abnimmt.
Die ersten Zeichen eines beginnenden Dekubitus sind eine
schmerzhafte Rötung, die auch wenige Minuten nach dem Freilagern (Umlagern) nicht verschwindet, und evtl. Schmerzen
(schmerzhaft ist die Stelle nur dann, wenn der Betroffene eine
uneingeschränkte Wahrnehmung hat). Selten sieht man direkt
einen Hautdefekt, eine Wunde. Da ein Dekubitus auch in der
Tiefe des Gewebes zuerst entstehen kann, sieht man bei einem
solchen Dekubitus nur eine blauschwarze Verfärbung in der Tiefe
(unter der Haut), die allmählich nach oben (zur Hautoberfläche)
"wächst". Dies ist allerdings bereits abgestorbenes Gewebe, wel-

ches sich nach einigen Tagen schwarz verfärbt. In diesen Fällen muß eine sofortige Therapie erfolgen.

Wirksame Dekubitusprophylaxe

Maßnahmen   Zur Vorbeugung der Druckschäden durch langes Liegen muß die Prophylaxe sich an dem oben beschriebenen Entstehungsmechanismus eines Dekubitus orientieren. Das ist leider in diesem Bereich nicht immer der Fall! Es gibt eine Menge unsinniger oder gar gefährlicher Methoden, die teilweise sogar käuflich auf dem Markt angeboten werden. Hier soll deshalb zusammenfassend dargestellt werden, welche Methoden oder Mittel geeignet sind, einen Dekubitus zu verhüten. Die verschiedenen Maßnahmen lassen sich zunächst in drei Bereiche einteilen, die dann im einzelnen besprochen werden:

1. Ernährung,
2. Maßnahmen an der Haut (Hautpflege),
3. Lagerungen inklusive Lagerungshilfsmittel.

Ernährung

Ernährung   Natürlich läßt sich durch die Ernährung ein Dekubitus nicht verhindern, weil man mit Nahrung nichts an der Ursache - dem langanhaltenden Druck - ändert. Aber mit der entsprechenden Ernährung können die o.g. Risikofaktoren beeinflußt werden, zum Beispiel der Hautzustand. Die Ernährung im Rahmen der Dekubitusprophylaxe berücksichtigt drei Punkte:

❐ Flüssigkeit,
❐ Eiweiß und Kohlenhydrate,
❐ Vitamine und Spurenelemente,

Die ausreichende Trinkmenge (Erwachsene mind. 1,5 Liter pro Tag) ist eine Voraussetzung für einen normal funktionierenden Stoffwechsel und für eine normale, intakte Haut. Eine trockene, spröde Haut muß ausreichend Flüssigkeit (von innen) bekommen. Eiweiß ist ebenfalls für den normal funktionierenden Stoffwechsel des Gewebes wichtig. Eiweiß wird aber nur unter Beihilfe von Kohlenhydraten in körpereigenes Eiweiß umgebaut. Die Kohlenhydrate liefern die für diesen Prozeß notwendige Energie. Vitamine und Spurenelemente sind für die normalen Hautfunktionen wichtig.

Welche Nahrungsmittel erfüllen diese Anforderungen? Allgemein kann gesagt werden, daß eine "ausgewogene" Ernährung alle o.g. Kriterien erfüllt. Informieren Sie sich über eine ausgewogene Ernährung, z.B. durch kostenlose Broschüren der Deutschen Gesellschaft für Ernährung.

Viel ist schon getan, wenn Sie darauf achten, daß der zu Pflegende jeden Tag etwas "Frisches" zu essen bekommt: Obst oder rohes Gemüse, evtl. auch als Saft. Bieten Sie auch Vollkornprodukte an, sie enthalten Vitamine, die in Weißmehlerzeugnissen fehlen. Günstig ist es, diejenigen Speisen, die der Betroffene gerne ißt, mit Zusätzen "anzureichern".

Hautpflege

An der intakten Haut wird im Rahmen der Dekubitusprophy- *Hautpflege*
laxe (vgl. Kap. 5) viel experimentiert. Alle diese Experimente gefährden aber die Haut und können somit das Dekubitusrisiko erhöhen. Eine vorgeschädigte Haut ist bekanntlich mehr gefährdet! Deshalb muß es das oberste Ziel sein, eine intakte Haut zu erhalten.

Das Waschen der Haut führt zu einem Abbau der physiologischen Schutzmechanismen, da durch das Waschen der Hauttalg entfernt wird, die Haut trocknet aus. Deshalb sollten keine aggressiven Seifen (parfümierte Seifen oder DeoSeifen) verwendet werden. Seifen sind nur dann zu verwenden, wenn diese zur Entfernung von grobem Schmutz tatsächlich erforderlich sind. Das kurze Duschen belastet die Haut weniger als ein intensives Baden.

Zum Eincremen der trockenen Haut soll man eine milde Lotion verwenden. Salben oder gar Pasten verkleben die Hautporen und schränken dadurch den Hautstoffwechsel ein. Deshalb nicht routinemäßig Baby-Öl oder Baby-Creme o.ä. verwenden. Eine sog. Wasser-in-Öl-Emulsion (bzw. -Lotion) ist zum Rückfetten hervorragend geeignet. Verwenden Sie möglichst die Präparate, die der Haut schon bekannt sind, bei allen neuen Präparaten besteht immer eine erhöhte Gefahr für Allergien.

Eine besondere Aufmerksamkeit verdient die Haut, die durch Urin oder/und Stuhl von außen extrem belastet wird. Urin oder Stuhl müssen natürlich von der Haut entfernt werden, vor weiteren Belastungen kann in solchen Fällen (aber nur dann!) die Haut mit einer fetthaltigen Creme geschützt werden. Wichtig: Mindestens einmal täglich muß das Fett mit warmen Wasser entfernt

werden, weil sich sonst auf der ständigen "Festung" Pilze vermeh-
ren können. Bei beginnender Hautschädigung sollte man frühzei-
tig einen Hautarzt zu Rate ziehen, weil sich an einer geschädigten
Haut sehr schnell Dekubitalgeschwüre entwickeln können.
Grundsätzlich sollte die Bettwäsche weich sein (z.B. Molton-
Tücher). Laken dürfen keine Falten aufweisen, sollten aber auch
nicht zu stramm gezogen werden, weil sonst die Weichheit der
Matratze reduziert wird. Bei allen Lagerungen müssen drei Prinzipien berücksichtigt werden:

Lagerung:

Grund-
prinzipien der
Lagerung

1. Selbständigkeitsförderung/Förderung der Mobilität
   des Betroffenen,
2. so viel Körperoberfläche wie möglich aufliegen lassen
   (um den Druck zu verteilen),
3. korrekte Hüftabknickung.

Wie lassen sich diese Prinzipien in der Praxis realisieren?

Selbständigkeitsaufforderung:

Achtung:
Weich gelagert
fördert Bewe-
gungsmangel!

Je weicher ein Mensch gebettet wird, desto immobiler wird er!
Deshalb sollte man zunächst nur auf einer Normalmatratze umlagern. Nur wenn diese zur Dekubitusprophylaxe nicht ausreicht,

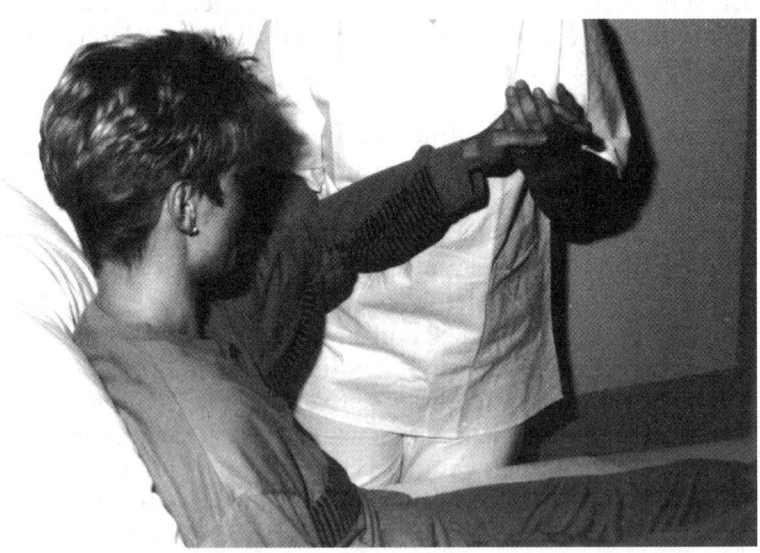

Abb. 1

sollten Spezialmatratzen oder Spezialbetten benutzt werden. Es sind inzwischen eine Vielzahl von Produkten auf dem Markt, die oft nicht das halten, was sie versprechen. Vor allem: Spezialmatratzen und - bette ersetzen die regelmäßige Umlagerung nicht. Mitunter ergeben sich erhebliche Nachteile durch den Einsatz: Geräusche und das Einsinken können eine Orientierungslosigkeit fördern. Je mehr Lagerungshilfsmittel (zum Beispiel Kissen) man einbettet, desto mehr wird die Immobilität gefördert!

So viel Körperoberfläche wie möglich aufliegen lassen

Besonders beim Freilagern von gefährdeten Körperteilen (zum Beispiel der Fersen) muß man darauf achten, daß die Fersen nicht unnötig hoch gelagert werden, weil sonst auch Teile des Oberschenkels frei gelagert werden, so daß sich der Liegedruck im Bereich des Gesäßes erhöht. Die Fersen werden, wenn überhaupt nötig, nur mit einem zusammengerollten Handtuch o.ä. freigelagert.

Korrekte Hüftabknickung

Die Dekubitusgefährdung nimmt extrem zu, wenn bei erhöhtem Kopfende die Hüfte (siehe Abb. 2, weißes Dreieck) nicht mit der Bettabknickung übereinstimmt, weil der Rücken nicht mehr vollständig anliegt und der Betroffene zusätzlich Reibungskräfte *Wo der Mensch sich beugt*

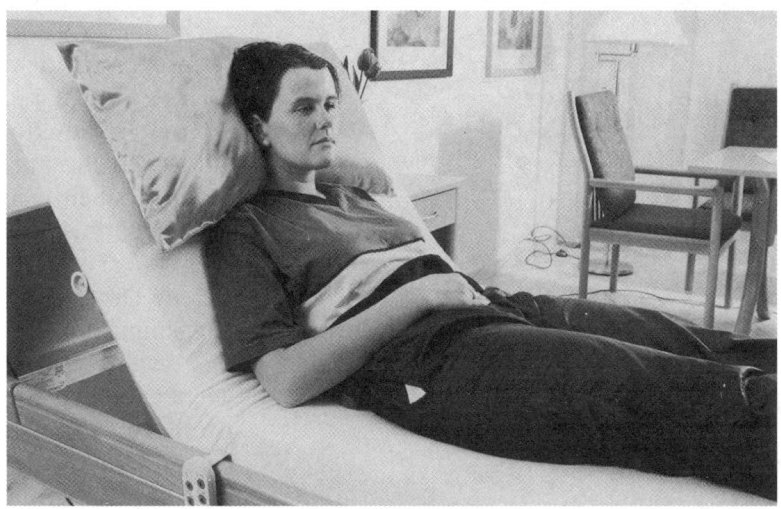

Foto: B. Butzke

Abb. 2

(durch das Herunterrutschen) entwickelt. In solchen Fällen muß der Betroffene nach oben gelagert werden. Um das erneute Herunterrutschen zu vermeiden, legt man als "Bremse" ein zusammengelegtes Bettlaken oder einen zusammengelegten Bettbezug unter beide Oberschenkel bis an die Sitzbeinhöcker heran (siehe Abbildung 3). Zusätzlich wird das Becken durch eine Handtuchrolle (o. ä.) nach vorne gekippt.

Lagerungen

Lagerungen   Lagerungen haben in der Pflege einen sehr hohen Stellenwert. Sie imitieren wenigstens zum Teil die normale Beweglichkeit Gesunder und haben Wirkung auf die Atmung, Durchblutung und auch das Wohlbefinden.
      Da ein Dekubitus durch langes Liegen auf einer Stelle entsteht, ist die regelmäßige Umlagerung (ca. alle 2 Stunden) die wirksamste Vorbeugung, zusätzlich kann durch Hohl- und Weichlagerung der Druck vermindert werden.

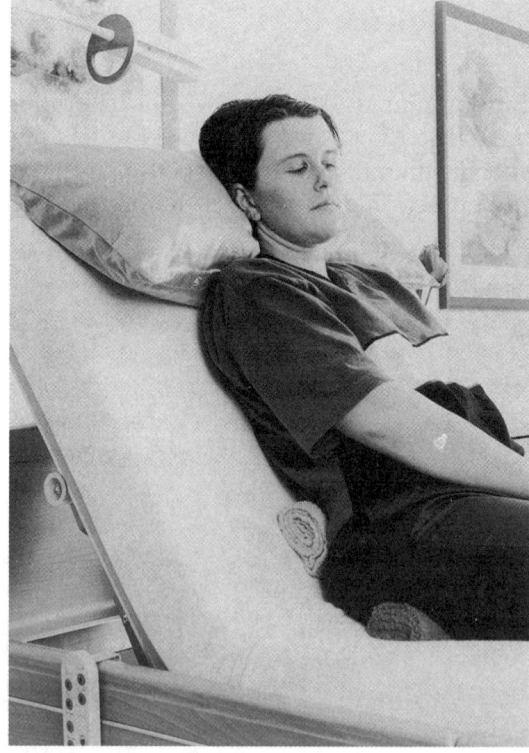

Foto: B. Butzke

Abb. 3

Übung:

Nehmen Sie eine angenehme liegende Position ein und bleiben Sie etwa 10 Minuten strikt liegen (evtl. nach dem Aufwachen oder vor dem Einschlafen). Spüren Sie Punkte, auf denen Sie aufliegen, haben Sie das Bedürfnis zur Lagekorrektur, welche Dinge Ihrer Umgebung nehmen Sie wahr? Vielleicht möchten Sie nach 10 Minuten eine kleine Änderung vornehmen?

Viele werden die Erfahrung machen, daß tatsächlich unmittelbar nach der Lagerung keine Aussage über die Bequemlichkeit gemacht werden kann. Der zu Pflegende muß sich sozusagen erst kurze Zeit "einliegen".

Die Vorstellung, nun mindestens 2 Stunden "ausharren" zu müssen, macht Gesunden Angst. Bei dieser Übung haben Sie selbst eine Lieblingsposition eingenommen, noch anders ist die Situation, wenn Sie gelagert "werden".

Eine weitere Erfahrung läßt sich anschließen: Selbst kleinste Lageveränderungen haben Auswirkungen auf den gesamten Auflagedruck. Nehmen Sie die Rückenlage ein und spüren Sie die aufliegenden Stellen. Wenn Sie nun gleichzeitig den Kopf zu einer Seite drehen, einen Arm auf den Leib legen, ein Knie anwinkeln oder gar eine Hand unter die Hüfte schieben, werden Sie die Veränderung merken. Mit Hilfe solcher "Mikrolagerungen", oft reicht ein untergelegtes gefaltetes Tuch, lassen sich Lagerungsintervalle hinauszögern.

Die im folgenden gezeigten Umlagerungen sind ohne großen Aufwand insbesondere ohne spezielles Material - herzustellen. Als Lagerungshilfsmittel werden hierbei ausschließlich Kopfkissen verwendet, wobei ältere Kopfkissen mit nur noch geringer Füllung günstiger zum Lagern sind. Zum Umlagern wird das Kopfende des Bettes relativ flach gestellt. Grundsätzlich gilt: Alle zwei Stunden muß eine andere Lagerung hergestellt werden, in der Nacht kann ein längeres Intervall eingeräumt werden. Günstig ist es, am Abend die Lieblingslage des zu Pflegenden vorzubereiten. Die beiden folgenden Lagerungen eignen sich auch für eine "sanfte Umlagerung", ohne daß geweckt werden muß.

30-Grad-Lagerung

Sie benötigen mindestens ein Kopfkissen mit mittlerer Füllung. Dieses Kissen wird zusammengelegt in den Rücken des zu Pflegenden gelegt, dazu wird der Oberkörper leicht auf eine Seite gedreht. Nach dem Zurücksinken ist in etwa ein Lagerungswinkel von 30° erreicht. Eventuell wird noch ein zusätzliches kleines Kissen für den Kopf und ein weiteres zur Unterstützung des oben liegenden Beines benötigt. *30-Grad Lagerung*

Bei dieser Lagerung liegt der Körper nur auf Weichteilregionen auf; dies ist ein großer Vorteil gegenüber der Lagerung direkt auf einer Seite. Allerdings haben manche Menschen das Gefühl, bei dieser Lagerung "aus dem Bett zu fallen"; dann sollten Sie die Position etwas korrigieren.

Schiefe Ebene

Schiefe Ebene   Die "schiefe Ebene" ist mit der 30°-Lagerung vergleichbar, sie ist besonders leicht auszuführen. Hierbei wird eine zusammengerollte Decke unter die Matratze gelegt und dadurch die schiefe Ebene erzeugt. Durch das Herausnehmen der Rolle in Zeitabständen wird jeweils ein anderer Lagerungsgrad erreicht, statt der Deckenrolle können auch Schaumstoffkeile oder Kissen verwendet werden.

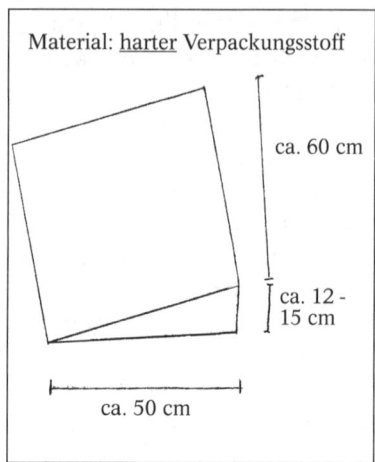

Material: harter Verpackungsstoff

ca. 60 cm

ca. 12 - 15 cm

ca. 50 cm

Abb. 4

135-Grad-Lagerung

135-Grad Lagerung   Für die 135° Lagerung werden zwei große Kopfkissen und evtl. ein kleines Kopfkissen benötigt. Das Kopfende wird heruntergestellt und die betroffene Person ganz auf eine Seite des Bettes gelegt. Die Hand des zur Mitte zeigenden Armes wird seitlich unter das Gesäß gelegt und der Betroffene nun vorsichtig herumgedreht. Vor dem Brustkorb liegt ein Kissen, das zweite Kissen wird vor die Unterschenkel gelegt. Nun kann man den Betroffenen ganz auf das Kissen legen, zieht den unten liegenden Arm vorsichtig am Ellenbogen heraus und legt das oben liegende Bein angewinkelt auf das Kissen (siehe Abbildung 5).

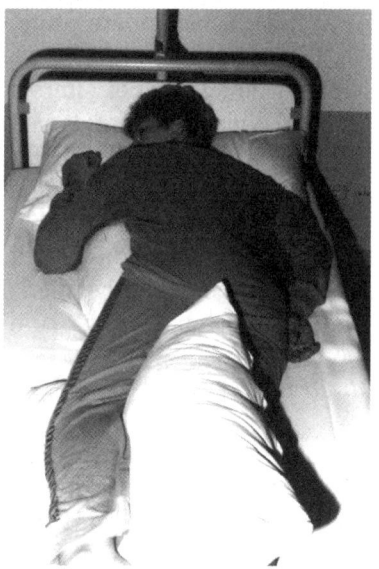

Abb. 5

Der Vorteil der 135°-Lagerung ist die absolute Druckentlastung des dekubitusgefährdeten Bereiches, der Nachteil die allerdings sehr eingeschränkte Beweglichkeit. Viele Menschen bevorzugen eine solche Lagerung zum Einschlafen.

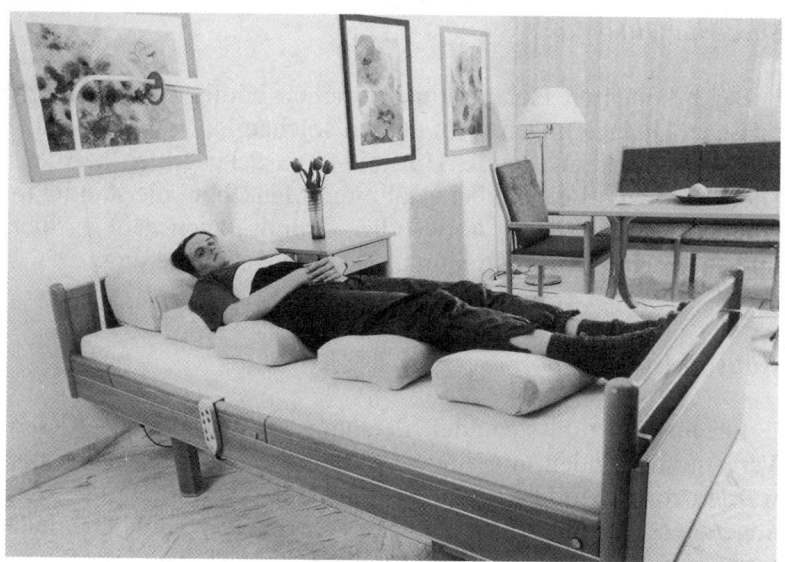

Abb. 6

5-Kissen-Lagerung

Die 5-Kissen-Lagerung (siehe Abbildung 6) wird mit 5 geroll- *5-Kissen-*
ten, prallen Kopfkissen hergestellt, die allerdings alle gleich *Methode*
gefüllt sein sollten. Das Herstellen der Lagerung ist relativ auf-
wendig, deshalb kommt sie besonders dort in Be-tracht, wo
bereits erste Anzeichen eines Dekubitus vorhanden sind.

Zunächst muß das Kopfende des Bettes wieder heruntergestellt
werden, dann legt man den Betroffenen auf eine Seite und legt die
vier Kissen unter die auf Abbildung 6 zu sehenden Körperstellen,
ganz dicht an den Körper heran. Nun wird der Betroffene auf die
Kissen gelegt. Diese Lagerung fördert die Immobilität, ist allerdings sehr effektiv, wenn die Knochenvorsprünge dekubitusge-
fährdet sind.

Zeitweiliges Unterlegen von kleinen Kissen

Eine weitere, sehr einfache Möglichkeit ist das zeitweilige
Unterlegen von kleinen Kissen: Zunächst legt man das kleine Kissen unter die rechte Gesäßhälfte, nach einer Stunde unter die
rechte Schulter, dann unter die linke Schulter, schließlich unter
das linke Gesäß usw. Hierdurch kann man zumindest eine Region
zeitweilig etwas druckentlasten, auch wenn diese Methode das
regelmäßige Umlagern nicht ersetzt.

Spezielle Hilfsmittel

*Spezielle
Hilfsmittel*

Bei besonderen Gefährdungen reichen häufig die o.g. regelmäßigen Umlagerungen nicht aus. In solchen Fällen muß zusätzlich auf druckentlastende Hilfsmittel zurückgegriffen werden.
Diese sind zum Beispiel bei gelähmten Menschen, die ständig in
einem Rollstuhl sitzen, notwendig. Grundsätzlich geht es hier
immer um eine Druckverteilung, also eine Weichlagerung.

Rollstuhlsitzkissen

*Rollstuhlsitz-
kissen*

Bei im Rollstuhl sitzenden Personen sollten spezielle Kissen
Verwendung finden, um einen Dekubitus zu vermeiden. Hierzu
werden von der Industrie zum Beispiel Gel- oder Flotationskissen
angeboten, die für solche Zwecke sehr effektiv sind. Ebenfalls
kann man druckverteilende spezielle Schaumstoffsitzkissen verwenden. Hier ist allerdings auf die richtige Schaumstoffqualität
zu achten: Dieser muß aus 5 cm dickem Moltopren mit einem
Raumgewicht von 60 kg pro m^3 bestehen.

Bettlagerungshilfsmittel

*Lagerungs-
hilfsmittel
im Bett*

Es können spezielle Betten oder Matratzen gekauft bzw. gemie-
tet werden. Deren Wirkungsweisen sind jedoch sehr unterschiedlich: Hier seien nur einige zusammenfassende Kriterien genannt:

Schaffell

Schaffell

Das Schaffell dient der Reduzierung der Reibungs - und Scher-
kräfte, es hat keine druckminderne Wirkung. Das Fell sollte
direkten Hautkontakt haben, gerade in der häuslichen Pflege sind
Naturfelle den synthetischen Fellen vorzuziehen. Felle nehmen
gut entstehende Feuchtigkeit auf

Wechseldruckluftmatratzen

*Wechseldruck-
luftmatratzen*

sollten quergelagerte Luftkammern haben, da sich längs verlau-
fende Luftkammern in amerikanischen Untersuchungen als ungeeignet erwiesen haben.

Wassermaterialien

Wasserkissen sind zur Dekubitusprophylaxe ungeeignet, da das *Wasser-* Prinzip der Verdrängung nicht stattfinden kann. Dagegen sind *materialien* Wassermatratzen und Wasserbetten effektiv in der Druckverteilung, allerdings nur dann, wenn stets flach gelagert wird. Wegen der ständigen Beweglichkeit des Wassers ist das Material evtl. für den Betroffenen unangenehm. Aus diesem Grunde sollte man diese Systeme nicht bei wahrnehmungsgestörten oder verwirrten Menschen einsetzen (z.B. nach einem Schlaganfall, bei Desorientierten).

Gelkissen eignen sich gut zur Druckverteilung. Da sie ähnliche physikalische Eigenschaften wie das menschliche Fettgewebe haben, kann man sie besonders bei abgemagerten Menschen einsetzen.

Luftmatratzen eignen sich ebenfalls zur Druckverteilung allerdings kann u.U. die plastikartige Oberfläche das Schwitzen verstärken.

Entstehung einer Kontraktur

Eine Kontraktur ist eine Versteifung eines Gelenkes in einer bestimmten Position, so daß das Gelenk bewegungseingeschränkt oder bewegungsunfähig ist. Der Spruch "Was rastet, das rostet" gilt hierbei als Antwort auf die Frage nach der Ursache einer Kontraktur: Ständige Ruhigstellung eines Gelenkes in einer Position löst eine Kontraktur aus. Kontrakturen sind typischerweise Beugekontrakturen, weil sich in einer Beugestellung des Armes oder des Beines die Sehnen und Bänder des Gelenkes verkürzen, so daß eine Streckung des betroffenen Gelenkes nicht mehr möglich ist. Deshalb dürfen Gelenke nicht über längere Zeit (Stunden!) in einer Stellung (insbesondere Beugestellung) liegen bleiben. Verspürt der Betroffene nach einiger Zeit Schmerzen beim Bewegen, so ist das ein erstes Zechen einer Kontraktur! In diesem Falle sollte der Arzt hierüber informiert werden, so daß u.U. spezielle Krankengymnastik verordnet werden kann.

Wirksame Kontrakturenprophylaxe

Die wirksamste Möglichkeit zur Kontrakturenprophylaxe ist deshalb die regelmäßige Bewegung. Wenn Eigenbewegungen vor-

handen sind, muß der Betroffene angehalten werden, mehrmals
täglich Arme und Beine in alle möglichen Positionen zu bringen
(siehe unten). Bei bewegungseingeschränkten Menschen müssen
diese Bewegungen passiv durch die Pflegeperson vorgenommen
werden. Diese Bewegungen (man spricht auch vom "Durchbewegen") müssen regelmäßig mehrmals täglich (mindestens 4 mal täglich) an allen Gelenken des Körpers erfolgen, möglichst mit
natürlichen Bewegungsabläufen. Also beim Waschen den Wasch-
handschuh über eine Hand des Betroffenen streifen und damit
Waschbewegungen am Körperstamm durchführen usw.

Hierbei wird mit den großen, körpernahen Gelenken begonnen: Schultergelenk und Hüftgelenk. Beim Durchbewegen können allerdings auch Schäden an den Gelenken verursacht werden, wenn man zu massive Bewegungen durchführt oder die
Gliedmaßen beim passiven Durchbewegen nicht ausreichend
festhält (= fixiert), weil dann die Kapsel des Gelenkes überdehnt
wird.

Um dieses zu vermeiden, arbeitet man grundsätzlich mit beiden
Händen: Die eine Hand fixiert den oberen Teil der Gliedmaße,
die andere Hand bewegt den unteren Teil der Gliedmaße: zum
Beispiel wird mit der einen Hand der Oberarm fixiert (gehalten),
während die andere Hand den Unterarm bewegt (siehe Abbil-

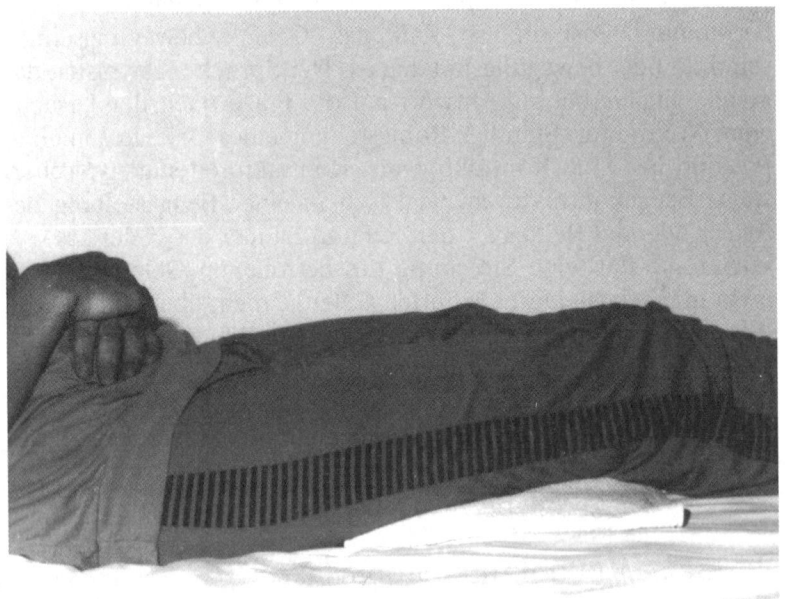

Abb. 8

dung 8). Das Prinzip ist hierbei: Gelenke dürfen nicht "durchhängen", wegen der möglichen Schädigung der Gelenkkapsel.

Neben diesen Bewegungsübungen ist das zweite Standbein der Kontrakturenprophylaxe die Lagerung. Da die Lagerungen allgemein im Kapitel Dekubitusprophylaxe beschrieben werden, sei hier nur angemerkt, daß grundsätzlich bei jeder Umlagerung auch die Gelenke "umgelagert", d.h. in eine andere Position gebracht werden sollten. Kontrakturen entstehen immer dann, wenn die Lagerung in einer Position verbleibt.

Spezifische Aspekte der Kontrakturentstehung

Christel Bienstein

Nicht immer entsteht eine Kontraktur, weil wenig Bewegung erfolgt oder neurologische Probleme (wie z.B. ein Schlaganfall) vorliegen. Vielfach beobachtet man auch, daß Menschen sich nach längerer Krankheit verschließen (eine embryonale Haltung einnehmen). Damit können sie ihre sehr wahrnehmungsempfindlichen Bereiche wie den Brustkorb, den Bauch, die Innenseiten der Oberschenkel und die Innenseiten der Arme vor plötzlichen Reizen oder Berührungen schützen. Dieser Selbstschutz ist auch besonders bei alten Menschen zu beobachten, sie wachsen immer mehr zusammen. Bedenken Sie möglichst, daß Sie Ihrem Angehörigen ausreichende positive Anreize bieten, sich wieder zu entfalten (vgl. Kapitel 14). Vielfach ist es notwendig, darauf zu achten, daß mehr angenehme Reize von der Seite, in die Öffnung erfolgen soll, geboten werden (z.B. eine regelmäßige Einreibung des Rückens hilft, die Beugung im vorderen Thoraxbereich zu mindern). Besonders bedeutsam ist die Entstehung eines Spitzfußes.

Kontrakturen

Übung:

Achten Sie einmal darauf, wie Ihr Fuß sich verhält, wenn Sie im Bett liegen. Sie werden bemerken, daß der Fuß in eine Spitzfußstellung geht. Dies ist völlig normal. Immer, wenn der Fuß nicht belastet ist, wird er diese Haltung einnehmen. Setzen Sie

Vorbeugung

sich auf einem Stuhl oder Sessel so weit zurück, daß ihr Fuß nur noch wenig Kontakt zum Fußboden hat oder kaum Gewicht auf den Fußsohlen lastet. Auch hier werden Sie feststellen, daß der Fuß in eine veränderte Haltung übergeht (z.B. seitlich abgekippt).

Kontraktur-
entstehung

Achten Sie darum darauf, daß die Füße einen guten Bodenkontakt haben und genügend Gewicht auf den Fußsohlen liegt. Ist ein zu geringer Bodenkontakt gegeben und lastet zu wenig Druck durch das Eigengewicht des Körpers ihres Angehörigen auf der Fußsohle, wird er nach und nach versuchen den Fuß in eine abweichende Haltung zu bringen. Besonders zu geringes Gewicht führt zu einer Spitzfußstellung. Dabei sollten die Unterschenkel, wie beim normalen Sitzen, gut angewinkelt sein. Damit Sie wissen, ob genügend Gewicht auf den Fußsohlen lastet, legen Sie Ihre Hand zum Abschluß (nachdem Sie Ihren Angehörigen in einen Sessel oder Rollstuhl gesetzt haben) unter die Fußsohlen und spüren genau nach (es muß ein guter Druck auf Ihre Hand erfolgen). Dies ist besonders bei Rollstuhlfahrern notwendig.

Für Sie: Persönlicher Druck

Ihre Schultern tragen seit langem eine Last, die drückt. Dieser Druck bleibt nicht auf den Schultern liegen, sondern dringt bis in Ihr Innerstes vor. Druck benötigt Gegendruck, damit es zu keinen Verletzungen und dauernden Schäden kommt. Um dies leisten zu können, ziehen Sie zuerst eine "Druckbilanz".

❑ Was macht mir Druck?
❑ Wie macht es mir Druck?
❑ Wie häufig empfinde ich den Druck?

Halten Sie dagegen:

❑ Was nimmt mir Druck?
❑ Wie fühle ich mich ohne Druck?
❑ Wie kann ich mich von dem Druck befreien?

Kann es sein, daß ich den Druck weitergebe, andere vor Fürsorge fast erdrücke oder zu streng und ernst mit allem bin? Druck ist ein zumeist subjektives Gefühl, er entspricht nicht unbedingt der Realität. Druck entsteht mehr aus gesellschaftlichen Zwängen und aus den Anforderungen, die man an die eigene Person stellt.

Nehmen Sie die Hilfsangebote ernst, denken Sie darüber nach, wer Sie entlasten kann. Nutzen Sie die öffentlichen und privaten Anbieter. Sie sind nicht alleine mit Ihren Problemen. Auch Sie haben ein Recht auf Entlastung.

Bienstein, Ch. et. al: Dekubitusprophylaxe und -therapie. Stuttgart 1995.   *Literatur*

Werner Sellmer

13. Medikamentenverabreichung

Die durchschnittliche Lebenserwartung in den westlichen Industrienationen hat sich in den letzten hundert Jahren verdoppelt. Daran haben nicht zuletzt der hohe Wissensstand in der Medizin und die gute medizinische Versorgung der Bevölkerung einen sehr großen Anteil. Ein wichtiger Teil der ärztlichen Therapie besteht in der Verordnung von Arzneimitteln der verschiedensten Art. Falsche oder unsachgemäß eingesetzte Arzneimittel können den Erfolg der medizinischen Therapie zunichte machen; Arzneimittel entscheiden somit häufig über Wohl und Unwohl, Freud und Leid, eventuell sogar über Leben und Tod des Patienten. Ein Arzneimittel durch richtige Anwendung zur gewünschten Wirkung zu bringen, ist eine kleine Kunst. Eine wichtige Anfangsvoraussetzung hierfür ist das Vertrauensverhältnis zwischen dem Patienten und seinem Therapeuten bzw. den durch den Arzt verschriebenen Arzneimitteln. Fehlt dieses Vertrauensverhältnis (mit schönem Fachwort "Compliance") so erzielt das AM oft keine oder nicht die erwartete Wirkung.

Die folgenden Ausführungen sollen helfen, die Probleme bei der Anwendung von AM für den Pflegenden klarer zu sehen, Fehler zu vermeiden und damit die Therapie effizienter zu gestalten.

Folgende Punkte werden gesondert besprochen:

1) die Packungsbeilage,
2) Dosierung von Arzneimitteln,
3) der Einnahme-/Anwendungszeitpunkt,
4) Ratschläge zur Anwendung,
5) "Kritische Selbstbeobachtung",

6) Lagerung und Entsorgung von Arzneimitteln,
7) allgemeine Hinweise zur Arzneimittel-Therapie,
8) Tips für den vergeßlichen Patienten.

1) Die Packungsbeilage

Jedem Arzneimittel (Ausnahme: einige homöopathische AM) *Packungs-*
liegt eine sogenannte Packungsbeilage (Waschzettel, Beipackzet- *beilage*
tel) bei. *Sie enthalten alles Wissenswerte über das Arzneimittel.*
In den letzten Jahren hat der Verbraucherschutz das "Fachchi-
nesisch" aus den Packungsbeilagen vertrieben: Sie sind gut lesbar,
meist allgemein verständlich und in deutscher Sprache (oft auch
zusätzlich in gängigen Fremdsprachen) abgefaßt. Vor der erstma-
ligen Anwendung eines Arzneimittels sollte unbedingt die
Packungsbeilage sorgfältig gelesen werden. Dies kann über den
Verlauf der gesamten Therapie entscheiden. Folgende "Rubriken"
sind für den Arzneianwender oder dessen Betreuer besonders
informativ und wichtig:
Anwendungsgebiete (Indikationsgebiete): Gründe, ein Arzneimittel anzuwenden wie z.B. Fieber, Schmerzen, Husten.
Gegenanzeigen (Kontraindikationen): Gründe, die die An-
wendung eines Medikamentes verbieten (z.B. Schwangerschaft,
Allergie gegen den Wirkstoff).
Nebenwirkungen: Wirkungen des Arzneimittels, die aber in
der Therapie unerwünscht sind. Nach deutschem Arzneimittel-
Recht müssen alle jemals aufgetretenen Nebenwirkungen in der
Packungsbeilage aufgeführt werden (auch die extrem seltenen).

Achtung!

Ihr Arzt/Ihre Ärztin kennt selbstverständlich ebenfalls diese
"möglichen" Nebenwirkungen. Da jede Therapie aber das Abwä-
gen zwischen dem erwünschten Nutzen und einem möglichen
Risiko darstellt, hat sich der Arzt/die Ärztin trotzdem für eine
Arzneimittel-Therapie entschieden.
Haben Sie also bitte Vertrauen und beginnen Sie mit der
besprochenen Therapie bzw. setzen Sie diese fort oder besprechen Sie in Ruhe (mündlich oder fernmündlich) eine eventuelle
Veränderung. Keinesfalls sollten Sie Arzneimittel selbständig
absetzen oder die Dosierung verändern. Es könnte katastrophale
Folgen haben !!

Wechselwirkungen: Wirkungen des Arzneimittels in Verbindung mit anderen Arzneimitteln oder anderen Stoffen (wie z.B. Alkohol). So reichen zum Beispiel wenige Aspirin®-Tabletten (oder Tabletten eines ähnlichen Präparates mit dem Wirkstoff Acetylsalicylsäure), um bei einem Patienten, der auf blutverdünnende Medikamente eingestellt ist, eine Blutungskrise zu erzeugen.

Dosierung und Art der Anwendung: Unter dieser Rubrik kann man in der Packungsbeilage eine sogenannte "übliche Dosierung" und allgemeine Anwendungsanweisungen finden. Hat Ihr behandelnder Arzt aber eine davon abweichende Therapie gewählt (Menge des Arzneimittels, Häufigkeit und Art der Anwendung), dann ist selbstverständlich diese für Sie gültig.

In der Packungsbeilage kann man auch Hinweise über einen eventuellen Alkoholgehalt des Arzneimittel (angegeben als Volumenprozente VOL%, wichtig u.a. für Alkoholkranke, Schwangere, Epileptiker)oder Hinweise auf den Zuckergehalt (angegeben in Broteinheiten BE, wichtig u.a. für Diabetiker und Patienten mit Gewichtsproblemen) finden. Als harmlos geltende Arzneimittel wie Homöopathische Lösungen, Klosterfrau Melissengeist oder Baldriantropfen enthalten oft über die Hälfte Alkohol, und viele Hustensäfte sind die reinen Zucker- (Kalorien-) Bomben.

Zusammenfassend kann zur
Packungsbeilage gesagt werden:

❏ Vor Anwendung eines neuen Arzneimittel sollte man die Packungsbeilage genau lesen.

❏ Aus ihr lassen sich viele wertvolle Informationen entnehmen.

❏ Erschrecken Sie Punkte aus der Packungsbeilage, so sollten Sie mit dem Arzt sprechen, keinesfalls aber die Therapie abbrechen oder die Einnahmemengen verändern.

❏ Die Packungsbeilage sollte am Arzneimittel verbleiben (für evtl. auftretende Fragen).

❏ Ein handschriftlicher Auftrag von Informationen auf jede Arzneipackung (wann, für wen und wogegen bekommen) ist sinnvoll!

2) Dosierung von Arzneimitteln

Bitte halten Sie die vom Arzt verordnete Menge Arzneimittel *Dosierung*
genau ein. Das Einnehmen von weniger Arznei (eine halbe
Tablette) oder die seltenere Einnahme (1 x statt 2 x am Tag) ist
nicht schonender, sondern oft unwirksam; die Einnahme von
mehr Arznei (2 x statt 1 x) oder häufigerer Dosen (3 x 1 statt 2 x 1)
ist nicht wirksamer sondern oft schon giftig.

3) Der Einnahme-/Anwendungszeitpunkt

Es ist entgegen der weitläufigen Meinung keinesfalls "egal", *Zeitpunkt*
wann ein Arzneimittel angewendet oder eingenommen wird. So
gibt es viele Arzneimittel, die unbedingt v o r dem Essen eingenommen werden müssen, damit sie gut über die Magen-Darm-
Schleimhaut ins Blut aufgenommen werden können (Beispiele:
Antidiabetika, Schilddrüsenarzneimittel, Eisenpräparate). Andere Medikamente müssen unbedingt nach dem Essen eingenommen werden, meist weil sie den ungeschützten Magen stark
angreifen würden (Rheumamittel, Antibiotika) oder weil sie bei
der Verdauung helfen sollen (Enzympräparate).

Neben dem Einnahmezeitpunkt in Bezug auf das Essen ist es
wichtig, wie regelmäßig ein Präparat angewendet werden muß: *Je
seltener ein Arzneimittel zum Beispiel geschluckt wird (z.B.
einmal am Tag) desto wichtiger ist der genaue Zeitpunkt hierfür*. Arzneimittel mit häufigerer Einnahme (2-3mal täglich) können meist problemlos etwas verschoben werden.

4) Ratschläge zur Anwendung

❏ Sind Arzneimittel einzunehmen, so sollte dazu grundsätzlich *Anwendung*
mindestens 1/2 Glas Wasser getrunken werden. Die Einnahme
erfolgt sinnvollerweise im Stehen oder aufrecht sitzend, so
wird das Risiko vermindert, daß das AM in der Speiseröhre
stecken bleibt und schmerzhafte Reizungen oder sogar
Verätzungen erzeugt.

❏ Brausetabletten sollten in reichlich Wasser gelöst werden. Das
Trinken der Lösung, wenn noch Reste ungelöster Arznei her-
umschwimmen, kann ebenfalls sehr schmerzhafte Reizungen
verursachen.

Folgende Beispiele zeigen, welchen Einfluß die Arznei-mittel-Einnahme haben kann	Wirkstoff	Anwendungsgebiet
	Schlafmittel	Schlaflosigkeit
	Antibiotika	Infektionen, Entzündungen
	Hormonelle Empfängnis-verhütung	Gewünschte oder nötige Empfängnis-verhütung
	Antazida (Magensäureblocker)	zu viel Magensäure-produktion
	Antiepileptika	Epileptische Krampfanfälle

❏ Der Hinweis "Vor Gebrauch schütteln" wird bei vielen Säften oder Tropfen überlesen. Vergißt man das Schütteln, so ist das Arzneimittel jeden Tag anders zusammengesetzt (einmal mehr Wirkstoff, das andere Mal nur Lösungsmittel), die Wirkung bleibt häufig aus. Noch schlimmer ist es, wenn dieser Hinweis bei Ampullen z.B. bei Insulin mit Langzeitwirkung (Depot-insulin) mißachtet wird.

❏ Das Auftragen von therapeutischen Salben und Cremes (Cortison, Antibiotika, Desinfektionsmittel, Rheumamittel) sollte unbedingt mit Handschuhen erfolgen. Im anderen Fall muß eine sofortige Händewaschung erfolgen, um das Verschleppen von Wirkstoff auf den eigenen Körper zu ver-hindern. Es besteht ansonsten die große Gefahr der Allergie-bildung oder des Auftretens von Reizungen oder Schädi-gungen der Schleimhäute, z.B. der Augen.

❏ Bestimmte Arzneimittel, die auf keinen Fall auf nüchternen Magen eingenommen werden dürfen (z.B. Antirheumatika

Arzneimittel zu früh eingenommen	Arzneimittel zu spät eingenommen	Richtige Einnahme
Müdigkeit tritt zu früh auf, der Patient wacht nachts auf	Wirkung tritt zu spät ein, der Patient liegt wach und leidet ggf.	bis eine Stunde vor dem Schlafengehen
Evtl. giftige Nebenwirkungen durch Anhäufung des Wirkstoffes	Die Erreger können widerstandsfähiger (resistent) werden	Regelmäßig z.B. tägl. zur gleichen Zeit oder morgens/abends oder alle 8 Std.
Der Zyklus kann im Wiederholungsfall durcheinandergeraten	Sicherte Empfängnisverhütung ist nicht gegeben	tägl. zur gleichen Zeit (z.B.füh oder spät)
Keine Wirkung, da kein Magensäureüberschuß	Aufstoßen und Übelkeit treten auf (nicht verhindert)	1 bis 2 Stunden nach dem Essen einnehmen
Nebenwirkung durch hohe Wirkstoffspiegel	Das Auftreten von Krampfanfällen wird wahrscheinlicher	Regelmäßig (sehr pünktlich)

und Antibiotika), lassen sich oft gut in Joghurt oder Pudding "verpackt" einnehmen, im Zweifelsfalle auch mit Orangensaft, der den Magen beruhigt.

❒ Tabletten oder Dragees ohne Bruchkerbe dürfen vor dem Schlucken nie zerstört (z.B. gemörsert, zerbröselt) oder aufgelöst werden. Kapseln dürfen nie geöffnet werden!!

Die Gründe hierfür liegen in der "äußeren" Schutzschicht der Arznei, die das Arzneimittel vor dem aggressiven Magensaft und den Magensaft vor dem Wirkstoff schützen soll. Bei Nichtbeachtung können Schäden an Speiseröhre und Magen entstehen (z.B. durch ätzende Wirkstoffe wie bei bestimmten Schlafmitteln), die Wirkung kann ganz oder teilweise ausbleiben (bei empfindlichen Wirkstoffen wie z.B. Verdauungsenzymen) oder es kommt sogar zu Überdosierungen/ Vergiftungen durch Zerstörung von Depot- oder Retardarzneimitteln (bestimmte Blutdruckmittel).

❏ Zäpfchen sollten immer nach einer Stuhlentleerung gegeben werden. Sie können mit etwas Salbe (z.B. Vaseline) bestrichen schmerzlos eingeführt werden.

5) Kritische Selbstbetrachtung

Kompli-
kationen

Treten Veränderungen am Körper des Patienten auf (z.B. Rötungen der Haut, Quaddelbildung, Juckreiz, Blutdruckabfall mit Ohnmachtsneigung, Atemnot) oder klagt der Patient über plötzliche Schmerzen, kann es sich um Nebenwirkungen des Arzneimittels oder um eine Allergie handeln. Neben einem sofortigen Absetzen der Arzneimittel muß sofort (telefonisch ?!) ein (besser: der bisher behandelnde) Arzt verständigt werden. Da derartige Zustände lebensbedrohlich sein können, ist Eile geboten. Im Zweifelsfalle ist ein Notarzt oder die Feuerwehr 112 zu benachrichtigen. Bei allergieempfindlichen Patienten empfiehlt sich die Austestung von wichtigen Arzneimitteln und häufig verwendeten Konservierungsstoffen beim Allergologen. Bedenken Sie, daß bei Erbrechen oder Durchfall die Aufnahme der Medikamente im Magen-Darm-Trakt sehr unsicher ist.

6) Lagerung von Arzneimitteln/Entsorgung von Altarznei

Aufbewahrung ❏ Arzneimittel sollten grundsätzlich bei Raumtemperatur (15 - 25 °C) und trocken gelagert werden. Ungeeignete Orte hierfür sind: Badezimmer, Fensterbänke (Heizung, Sonne ...) oder das Auto (Hitze, Kälte).

❏ Einige Arzneimittel müssen im Kühlschrank lagern (z.B. Insuline). Die Packung trägt dann die Aufschrift "kühl lagern", "zwischen 2 und 8 °C lagern" oder "nicht über 8 °C lagern".

❏ Liegt solch eine Arzneipackung für wenige Tage außerhalb des Kühlschrankes, so kann sie bedenkenlos dorthin zurückgelegt werden.

❏ Trägt jedoch ein Arzneimittel die Aufschrift: Kühlkette, so darf es niemals für mehr als 5 Minuten aus dem Kühlschrank genommen werden (es sei denn zu Anwendungszwecken, Beispiel Impfstoffe). Im anderen Falle ist das Arzneimittel unwirksam.

❒ Alle Arzneimittel sollten außerhalb der Reichweite von Kindern und verwirrten Patienten gelagert werden. Versehentliche Vergiftungen durch Verwechslung mit "Süßigkeiten" können somit vermieden werden.

❒ Nach dem Ende oder dem Abbruch einer Therapie sollten eventuelle Arzneimittel-Reste zur Entsorgung in Ihre Apotheke oder geeignete Sammelstellen gegeben werden. Gelagerte Reste verführen dazu, später selbständig zu therapieren und bergen so ein hohes Risiko.

❒ "Bedarfsmedikamente" (die sogenannte Hausapotheke) sollten monatlich (unbedingt aber zum 30.06. und 31.12.) auf Verfallsdaten oder verdorbene Arzneimittel durchgesehen werden.

❒ Bewahren Sie Arzneimittel möglichst im Originalkarton mit der Packungsbeilage auf.

7) Allgemeine Hinweise zur Arzneimitteltherapie

❒ Setzen Sie nie ohne vorherige Rücksprache mit Ihrem Arzt   *Hinweise*
Dauermedikamente ab. Sie gehen dabei ein hohes Gesundheitsrisiko ein!!

❒ Da Patienten oft von mehreren Ärzten gleichzeitig betreut werden (Neurologe, Allgemeinmediziner, Urologe bzw. Gynäkologe), kann der Überblick über die einzelnen verordneten Medikamente verloren gehen. Das Aufschreiben aller Medikamente (Name, Dosierung und Einnahmezeiten) in ein kleines Heftchen versetzt Sie in die Lage, jederzeit den Ärzten gute Auskunft über die Therapie der Kollegen geben zu können - zum eigenen Nutzen natürlich.

❒ Führen Sie eine Akuttherapie (Schmerzen, Entzündungen, Pilzinfektion...) unbedingt solange wie besprochen durch.

❒ Auch wenn die Symptome verschwunden sind (Fieber und Schmerz bei Infektionen, Jucken bei Fußpilz) muß weiter therapiert werden. Beim verfrühten Absetzen der Therapie kann eine Krankheit zurückkehren. Die Folgetherapie ist dann mit Sicherheit andauernder und problematischer!!

❏ Bedenken Sie bitte, daß bestimmte Arzneimittel (wie z.B. Schlaf-, Schmerz- und Allergiemittel sowie bestimmte Psychopharmaka) zu einer Einschränkung der "Verkehrstüchtigkeit" führen können. Es drohen Gefahren u.a. im Straßenverkehr und bei der Bedienung von Maschinen.

❏ Während Schwangerschaft und Stillzeit, sowie in Zeiten, in denen eine Schwangerschaft eintreten kann, sollte die Arzneitherapie besonders sorgfältig bedacht werden.

❏ Bei allen Fragen zur Arzneianwendung sollten Sie immer den behandelnden Arzt (selbstverständlich im Einzelfall auch telefonisch oder im Notfall einen Notarzt) befragen.

❏ Die Notwendigkeit, Tabletten teilen zu müssen, führt oft zu großen Kraft- und Geschicklichkeits- und Hygieneproblemen. Tablettenteiler bieten eine Möglichkeit, hygienisch und ohne großen Kraftaufwand auch kleinste Tabletten zu teilen.

❏ Wenn Sie feststellen, daß der Wunsch nach der Einnahme eines bestimmten Medikamentes immer stärker wird und die Dosis dabei ständig erhöht werden muß, um die gleiche Wirkung zu erzielen, dann ist meistens eine beginnende Arzneimittelabhängigkeit die Ursache. Der behandelnde Arzt sollte baldmöglichst informiert werden, gemeinsam findet sich eine Problemlösung.

Zu häufig vergißt man einen weiteren kompetenten (und meist erreichbaren) Ansprechpartner: Ihren Apotheker. Arzneimittel und deren Anwendung sind sein Spezialgebiet. Er wird Sie gerne umfassend beraten.

8) Tips für den vergeßlichen Menschen

Tips für Vergessliche

❏ Viele Firmen bieten Medikamentenschälchen an, in denen Arzneimittel für bestimmte Zeiten im voraus bereitgestellt werden können.

❏ Hier können Familienangehörige oder Pflegende Arzneimittel für einen ganzen Tag vorbereiten. (Nachteil: ungeeignet für Flüssigkeiten und Brausetabletten).

❏ Für die Bereitstellung von Tropfen oder Säften im voraus gibt es auswaschbare "Tropfenbecher" mit Deckel.

❏ Von vielen Tabletten (z.B. Hormontabletten, Schilddrüsen präparaten) gibt es Kalenderpackungen, auf denen gut zu erkennen ist, ob das Präparat bereits eingenommen wurde.

❏ Bestimmte Uhren mit mehreren Weckzeiten können Sie bei häufigeren Anwendungen (Augentropfen 5 mal täglich) problemlos erinnern.

❏ Ebenfalls eine Hilfe kann eine selbsterstellte Liste sein, die dem Menschen einen Überblick über seine Arzneimittel gibt. In einer Spalte kann er die bereits eingenommenen (Tabletten, Zäpfchen) oder angewendeten (Augentropfen) Arzneimittel abhaken.

❏ Das oben bereits erwähnte Büchlein, in das alle Ärzte ihre Arzneiverschreibungen eintragen, entbindet Sie von der Seelenqual, alle Präparatenamen im Kopf haben zu müssen. Jede Arzneiwirkung kann nur so gut sein, wie die Arzneiverabreichung zuläßt.

Ziel muß es sein:

❏ die richtige Menge
  des richtigen Arzneimittels
  zur richtigen Zeit
  auf die richtige Art
  anzuwenden.

Christel Bienstein

14. Berühren ist begegnen -
Bedeutung der Berührung

Bedeutung   Die tagtägliche Betreuung und das Zusammensein mit schwerbeeinträchtigten Menschen ist angefüllt mit ständig notwendigen Berührungskontakten. Schon als ungeborener Mensch spürt ein heranwachsendes Kind sich durch die Berührungen in der Mutter. Die es umschließende Haut meldet ständig zurück, wo es sich und wie es seine Umgebung erfährt. Direkt nach der Geburt übernehmen die Eltern diesen wichtigen Part. Das Kind wird gestreichelt, gedrückt und geherzt. Je älter ein Mensch wird, desto aktiver muß er diesen Anteil für andere Menschen mit übernehmen. Bewegungsbehinderungen, ob nun im jungen oder hohen Alter, grenzen diese Fähigkeiten zur Berührung bis zur totalen Einschränkung ein.

Vielfach läßt sich beobachten, daß der Mensch sich "schließt". Arme und Beine werden bauch- und brustwärts angezogen. Der Kopf neigt sich Richtung Brustkorb. Häufig ist dieses Verschließen ein Schutz gegen plötzliche und unangenehm erlebte Berührungen. Besonders die vordere Körperpartie des Menschen ist sehr sensibel und wahrnehmungsstark. Unklare Berührungen führen dann rasch zu einer Irritation. Mit unseren Händen können wir beeinträchtigte Menschen an Erfahrungen teilnehmen lassen. Hierzu müssen unsere Hände jedoch klar und deutlich "sprechen" können.

Berührung ist ein individueller Prozeß - ein zwischenmenschlicher Austausch. Die betreuende Person muß gut beobachten und wahrnehmen können, wie der von ihr zu pflegende Mensch auf Berührung reagiert. Es ist wesentlich, darauf zu achten, ob Berührung überhaupt als angenehm oder eher als unangenehm erlebt wird. Häufig sind auch einzelne Körperzonen besonders berührungsempfindlich.

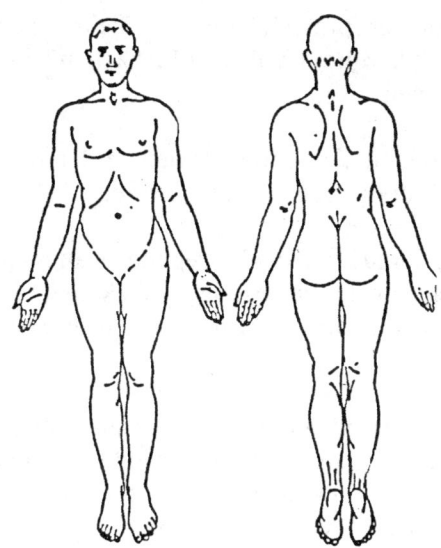

Es gibt verschiedene Körperzonen. So ertragen manche Menschen kaum die Berührung unter der Fußsohle oder das Auswischen der Ohren. Gerade durch unsachgemäße Berührung kann es dann zu einer Muskeltonuserhöhung kommen bis hin zur Veränderung der Atmung etc. Genauso wie Berührung an bestimmten Körperzonen unangenehm erlebt wird, können Menschen Berührungsvorlieben entwickeln. So ist es dem einen vielleicht besonders angenehm, den Rücken oder den Kopf "gekrault" zu bekommen, während ein anderer die Fußmassage genießt.

Es lohnt sich herauszufinden, ob der von Ihnen gepflegte Mensch ebenfalls solche Vorlieben besitzt. Gerade bei Aufregung, hohem Muskeltonus bis zur Spastik, bei Schmerzen und Übelkeit kann die Massage dieser Körperpartien eine deutliche Hilfe bieten. Nun ist es jedoch nicht völlig gleichgültig, wie ein Mensch mit Beeinträchtigungen berührt werden sollte. Je umfangreicher die Beeinträchtigung ist, um so klarer muß die Berührung erfolgen. Bewegungsbeeinträchtigte Menschen bekommen durch die mangelnde Bewegung nur wenig Anregungen über ihre Haut. Es ist für sie wichtig, daß Berührung erfolgt und soweit wie möglich in den Alltag bewußt mit aufgenommen wird. Die häufigste Berührung erfolgt mit den Händen.

Hände können aber unterschiedliche Informationen geben. Eine leichte, oberflächliche Berührung führt eher zur Irritation als zur Information. Es haben sich folgende Berührungsqualitäten bewährt (immer vorausgesetzt, daß Ihnen klar ist, ob Ihr Angehöriger keine Berührungs-Überempfindlichkeiten hat):

Das "Wie" der   1. Teilen Sie immer sprachlich mit, daß Sie Ihren zu pflegenden
Berührung   Angehörigen berühren wollen, z.B.: " Ich möchte Dir jetzt die
                       Haare kämmen."

2. Berühren Sie ihn nicht nur punktuell (z.B. mit den Finger
    spitzen), sondern mit der ganzen Hand.

3. Achten Sie darauf, daß die Bewegungen langsam sind, damit
    der zu Pflegende der Bewegung folgen kann (z.B. lieber 1 - 2
    mal klar und langsam den Arm waschen als ein schnelles
    Rubbeln).

4. Halten Sie während der pflegenden Maßnahme möglichst
    einen beständigen Kontakt, um ein immer wieder neues
    Erschrecken zu vermeiden (dies ist besonders bei seh-einge-
    schränkten Menschen notwendig).

5. Wählen Sie eher einen festen als einen leichten Druck mit
    Ihren Händen. Besonders Menschen, die wenig Bewegung
    erfahren oder älter sind, bedürfen einer "klaren Berührung".

6. Achten Sie darauf, daß Ihr Angehöriger möglichst nicht gleich-
    zeitig von mehreren Menschen angefaßt wird. Dieses erhöht
    die Irritation.

Die Hände können nicht lügen. Sie sind unsere " Beziehungs-
vermittler" und lassen den zu Pflegenden deutlich spüren, wie
unsere Haltung zu ihm ist. Die Bereitschaft, die eigenen Hände
als Sensor zur Erfassung der Befindlichkeit der zu Pflegenden einzusetzen, ist eine Chance. Häufig ist es notwendig und besonders
wünschenswert, daß nicht nur die Hände zur Berührung, sondern verstärkt der Körper oder einzelne Körperteile als
Berührungsmedien eingesetzt werden. Gerade in der Eltern-
Kind-Beziehung ist dieses zu beobachten, und es geschieht
zumeist völlig spontan. Das Kind wird auf oder in den Arm
genommen, gewiegt und man bewegt sich gemeinsam. Ebenfalls
ist dies in einer Partnerbeziehung beobachtbar. Hier wird dann
der Körper bewußt zum Kontakt eingesetzt.
Berührungen, die gegen das Gefühl eines oder beider Betroffenen vollzogen werden, werden an der Haltung, an der Mimik
oder Muskeltonuserhöhung deutlich. Sie werden es bemerken,
was Ihrem Angehörigen und was Ihnen gut tut. Vertrauen Sie auf
Ihr Gefühl. Mit unseren Händen haben wir die Möglichkeit, die

Seele des Angehörigen/Freundes zu erreichen. Sie sind die direkten Überbringer unseres Verhältnisses zueinander. Sie können Verwirrung, Ängste und Schmerzen auslösen, aber auch Vertrauen, Sicherheit und Wohlbefinden. Trauen Sie sich zu, Ihre Hände näher kennenzulernen und diese zur positiven Erfahrung der von Ihnen zu Betreuenden zu benutzen.

Basale Stimulation

Der Pädagoge Prof. Dr. Andreas Fröhlich setzte sich ab Beginn der 70er Jahre besonders mit der Förderung schwerstmehrfachbehinderter Kinder auseinander. A. Fröhlich entwickelte das Konzept der Basalen Stimulation und erarbeitete damit wesentliche Grundlagen für die Förderung wahrnehmungsbeeinträchtigter Menschen. Dieses Konzept ist besonders in die heilpädagogische Praxis übertragen worden. Seit mehr als 10 Jahren liegen auch Erfahrungen im Bereich der Pflege von Erwachsenen und Kindern vor, die sich in akut oder chronisch beeinträchtigten Lebensphasen befinden (z.B. Morbus Alzheimer, Schlaganfall, Schädel-Hirn-Verletzungen etc.).

Basale Stimulation kann folgendermaßen beschrieben werden:

Basale Stimulation ist ein Konzept, welches die Förderung der menschlichen Wahrnehmung auf der grundlegendsten (basalen) Ebene unterstützt. Jeder Mensch hat verschiedene Wahrnehmungszugänge, die sich schon in der embryonalen Phase entwickeln, die aber für sein gesamtes nachgeburtliches Leben bis zum Tod von Bedeutung sind. Mittels dieser verschiedenen Wahrnehmungszugänge erhalten wir die Möglichkeit, uns und die Umwelt wahrzunehmen. Treten nun Wahrnehmungsverluste ein, ob auf Grund einer embryonalen oder Geburtsschädigung oder eines im späteren Leben erhaltenen Schadens (z.B. Schlaganfall mit Bewegungsverlust), dann müssen die noch vorhandenen Sinne gezielt gefördert, aber auch besonders die " Restfähigkeiten" im Bereich der verlorenen oder beeinträchtigten Fähigkeiten herausgelockt werden. In jeder Situation, die mit dem zu pflegenden Menschen gestaltet wird, kann und sollte das Wissen über die Fördermöglichkeiten mit einfließen. Dies gilt besonders für Menschen, die deutliche Wahrnehmungsbeeinträchtigungen erlitten haben, die z.B.:

Basale Stimulation

❏ sich nicht oder nur schwer selbst bewegen können,

❏ nichts oder nur wenig fühlen,

❏ nur eingeschränkt sehen und hören können

Ziel der
Basalen
Stimulation

Ziel der Basalen Stimulation ist es, die Wahrnehmungs-
fähigkeiten des beeinträchtigten Menschen

❏ zu fördern,

❏ zu erhalten,

❏ oder Verluste sich langsamer entwickeln zu lassen
(z.B. bei Muskeldystrophie, Aids im neuronalen Stadium).

Damit soll erreicht werden, daß der Betroffene sich als Persönlichkeit, als eigenes Individuum erfährt und Vertrauen zu sich und seiner Umgebung entwickeln kann. Daher sind Kontinuität, Anpassung an den Lebensrhythmus des zu Pflegenden und die Ermöglichung primärer positiver Lebenserfahrung besonders bedeutsam.

Die einzelnen Inhalte der Basalen Stimulation orientieren sich an der Entwicklung der Wahrnehmung in der embryonalen Phase. Dabei bilden sich nach den bisherigen wissenschaftlichen Erkenntnissen zuerst die Wahrnehmung des eigenen Körpers (somatische Wahrnehmung), die mir etwas über meine Körpergröße, den Umfang des Körpers etc. mitteilt, die Wahrnehmung von Schwingungen (vibratorische Wahrnehmung), die mir Informationen über die Heftigkeit von Vibrationen gibt (z.B. Springen, Laufen, Vibration beim Sprechen), und die Wahrnehmung des Gleichgewichtes (vestibuläre Wahrnehmung) heraus. Diese gibt mir Informationen über meine veränderte Lage im Raum.

Wahrneh-
mungsbereiche
Diese drei Wahrnehmungsbereiche bilden primär das Urvertrauen eines Menschen. Beobachten Sie sich beim Trösten eines Menschen oder eine Mutter mit einem Baby auf dem Arm. Hier werden zumeist alle drei Wahrnehmungsbereiche gleichzeitig stimuliert. Der Mensch wird deutlich mit viel Körperkontakt berührt, er wird hin und her gewiegt, und es wird leicht auf den Rücken geklopft oder in ihn hineingesprochen. Diese Art und Weise der menschlichen Begegnung geschieht zumeist intuitiv, findet in allen Kulturen statt und beruhigt z.B. schreiende Babys oder tröstet weinende und trauernde Menschen. Sicherlich wissen und fühlen Sie, wann es den von Ihnen zu pflegenden Menschen nicht gut geht. Vielfach kann diese Form der Begegnung dann auch Ihren Angehörigen helfen.

In einem späteren embryonalen Stadium entwickelt sich die Wahrnehmung von Schwingungen, die rhythmisch erfolgen (auditiv-rhythmische Wahrnehmung).Viele Menschen, die nicht oder nur eingeschränkt hören können, entwickeln eine besondere Fähigkeit in diesem Bereich. Sie "hören" mit ihrem Körper. Es ist für diese Menschen sehr hilfreich, wenn Sie beim Sprechen mit ihnen nicht nur Sichtkontakt, sondern auch körperlichen Kontakt aufnehmen. Legen Sie z.B. die Hand des zu pflegenden Menschen an ihren Hals in die Nähe des Kehlkopfes oder auf Ihr Brustbein, wenn Sie mit ihm sprechen. Hier sind die Bewegungen und der Rhythmus gut spürbar.

Schon als Embryo entwickeln wir die Fähigkeit, unseren Daumen in den Mund zu stecken (orale Wahrnehmung), nach der Geburt kommt noch die Wahrnehmung durch das Riechen (olfaktorische Wahrnehmung) hinzu. Der Mund und die Fähigkeit zum Riechen haben eine besonders hohe Bedeutung für viele Menschen (vgl. Kapitel 6). Es sollte daher mit dem Mund und der Nase ausgesprochen sorgsam umgegangen werden.

Olfaktorische Wahrnehmung

Nicht jeder Geruch, den wir schön finden, wird von den zu pflegenden Menschen genauso positiv erlebt. Gerüche und deren Assoziation sind nicht beeinflußbar, sie sind direkt mit Lebenssituationen verbunden. So riecht z.B. etwas typisch nach Mama oder nach Weihnachten. Gerüche können Ängste bis zu schweren Körperreaktionen auslösen (Atemnot, Herzjagen und Tonuserhöhung der Muskulatur). Gerüche können ebenso auch schwierige Zustände positiv beeinflussen. Zum Beispiel kann der Geruch des Lebenspartners zu einer Entspannung führen.

In den letzten embryonalen Phasen entwickeln sich die Wahrnehmungsanlagen für das Hören (auditive Wahrnehmung), die Fähigkeit zum Tasten und Greifen (taktil-haptische Wahrnehmung) und die Sehfähigkeit (visuelle Wahrnehmung). Alle Wahrnehmungsbereiche zusammen ermöglichen in unbeeinträchtigtem Zustand, daß ein Mensch zuerst mit Hilfe anderer und später aus eigenen Stücken die Welt begreifbar, erfahrbar etc. erlebt und damit sich in der Welt erleben kann.

Sind z.B. Bewegungen nicht möglich, kann dieser Mensch nicht mehr ertasten, worauf er liegt, welches Material ihn umgibt, wie sich etwas anfühlt. Es kann zu Körperwahrnehmungsverlusten kommen, die häufig angstbesetzt erlebt werden und bis zu einem "Sich-nicht-mehr-fühlen und Dahindämmern" führen können. Jede Wahrnehmungseinschränkung kann zu einem anderen Erleben der Umwelt oder der eigenen Person führen. So werden z.B. schwerhörige Menschen sehr mißtrauisch, ein Mensch, der schlecht sieht, erschrickt oft, da er die auf ihn zukommende Situation nicht rechtzeitig erkennen kann.

Auswirkung von Wahrnehmungsverlusten

In der häuslichen Pflege befinden sich auch Menschen, die nicht nur eine Beeinträchtigung der Wahrnehmung haben, sondern mit mehreren Einschränkungen leben müssen. Hierbei kann es auch zu einer Veränderung der Wirklichkeit kommen. Besonders Verwirrtheit, z.B. durch Nicht-Erkennen der eigenen Tochter, oder das Erleben der Wohnung als anderem Ort (z.B. Bahnhof), hat primär ihre Ursache im Mangel an Wahrnehmungsmöglichkeiten. Basale Stimulation geht davon aus, daß jeder Mensch in jeder Situation irgend etwas wahrnimmt. Es steht damit immer eine Pforte zum anderen offen. Gerade Sie als pflegender Angehöriger haben oftmals eine besondere Fähigkeit, diesen Zugang aufzuspüren und den Menschen damit "erreichen" zu können.

Körpergrenzen erfahren

Innerhalb des Konzeptes der Basalen Stimulation wurden inzwischen viele Möglichkeiten entwickelt, die Wahrnehmung des zu pflegenden Menschen zu fördern. So wurden zur Förderung der Körperwahrnehmung besondere Möglichkeiten entwickelt, z.B. zur Lagerung im Bett, im Sessel oder Rollstuhl. Hierbei bedarf es besonderen Materials, welches dem betroffenen Menschen hilft, seine Körpergrenzen deutlicher zu spüren. So werden z.B. Decken fest gerollt und dicht an den Menschen gelegt, Handtücher fest um die Arme oder Beine gewickelt, ein festes Kissen auf den Kopf und gleichzeitig unter die Füße gelegt.

Selbst- oder Fremdverletzung

Menschen, die zur Selbstverletzung neigen, haben häufig ein geringes Wissen über ihren Körper. Sie fühlen sich erst bei heftigen Bewegungen etc. Das Konzept der Basalen Stimulation bietet hier viele Hilfen an. So ist es wichtig, daß der Körper des zu Pflegenden klar und fest berührt wird und er durch

❏ Einreibungen,
❏ Massagen,
❏ Ganz- oder Teilwäschen,
❏ Wickel und Auflagen,
  etc.

seinen Körper besser spüren kann. Die Hände und die Füße des zu pflegenden Menschen sollten dabei als Tastinstrumente eingesetzt werden. Führen Sie die Hände des zu pflegenden Menschen bewußt über den Körper, lassen Sie ihn sich spüren. Helfen Sie ihm, die Umwelt zu fühlen, und geben ihm Ruhe durch dichten Körperkontakt sowie Freiheit der Hände.

Je weniger sich ein Mensch spürt, um so mehr hat er das Bedürfnis, sich irgendwie zu spüren. Gleichförmige Bewegungen (Stereotypien) wie das ständige Grabbeln an der Bettdecke oder Abwischen des Mundes sind häufig ein Zeichen dafür, daß der Mensch sich nur noch mittels dieser gleichförmigen Bewegungen fühlt. Sie können Ihren Angehörigen dann durch gezielte pflegerische Maßnahmen helfen (vgl.Kapitel 5). *Gleichförmigkeit/stereotype Bewegungen*

Eine besonders bewährte pflegerische Maßnahme ist die Atemstimulierende Einreibung. Sie kann so angewendet werden, daß sie - je nach Art der Anwendung - beruhigend oder, wenn sie anders durchgeführt wird, belebend wirkt. Die Atemstimulierende Einreibung wurde inzwischen umfangreich untersucht, und es konnte belegt werden, daß verwirrte Menschen klarer und ruhiger wurden, daß Menschen, die unter Schlafstörungen litten, mit Hilfe der Einreibung einschlafen konnten und daß unruhige sowie spastische Kinder sich entspannten. *Atemstimulierende Einreibung*

Die beruhigende Atemstimulierende Einreibung wird sicherlich für die meisten häuslichen Pflegesituationen eine Hilfe darstellen. Sie wird am häufigsten auf dem Rücken durchgeführt. Zur Einreibung ist eine ungestörte Situation vorteilhaft sowie normale Hautcreme

1. | ≙ Druck in Daumen und Zeigefinger parallel zur Wirbelsäule
...... Druck wandert innerhalb der Hand

2. ≙ Druck in Kleinfingerkante

3. ≙ gleichmäßiger, geringer Druck der gesamten Hand

(zumeist Wasser-in-Öl-Lotion, z.B. "blaue" Nivealotion® oder PH5 Eucerin F® Lotion. Es ist wichtig, daß die Hände des Einreibenden warm sind. Die Einreibung erfolgt von der Schulter zur Lendenwirbelsäule hin, in sich versetzenden Kreisen. Dieser Rhythmus wird 4-5 mal wiederholt. Es existiert inzwischen ein Video, das die genaue Anleitung zur Atemstimulierenden Einreibung zeigt (vgl. Literaturverzeichnis am Textende).

Damit die Gleichgewichtswahrnehmung erhalten bleibt, sind Lageveränderungen und Bewegungen im Raum notwendig. Kinder genießen häufig den schaukelnden Aufenthalt in einer Hän- *Lageveränderung*

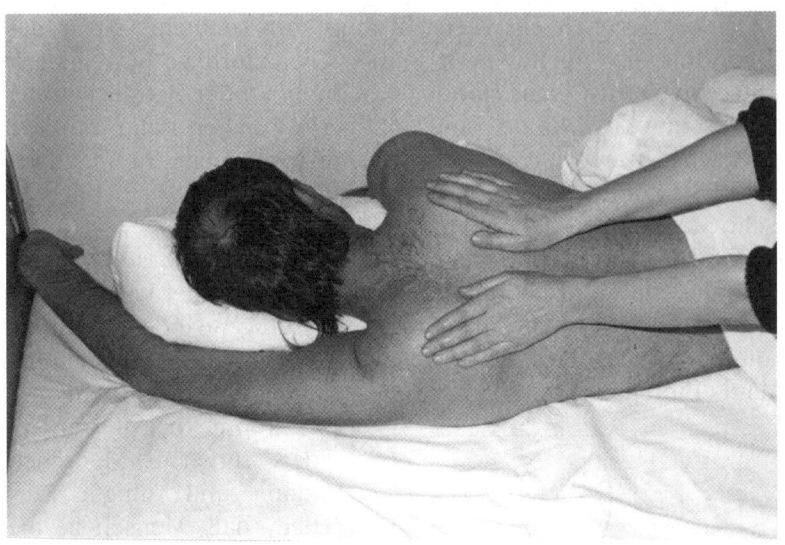

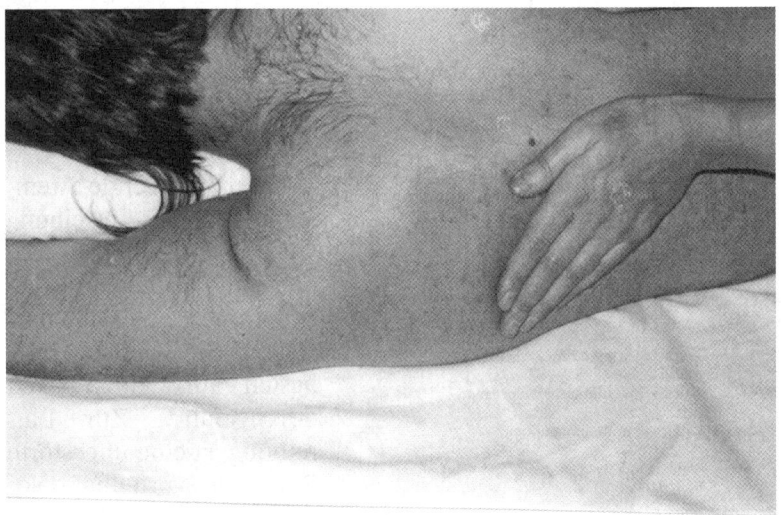

gematte oder einem Hängekorb. Bei erwachsenen Menschen wird dieses schwieriger. Sie sind nicht so leicht zu transportieren. Damit der Kreislauf funktionsfähig bleibt, ist ein regelmäßiges Angebot zur Veränderung der Körperhaltung im Raum notwendig. Soweit es möglich ist, sollten nicht nur die Rücken- und Seitenlage im Bett gewählt werden, sondern auch das langsame Aufrichten des Oberkörpers im Bett und das Absenken des Bettendes bzw. das Heraushängen der Beine aus dem Bett immer wieder durchgeführt werden. Je stärker ein zu pflegender Mensch die

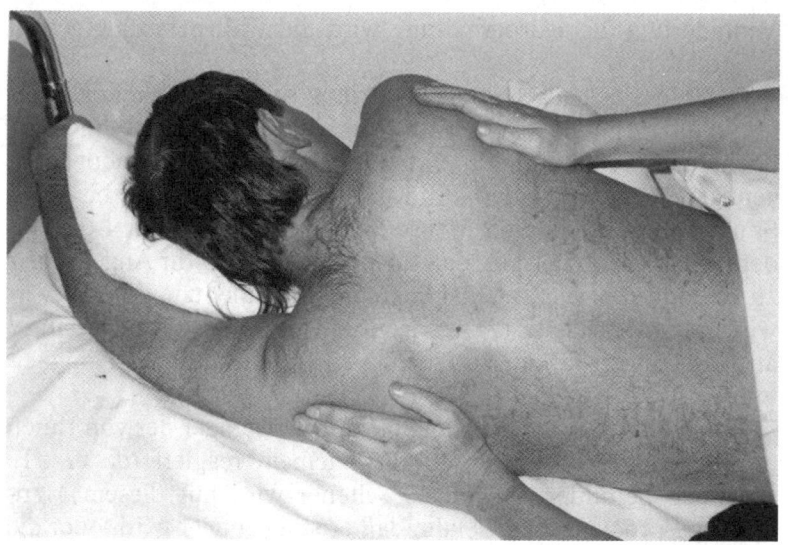

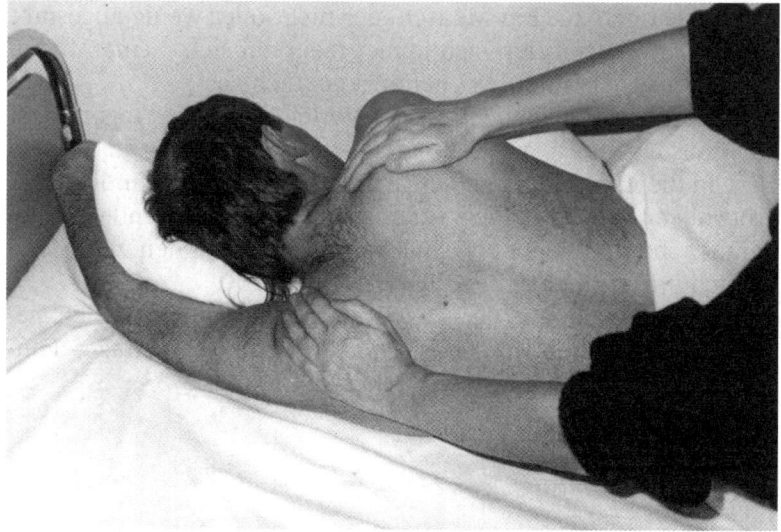

Möglichkeit hat, sein Umfeld auch aus einem Sessel oder Rollstuhl wahrzunehmen, desto intensiver trainiert er seinen Kreislauf, belüftet die Lunge und beugt so der Gefahr von Thrombose vor.

Achten Sie vor allem darauf, daß die Körperhaltung zur durchgeführten Maßnahme paßt: So ist eine Oberkörperhochlagerung oder ein gezieltes Sitzen am Tisch zur Essenseinnahme sinnvoll. Die Haare sollten zumindest in sitzender und nicht in liegender Position gekämmt werden. Allein durch die damit verbundene

Sinnhaftigkeit von Körperhaltung

Veränderung der Körperhaltung wird die Wahrnehmung gezielt gefördert.

Anregung und
Ruhe
Der Mensch bedarf zur Entwicklung seiner Fähigkeiten eines ihm entsprechenden Maßes an Ruhe und Anregung. Ohne ausreichenden Schlaf kann auch ein therapeutisches Angebot nicht genügend genutzt werden. Ein Kind von 5 Jahren bedarf bis zu 14 Stunden Schlaf, ein alter Mensch benötigt vielfach nur 4-6 Stunden Schlaf. Wichtig ist es, daß Sie überprüfen, ob Ihr Angehöriger zu viel oder zu wenig Schlaf bekommt. Schlafentzug fördert Verwirrung und Begleiterkrankungen, zuviel Ruhe und ein Mangel an Anregungen führen zu einem Verlust vorhandener Fähigkeiten.

Dabei gibt es eine besondere Gefahr! Je weniger der von Ihnen zu pflegende Mensch auf Ihr Engagement reagiert (da er z.B. mehrfach behindert ist), desto seltener wird mit diesem Menschen gesprochen. Die Gefahr, daß er still gepflegt wird, oder die Ansprache nur immer mit den gleichen wenigen Sätzen erfolgt, nimmt deutlich zu. Ein Mensch, der nicht oder wenig angesprochen wird, konzentriert sich immer mehr auf sich. Seine Müdigkeit und das "Dahindösen" nehmen deutlich zu.

Es ist in vielen Fällen ein großer Vorteil, wenn ein Angehöriger zu Hause gepflegt werden kann, da automatisch in diesem Umfeld die ihm vertrauten Dinge und Situationen zu finden sind. Trotz allem ist es besonders wichtig, daß Sie als Pflegender immer darauf achten, ob Sie noch soviel für sich tun können, wie Sie es für sich und Ihr Leben benötigen.

Wenn Sie sich mit der Basalen Stimulation ausführlich beschäftigen möchten, finden Sie am Ende dieses Beitrages Hinweise auf Titel verschiedener Bücher und Videos.

Für Sie: Entspannung

Wahrscheinlich kennen Sie die Situation: Ein warmes Bad hilft oft, nach den Anstrengungen des Tages wieder zu sich zu kommen und entweder müde zu werden für die Nacht oder auch Abstand zu gewinnen und neue Energie zu tanken.

Baden – schon das Wort verheißt Entspannung: Wohlige Wärme, Wolken und Düfte hüllen Sie ein, ein leises Plätschern beruhigt. Wahrlich eine gesamte Körperstimulation. Gönnen Sie sich anschließend das Einmassieren einer angenehmen Körperlotion. Das, was Sie für sich erfahrbar machen, können Sie leichter an Ihre Mitmenschen weitergeben.

Bienstein, Ch./Fröhlich, A.: Basale Stimulation in der Pflege. 6.Aufl. Düsseldorf 1994.

Bienstein, Ch./Fröhlich, A. (Hrsg.): Bewußtlos. Düsseldorf 1994.

Fröhlich, A.: Basale Stimulation. 5. Aufl. Düsseldorf 1994.

Moeling, B./Moegling, K.: Sanfte Körpererfahrung. Kassel 1984.

Montagu, A.: Körperkontakt. 8. Aufl. Stuttgart1995.

Video: - atmen - . AVA Film Schrader, Postfach 1243, 31587 Stolzenau.

Literatur

Marion Büschel / Christel Bienstein

15. Kinästhetik
Ein Konzept zur Unterstützung und Förderung der Bewegungsfähigkeit

Begriff

Kinästhetik heißt übersetzt "Die Lehre von der Bewegungs-empfindung oder -wahrnehmung". Der Begriff setzt sich zusammen aus:

Kinesis	=	wahrgenommene Bewegung, Körpersprache,
Aesthetics	=	Wertschätzung der Schönheit.

Ihre Begründer sind Dr. Lenny Maietta und Dr. Frank Hatch. Beide beschäftigen sich seit Jahren mit unterschiedlichen körperorientierten Bewegungsformen und haben verschiedene Kinästhetik-Programme entwickelt. Die Kinästhetik wird wesentlich von der Verhaltenskybernetik (Vernetzung von Wissen), der humanistischen Psychologie und den verschiedenen Formen des modernen Tanzes beeinflußt.

Kinästhetik wird im Zusammenhang mit dem Begriff Pflege als eine menschenwürdige Form der gleichzeitig-gemeinsamen Interaktion (aufeinander bezogenes Handeln zweier Personen) mit zu Pflegenden, hier: behinderten Menschen, gesehen. Basis der gemeinsamen Arbeit sind die Kommunikationsmittel: Berührung, Bewegung, verbale und nonverbale Kommunikation. Eine gegenseitige Wertschätzung und das Einfühlen in den Körper des zu Pflegenden erleichtert die Zusammenarbeit.

Der behinderte Mensch kann sich akzeptiert, verstanden und in seinen Fähigkeiten erkannt fühlen. Im Rahmen seiner individuellen Möglichkeiten erfährt er Unterstützung durch die Ausschöpfung und Förderung seiner Fähigkeiten. Es geht nicht darum, den Behinderten passiv durch Techniken und Methoden zu versorgen, sondern mit Hilfe von Bewegungs- und Berührungsformen ihm ein ganzheitliches Körpergefühl zu geben und ihn aktiv zu beteiligen. Die Art und Weise ist jeweils anders, da jeder Mensch unterschiedliche Fähigkeiten besitzt, die es zu entdecken und zu fördern gilt. Der Betroffene, seine Angehörigen und die Pflegenden lernen sich immer wieder neu kennen. So wird der Pflegealltag nicht zum Routinefeld der Handlungen, sondern zu einem interessanten Beobachtungs- und Kommunikationsgeschehen.

Kinästhetik:

☐ beschreibt, analysiert und vermittelt die Aspekte der Bewegung als grundlegende Voraussetzung für jede menschliche Funktion,

☐ untersucht und vermittelt die Aspekte der Bewegung in der Entwicklung und Lernfähigkeit,

☐ verdeutlicht die wesentliche Rolle von Bewegung und Bewegungsempfindung in Wahrnehmung und Interaktion,

☐ vermittelt die Fähigkeit, Bewegung und Bewegungsempfindung als Mittel der Arbeit mit Menschen einzusetzen,

☐ stellt systematische Programme zum Erwerb dieser Fähigkeiten für verschiedene Berufsgruppen zur Verfügung (vgl. Hatch/Maietta/Schmidt 1992).

Die pflegerische Anwendung von Kinästhetik

Kinästhetik ermöglicht es der Pflegeperson, weniger zu heben und zu tragen, dafür jedoch durch gezielten Körpereinsatz Menschen zu bewegen. Der körperliche Kraftaufwand reduziert sich dadurch entscheidend. *Pflegerischer Aufwand*

Gestaltung einer sicheren Umgebung

Die Umgebung eines Behinderten sollte sich an seinen Bedürfnissen orientieren und entsprechend gestaltet werden. Dabei ist es wichtig, daß sich die Umgebung an den Betroffen anpaßt und nicht umgekehrt. Sie soll Raum zur Entwicklung, Bewegung und Förderung der individuellen Fähigkeiten bieten, damit der Behinderte im Rahmen seiner Möglichkeiten eine größtmögliche Unabhängigkeit erfährt und ein Verletzungsrisiko vermieden wird.

Anwendungsbeispiele:

❐ reizfördernde Tagesräume (Farben, Bilder, Aktivitätsmöglichkeiten),
❐ wohnliche, familiäre Atmosphäre,
❐ Ausschaltung von Verletzungsmöglichkeiten,
❐ richtige Bett- u. Stuhlhöhe,
❐ passendes Waschbecken oder Dusche
   u. v. m.

Zum Beispiel ist es wichtig, darauf zu achten, daß Ihr zu pflegender Angehöriger angeregt wird, seine vorhandenen Fähigkeiten zu erhalten. Besteht z.B. eine Kontraktur einer oder mehrerer Extremitäten, dann achten Sie bitte darauf, daß er genügend Anregung erhält, um sich aus seiner kontrakten Haltung heraus zu bewegen. So kann der Sessel/Rollstuhl oder das Bett bewußt so gestellt werden, daß Ihr Angehöriger sich minimal anstrengen muß, wenn er verfolgen will, was Sie z. B. in der Küche tun oder er das Fernsehprogramm sehen möchten. Dadurch trainiert und erweitert er ständig seine Fähigkeiten.

Übung:

Setzen Sie sich auf einen Stuhl und übernehmen Sie die Rolle Ihres Angehörigen. Stellen Sie einen zweiten Stuhl so, daß Sie sich überhaupt nicht anstrengen müssen, um Ihr Gegenüber wahrzunehmen. Nun bitten Sie eine zweite Person, Ihren Stuhl Stück für Stück zu verrücken, behalten aber Ihre eigene Rolle bei. Stellen Sie fest ab wann Sie sich etwas anstrengen müssen, um aus Ihrer starren Haltung herauszukommen. Übertragen Sie diese Erfahrung einfühlsam auf Ihren zu pflegenden Angehörigen.

Kommunikation

Berührung als Sprache nutzen   Verbale (sprachliche) und nonverbale Kommunikation durch Mimik, Gestik, Körperhaltung und Berührung sind die Verständigungswege. Botschaften, die über Berührung vermittelt werden, sind wesentlich schneller und effektiver zu verstehen. So ist zum Beispiel die Kontaktaufnahme durch Handauflage eine entscheidende Begrüßungsform, die auch zum Abschluß einer Pflegehandlung benutzt werden sollte. Grundlage bietet der kinästhetische oder Bewegungssinn. Er ermöglicht uns durch die stattfindende Bewegung die Wahrnehmung unserer Sinne (sehen, hören, schmecken, riechen und tasten). Erfährt der Behinderte Bewegung, so erhält er durch sie die Möglichkeit, seine Sinne voll wahrzunehmen und dadurch seine Lebensqualität zu verändern

Anwendungsbeispiel:

Unterstützen wir einen Behinderten, zum Essen an einem Tisch zu sitzen, so kann er in einer physiologischen Körperhaltung essen, den Geruch der Mahlzeit, den gedeckten Tisch, die Tischnachbarn und den Geschmack der Nahrung differenzierter wahrnehmen sowie seine motorischen Fähigkeiten der eigenen Essensaufnahme einsetzen. Findet das Essen im Bett statt, ist er wesentlich eingeschränkter. Es ist aber wichtig, die sprachliche Kommunikation nicht zu unterlassen, denn der Behinderte erhält über den Gehörsinn wichtige Reize in der auditiven Wahrnehmung. Kommunikation durch Berührung signalisiert die Botschaft: "Ich bin da, Du bist nicht alleine." Berühren und Berührtwerden sind zwei Komponenten, die mit dem Leben zu tun haben. Der Behinderte erfährt seinen Körper, seine Bewegungen und den anderen Menschen.

Interaktion

1. einseitige Interaktion,
2. schrittweise Interaktion,
3. gleichzeitig-gemeinsame Interaktion.

Formen des Gespräches/ der Interaktion

Einseitige Interaktionen sind wenig effektiv, da sie nur in eine Richtung geschehen. Die Pflegende informiert über einen Lagewechsel im Bett oder den Transfer in den Rollstuhl. Behinderte empfinden diese Interaktionsform oft als aufgezwungen. Sie erhalten keine Chance zur Entscheidung bzw. Eigenentwicklung.

Einseitig

In der *schrittweisen* Interaktion werden Informationen nacheinander ausgetauscht. Diese Form ist notwendig, um neue Fähigkeiten zu erlernen oder Selbstkontrolle zu erlangen. Dies kann zum Beispiel durch das Vormachen des Bewegungsablaufes geschehen. Die Pflegende kann die verbalen und nonverbalen Antworten des Behinderten in die Durchführung der Handlung mit einbeziehen. So kann der Behinderte z.B. Schritt für Schritt die Selbstkontrolle bei der Nahrungsaufnahme oder das Aufrichten des Oberkörpers erlernen.

Gleichzeitig/ gemeinsam

Gleichzeitig-gemeinsame Interaktion ist der gemeinsame Informationsaustausch in bezug auf Zeit, Raum und Anstrengung. Sie ist die ursprüngliche und damit effektivste Form, vergleichbar mit dem Mutter-Kind-Austausch. Die Pflegeperson und der Behinderte interagieren durch gegenseitige Berührung und ergänzen sich in ihren Bewegungen. Diese Interaktionsform bildet die Entwicklungsbasis für kognitive Fähigkeiten, die notwendig sind, um schrittweise oder einseitig interagieren zu können. Behinderte können über die gleichzeitig-gemeinsame Interaktion Grundlagen für das Erlernen von eigenständigen Bewegungsformen erfahren. Da die Pflegenden ihre Angehörigen oftmals rund um die Uhr versorgen, schaffen sie durch diese Interaktionsform eine gute Ausgangsbasis für weitere therapeutische Förderung.

Funktionale Anatomie

Funktionale Anatomie

Eine Möglichkeit, den Körper in seiner Bewegungsfunktion darzustellen, ist die Einteilung in Massen und Zwischenräume. Zu den Massen gehören: Kopf, Brustkorb, Becken, Arme und Beine. Sie tragen das Gewicht über die Knochen, lösen Bewegungen aus und können in sich einzeln bewegt werden. Zwischenräume sind: Hals, Taille, Hüftgelenke und Achselhöhlen. Sie leiten Bewegungen von einer Masse zur nächsten weiter und ermöglichen insgesamt die Bewegung des menschlichen Körpers.

Als Leitsatz für die Pflegearbeit gilt: Massen fassen und Zwischenräume spielen lassen. Die Kontaktaufnahme beim Drehen im Bett, Aufsetzen, aus dem Bett Mobilisieren, auf einen Stuhl Transferieren usw. sollte immer an den Massen stattfinden, da sie dort eindeutig und klar ist. An den Massen werden Bewegungen ausgelöst und somit das Gewicht von einer Masse zur anderen verlagert. Die Pflegeperson muß kein Gewicht übernehmen, d.h. heben oder tragen, und kann dadurch ihre eigene Körperbewegung voll ausnutzen. Werden Zwischenräume blockiert, können sich die angrenzenden Massen nicht frei bewegen. Für die Pflegenden bedeutet dies einen zusätzlichen Kraftaufwand.

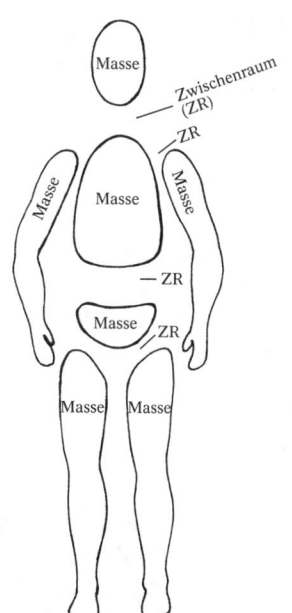

Abb.1 Massen und Zwischenrräume

Anwendung:

Sehr häufig werden die Behinderten unter den Achselhöhlen angefaßt und z.B. im Bett höher gezogen oder unter Achsel und Kniegelenke gefaßt und in den Rollstuhl gehoben, dabei werden die Zwischenräume (die Bewegung ermöglichen) blockiert und der Betroffene wird wie ein Stück transportiert. Günstiger ist es, bei diesen Handlungen die Zwischenräume frei zu lassen.

Übung:

Sie setzen sich gerade hin und bewegen sich nicht, sondern drehen nur Ihren Kopf nach links und rechts. Achten Sie darauf, wie weit Sie den Kopf zu jeder Seite drehen können. Gibt es eine Seite, die Sie weiter drehen können? Das ist häufig der Fall. Hier haben Sie mehr Fähigkeiten als auf der anderen Seite. Bei Ihrem Angehörigen gibt es auch eine fähige eine weniger fähige Seite. Nun umfassen Sie Ihren Hals im Nacken (Zwischenraum) ganz fest, daß Sie ihn damit ganz steif machen. Sehen Sie nun wieder nach links und rechts. Beachten Sie, wie weit Sie kommen können, ohne Ihren Brustkorb mitzubewegen. Sie werden feststellen, daß Ihre Bewegungsfähigkeit nun sehr eingeschränkt ist. Dasselbe tritt auch bei Ihrem Angehörigen ein, wenn Sie die Zwischenräume blockieren. Sie/er kann dann wesentlich weniger Bewegung im Körper spüren und evtl. vorhandene Fähigkeiten nutzen. Vielfach nimmt auch die Angst zu, und häufig sind diese "fixierenden" Bewegungen auch schmerzhaft.

Das Wissen um die Funktion von Massen und Zwischenräumen kann angewendet werden beim:

❏ Umlagern im Bett,
❏ Aufsetzen im Bett,
❏ Mobilisieren aus dem Bett,

❐ Transfer vom Bett in den Rollstuhl,
❐ Transfer vom Rollstuhl zur Toilette,
❐ Unterstützen zum Gehen (Führen)
   u.v.m.

Anwendung:

Ein Herunterrutschen im Bett zum Fußende oder ein Herausrutschen aus dem Rollstuhl kann durch das Vorlegen von Gäste-
handtüchern oder Waschlappen (je nach Größe der Person) vor
die Sitzbeinhöcker (vom Oberschenkel aus betrachtet) und durch
eine korrekte Knickung im Hüftgelenk (soweit möglich) erreicht
werden (vgl. Video - atmen -).

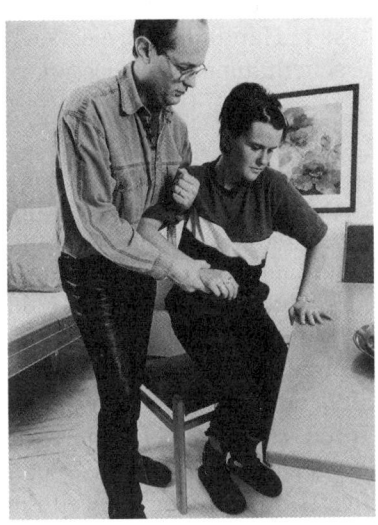 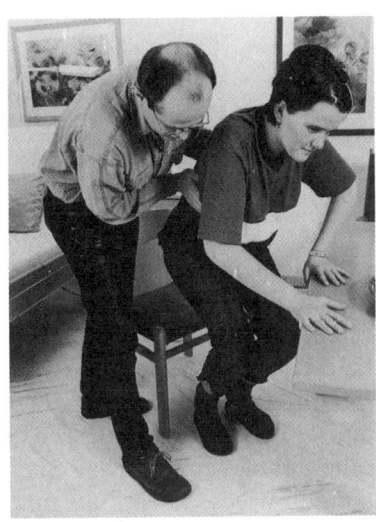

Abb. 2
Hochziehen in Richtung Decke

Abb. 3
Gewicht wird in Richtung Füße
verlagert

Orientierung

Orientierung

Die Orientierung am menschlichen Körper ermöglicht dem
Behinderten, in seinem Wahrnehmungssystem orientiert zu sein;
dem Pflegenden erlaubt sie, die Bewegungen mit einer gewissen
Leichtigkeit auszuführen. So ist der Kopf beim Menschen immer
oben, d.h. oberhalb des Brustkorbes, egal ob er liegt, sitzt oder
steht. Die Füße sind dagegen immer unten. Der menschliche Körper hat einen höchsten und einen tiefsten Punkt, eine Mitte sowie
eine rechte und eine linke Seite. Unterstützen wir einen Behin-

derten beim Aufstehen, so organisieren wir seinen Körper so, daß sich sein Gewicht nach unten (in Richtung Füße) verlagert, je höher sein Kopf sich im Raum bewegt (Abb. 2 und 3). Die Pflegeperson hilft dem Behinderten durch eine klare Orientierung bei seiner körperlichen Wahrnehmung. So haben alle Menschen eine Vorder- und eine Rückseite.

Die Vorderseite ist weich, differenziert für die sensorische Wahrnehmung (Aufnahme von Sinnesempfindungen), hat Körperöffnungen und kann sich in viele Richtungen bewegen. Sie hat die Funktion von Anpassung, Manipulation und Interaktion. Zu ihr gehören: Gesicht, Handinnenfläche, Innenseite des Armes, Rumpfvorderseite, Oberschenkelinnenseite, Wade und Fußsohle.

Die Rückseite kann als hart und undifferenziert beschrieben werden. Sie hat keine Körperöffnungen und ist begrenzt in ihren Bewegungsrichtungen. Stabilisierung, Ausdauer und Unterstützung sind ihre Funktionen. Zur Rückseite gehören: Schädeldecke und Hinterkopf, Handrücken, Außenseite des Armes, Rücken, Gesäß, Oberschenkelaußenseite und der Fußrücken.

Anwendung:

Mit der Rückseite trägt man sein Gewicht im Sitzen und im Liegen. Die rückwärtigen Körperteile können sehr gut zur Information bzgl. eines Bewegungsablaufes genutzt werden. Daher ist es z.B. sinnvoll, eher den Brustkorb seitlich zu fassen oder den Ellenbogen zu führen, als unter die Achselhöhle oder in die Taille zu fassen oder den Bauch zu halten.

Menschliche Bewegung

Bewegung ist mit dem Leben verbunden. Sie fördert geistige Aktivität, körperliches Wohlbefinden, Anregung der Stoffwechselvorgänge, Wahrnehmung der Umgebung u.v.m. Jede Bewegungseinschränkung zieht folgenreiche Beeinträchtigungen mit sich, und zwar auf körperlicher, psychischer und geistiger Ebene.

Menschliche Bewegung

Für unseren Körper sind spiralische Bewegungen am leichtesten durchzuführen. Sie benötigen wenig Raum, weniger Anstrengung und sind sicherer in der Durchführung, da sich das Gewicht bei der Bewegung im eigenen Körper verteilt, so daß die Pflegeperson kein Gewicht vom dem Behinderten übernimmt. Durch die Kombination von Drehen und Beugen bzw. Drehen und Strecken entsteht die spiralische Bewegungsform des Körpers.

Übung:

Stehen Sie von einem Stuhl so auf, wie Sie es gewohnt sind. Dabei werden Sie sich vermutlich nach vorne bewegt haben. Man kann auch so aufstehen, daß man sich zu einer Seite dreht und dann langsam weiterdrehend zum Stehen kommt. Der Unterschied besteht darin, daß das Körpergewicht bei einer spiralförmigen (drehenden) Bewegung besser verteilt wird und der Behinderte wesentlich weniger Kraft für die Bewegung benötigt. Üben Sie die gleiche Bewegung im Bett, um auf den Bettrand zum Sitzen zu kommen. Setzen Sie sich im Bett von der Rückenlage aus ganz gerade in Richtung Bettende auf. Wieviel Kraft haben Sie benötigt? Nun legen Sie sich wieder in Rückenlage und drehen Ihren Kopf zu der Seite, wohin Sie aufstehen möchten. Nehmen Sie nun Ihre Arme auch auf die Seite, zu der Sie sich drehen, nehmen Sie die Beine und den Thorax auch langsam drehend zur Seite. Lassen Sie die Beine zur Seite aus dem Bett drehen und setzen sich nun auf.

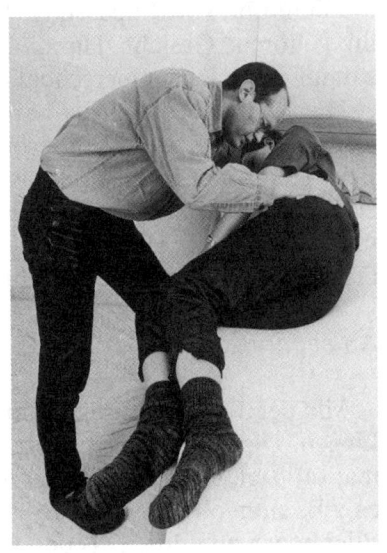

Abb. 4

1. Können Sie jede Bewegung gut spüren?
2. Merken Sie deutlich, wie das Körpergewicht nunmehr Richtung Beine/Füße geht?
3. Bewegen Sie sich nicht als Stock, sondern die Bewegung "rollt" ohne sonderlichen Kraftaufwand ab.

Anwendungsbeispiele:

❐ Drehen im Bett, auf der Matte,
❐ Mobilisation über den Bettrand zum Sitzen (Abb. 4),
❐ vom Sitzen zum Stehen,
❐ Aufstehen vom Stuhl,
❐ Unterstützung auf der Matte vom Liegen zum Sitzen
    u.v.m.

Menschliche Funktionen

Die Kinästhetik unterscheidet einfache (Grundpositionen) und komplexe Funktionen (Fortbewegung und Bewegung am Ort). *Menschliche Funktionen*

Die Grundpositionen sind vergleichbar mit der Entwicklung des Kindes vom Liegen zum Stehen über Spiralbewegungen (ZickZack). Der Kraftaufwand ist hierbei sehr gering. Die einzelnen Positionen sind: Rückenlage, Bauchlage mit Ellbogenstütz, Schneidersitz, Hand-Kniestand (Vierfüßler), Einbein-Kniestand, Einbein-Stand und Stand mit Gewicht auf beiden Füßen. Das Gewicht ist in der Ausgangs- und Endposition auf beiden Seiten verteilt. Während der Bewegung durch die Positionen bleibt das Gewicht auf einer Seite, damit die gegenüberliegende Seite ohne Kraftaufwand bewegt werden kann. Behinderte können durch die Grundpositionen vom Boden oder der Matte zum Sitzen oder Stehen gebracht werden. Die Pflegende übernimmt dabei kein Gewicht, denn dieses wird im Körper des Behinderten organisiert, d.h. während der Kopf sich im Raum höher bewegt, wird das Gewicht Richtung Füße transportiert. *Grund-positionen*

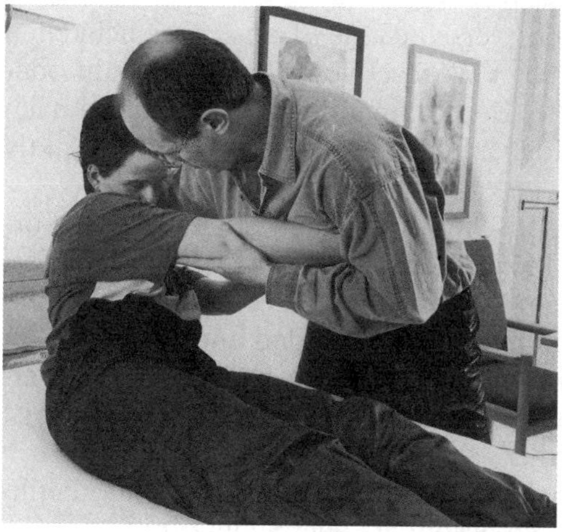

Abb. 5 Aufrichten im Bett über "Hängen"

Der Schinkengang gehört zu einer in der Pflege vielfältig verwendeten Fortbewegungsform. Durch die Gewichtsverlagerung zur einen Seite kann die gewichtfreie Seite vor- oder rückwärts transportiert werden. Die Pflegeperson übernimmt kein Gewicht, sie unterstützt den Behinderten bei der Gewichtsverlagerung und Fortbewegung. *Schinkengang*

Anstrengung als Kommunikationsmittel

Die Bewegungselemente von Anstrengung sind Zeit, Raum und Kraftaufwand, ihre Anstrengungsart ist Hängen (Ziehen) (Abb. 5) und Verstreben (Drücken). Bei jeder gemeinsamen Pflegearbeit ist die Anstrengungsart die Verständigung zwischen dem Behinderten und der Pflegeperson.

Die Arme des Menschen sind hängende Systeme, d.h. sie sind für alle Tätigkeiten zu nutzen, die mit Zug zu tun haben (z.B. das Ziehen eines Bettes). Dagegen sind die Beine verstrebende Systeme, sie ermöglichen u.a. die Fortbewegung in aufrechter Position. Die Bewegung von behinderten Menschen gestaltet sich in einer Abfolge von Zug und Druck. Dies gilt vor allem für spiralische Bewegungen, die durch Kontakt mit beiden Händen der Pflegeperson an den Massen erfolgt.

In der Pflege werden verschiedene Transfermöglichkeiten (Wechsel) genutzt, z.B. beim Wechsel vom Bett zum Stuhl oder vom Rollstuhl zur Toilette. Der Behinderte kann sich dabei nach seinen individuellen Möglichkeiten mehr oder weniger aktiv beteiligen.

Die Arbeit mit kinästhetischen Konzepten erleichtert die körperliche Pflegearbeit und fördert Behinderte in vielfältiger Weise. Kinästhetik ermöglicht ein menschenwürdiges Miteinander und belebt den Alltag von Behinderten, Pflegenden und Angehörigen. Die Konzepte können in unterschiedlichen Kursen erlernt werden. Dachorgan für Weiterentwicklung und Qualitätssicherung ist das Institut für Kinästhetik.

Erkundigen Sie sich bei Ihrer Krankenkasse nach Kinästhetik-Kursen. Diese Kurse dienen besonders dem Schutz Ihres eigenen Körpers, um Rücken- und Gelenkschäden durch die Pflegearbeit zu vermeiden. Kinästhetik ist eine von den Kassen (z.B. den Betriebskrankenkassen, der AOK), sowie der Berufsgenossenschaft für Gesundheitsdienst und Wohlfahrtspflege und dem Gemeindunfallversicherungverband anerkannte Methode, um Schäden zu vermeiden.

Hatch, F./Maietta, L./Schmidt, S.: Kinästhetik, Eschborn 1992.   *Literatur*

Maietta, L./Hatch, F.: Kinästhetik in der Pflege. Lehrbuch Ausbildungsstufe 1. Santa Fe.

Maietta, L./Hatch, F.: Kinästhetik in der Pflege, Grundkurs Unterrichtshandbuch. Santa Fe 1993.

Schmidt, S.: Was ist Kinästhetik?. In: Kinästhetik in der Pflege. Erfahrungsberichte. Aarau.

Maietta, L.: Kybernetik. In: Kinästhetik-Bulletin Nr. 20 (1993).

Bienstein, C.: Bewegen von Patienten im Gesundheitsdienst. In: Kinästhetik Bulletin Nr. 20 (1993).

Videos:

Hatch, F. /Maietta, L.: Kinesthetik in der häuslichen Pflege. Teil I und II.
AVA - Film Duisburg
Vertrieb AVA - Film
Postfach 1243
D - 31587 Stolzenau
Bestell Nr.: 93015 ||BB

Informationen über Kurse:
Institut für Kinästhetik IfK AG
Rain 34
CH 5000 Aarau
Telefon/Fax: 064 23 11 12

Marlies Beckmann

16. Einführung in das Bobath-Konzept

Definition

Das Bobath-Konzept wurde von Berta Bobath (Physiotherapeutin) in den vierziger Jahren während der Behandlung von erwachsenen Schlaganfallpatientinnen entwickelt und dann in die Behandlung von Kindern mit celebralen Bewegungsstörungen integriert. Während Berta Bobath die beobachteten Daten lieferte, erarbeitete ihr Mann, Karel Bobath (Neurologe), die neurophysiologischen Grundlagen.

Bei der Entwicklung des gemeinsamen Konzeptes ging es den Bobaths nicht um die Vermittlung einer Technik, die auf jeden Menschen übertragbar sein sollte, sondern um die Vermittlung von Fähigkeiten der Analyse des individuellen Krankheits- bzw. Gesundungsgeschehens der einzelnen Betroffenen oder des einzelnen Kindes. Diese genaue Erhebung soll eine individuell angepaßte Therapie ermöglichen.

Das Bobath-Konzept ist ein in der ganzen Welt anerkanntes Konzept zum Umgang mit Kindern, die frühkindliche celebrale Bewegungsstörungen aufweisen, und zum Umgang mit Erwachsenen, die von Schlaganfällen oder anderen schweren Hirnerkrankungen mit Lähmung oder Spastizität betroffen sind. Da diese Form der Therapie sowohl beim Kind als auch beim Erwachsenen Anwendung findet, hat sie naturgemäß zwei unterschiedliche Ansatzpunkte. Beim Kind wird die Vorbereitung für motorische Entwicklungsstufen geschaffen, beim Erwachsenen steht die Wiedererlangung dieser Entwicklungsstufen nach einer Hirnschädigung im Vordergrund.

Grundlagen des Konzeptes sind die Hemmung (Inhibition) krankhafter Bewegungsmuster und Reflexe sowie die Bahnung (Fazilitation) physiologischer Bewegungsmuster und Reflexe. Nach dem Bobath-Konzept ist es wichtig, richtige Bewegungsabläufe zu bahnen und zu trainieren und keine kompensatorischen, falschen Bewegungsmuster zuzulassen.

Beispiel:

Wenn das Gewicht beim Laufen auf der nicht gelähmten Seite ist und die gelähmte Seite sich im spastischen Muster befindet, wird der Fuß nur ganz kurz aufgesetzt, und es entsteht ein Hinken. Nach dem Bobath-Konzept wird trainiert, daß auch die gelähmte Seite gleich viel Gewicht übernimmt und somit eine flüssige Bewegung entstehen kann. Da dadurch der gelähmten Seite eine koordinierte Bewegung abverlangt wird, dauert dieses Vorgehen natürlich länger und ist schwieriger in der Lernphase.

Berta Bobath hat einmal gesagt: "Die gute Therapeutin weiß nicht, wann sie die Hand am Kind haben muß, sondern wann sie die Hand vom Kind nehmen muß." Hiermit wird deutlich, daß für sie wichtig ist, die Eigenständigkeit der zu Behandelnden soweit wie möglich auszuschöpfen und zu unterstützen, so daß die Therapeutin ganz allmählich überflüssig wird.

Für viele Eltern und Pflegende ist gerade dieser Punkt sehr trainingsbedürftig, weil natürlich jeder dem Betroffenen soviel wie möglich an Unterstützung und Hilfe zukommen lassen möchte.

Da meine Erfahrungen sich hauptsächlich auf den Umgang mit erwachsenen Menschen mit Hemiplegie beziehen, möchte ich mich in meinen weiteren Ausführungen hauptsächlich auf diese Gruppe von Menschen beziehen, um die Möglichkeiten der Bobath-Therapie darzustellen. Grundvoraussetzungen, um die Ganzheitlichkeit des Konzeptes zu gewährleisten, sind:

1. Einbeziehung aller in das Konzept:

❐ Betroffene,
❐ Angehörige, Freunde,
❐ das gesamte therapeutische Team, bestehend aus
    Pflegenden, Krankengymnastinnen,
    Ergotherapeutinnen, Logopädinnen
    und Ärztinnen.

Grundvoraussetzungen

2. Absprache und Abstimmung aller Beteiligten in der Vorgehensweise und Zielsetzung

Diese zwei Punkte sind nicht nur in der Akutphase im Krankenhaus, sondern auch in der Rehabilitation und der häuslichen Versorgung zu berücksichtigen.

3. *Analyse der Fähigkeiten*

Analyse der
Fähigkeiten

Wichtig erscheint mir bei dem therapeutischen Konzept nach Bobath, daß nicht die Defizite analysiert werden, sondern die Fähigkeiten. Dies bedeutet, daß alle Menschen, die mit den Betroffenen arbeiten, über die Ressourcen (Restfähigkeiten) und auch über die Möglichkeiten, diese Fähigkeiten weiter auszubauen, Bescheid wissen müssen. Die Analyse muß in Zusammenarbeit mit dem gesamten therapeutischen Team stattfinden. Da die Krankengymnastin im besonderen Maße ausgebildet ist, Bewegungsanalysen vorzunehmen, wird dies hauptsächlich ihre Aufgabe sein. Angehörige und Pflegende müssen daraus die Kenntnisse erhalten, welche Bewegungsmuster geübt werden müssen, was das nächste Ziel ist, und wie sie dieses Ziel erreichen können. Zur Analyse gehören:

1. Feststellung des Bewegungsausmaßes einzelner Gelenke,
   ❏ Einschränkung des Bewegungsausmaßes,
   ❏ Fähigkeit der bewegungeingeschränkten Menschen, passiv ausgeführte Bewegungsmuster aktiv zu bewältigen,
   ❏ Abhängigkeit der Bewegungseinschränkung von bestehenden Mustern,
2. Feststellung der vorhandenen Muskelkraft,
3. Einschätzung von Bewegungsmustern,
4. Einschätzung des Haltungstonus und der motorischen Muster,
5. sensorische Defizite,
6. Test des Tonus und der Haltungsreaktionen bei Bewegungen.

Nach Bobath gibt es ein sehr differenziertes Analyseverfahren, das es ermöglicht, die Ziele festzulegen und in kleinen Schritten den Aufbau von Beweglichkeit zu gestalten und den Lernzuwachs zu überprüfen (Bobath 1983).

4. *Zielgruppen, die für die Bobath-Therapie*
in Frage kommen

❏ Erwachsene mit Apoplexie (Schlaganfall)
❏ Schädelverletzte mit Auswirkungen auf die Bewegungsfähigkeit,

❏ Personen nach Gehirnoperationen und -erkrankungen
  mit Bewegungsstörungen oder -einschränkungen,
❏ Kinder und Säuglinge mit
  - infantilen Celebralparesen mit Tetraspastik,
  - Ataxie,
  - Athetose,
  - spastischer Hemiplegie.

5. Meilensteine der Entwicklung

Meilensteine sind Entwicklungsstufen, die der Säugling in sei- *Entwicklungs-*
ner Entwicklung durchläuft. Sie werden nacheinander erreicht *schritte*
und bauen aufeinander auf. Eine Schlaganfallpatientin oder
Schädelhirnverletzte fällt manchmal auf Entwicklungsstufen
zurück. Es ist deshalb wichtig, zu sehen, welche Fähigkeiten ein
Kleinkind benötigt, um die nächste Stufe zu erreichen, damit dem
Erwachsenen die Möglichkeit geboten wird, erneut diesen Schritt
zu lernen. Häufige Wiederholung und genügend Zeit, sich von
Schritt zu Schritt weiterzuentwickeln, sind dabei Voraussetzung.

Begriffe aus der Bobath-Therapie, denen Sie häufig begegnen werden

1. Inhibition (Bewegungs-Hemmung)

Koordinierte Bewegungen bestehen immer aus Aktivität und *Bewegungs-*
Hemmung. Läuft eine Bewegung ohne Hemmung, so geht sie *hemmung*
immer weiter, bis sie an die Grenze des Körpermöglichen gelangt.

Beispiel:

Drehen Sie Ihren Unterarm nach innen zum Körper hin,
soweit Sie können. Lassen Sie dann den Oberarm mitdrehen, und
Sie werden bemerken, daß das Schulterblatt nach vorne kommt.
Drehen Sie weiter einwärts, bis es nicht mehr geht. Die physiologischen Strukturen bringen die Grenze. Würden Sie hier weiter
drehen, würde der Arm brechen.

Ein ähnliches Bewegungsverhalten finden wir auch bei der Spastizität, nur daß hier unterschiedliche Muskelgruppen mit gleicher ungehemmter Kraft gegeneinander arbeiten und damit ein stereotypes, spastisches Muster entsteht. In der Bobath-Therapie wird Hemmung bewußt eingesetzt, um spastischen Mustern entgegenzuarbeiten oder sie aufzubrechen. Ebenso wird sie eingesetzt bei Haltungsfixationen. Darunter versteht man, daß benachbarte Körperabschnitte in ihrer Bewegung fixiert sind und nicht unabhängig voneinander gegen die Schwerkraft bewegt werden können.

2. Fazilitation (Bewegungsbahnung, -erleichterung, -förderung; zur Aktivität verhelfen)

Bewegungs-
anbahnung

Erleichtert, gefördert und aktiviert werden sollen:
- Haltung und Bewegung,
- Richtreaktionen,
- Stützreaktionen,
- Gleichgewichtsreaktionen.

Hemmung und Fazilitation finden meistens gemeinsam statt. So wird in der Bobath-Therapie nicht zugelassen, daß ein spastisches Muster entsteht. Dieses Bewegungsmuster wird dann unterbrochen und in eine sinnvolle Bewegung übergeführt (Fazilitation).

Einige Ziele und Begriffe der Bobath-Therapie, auf die im weiteren näher eingegangen wird, sind:

1. Tonusregulierung:
   - Spannungszustand der Muskulatur regulieren,
   - Spastizität vermeiden, reduzieren oder nicht entstehen lassen;
2. Physiologische Bewegungen an der rechten und linken Körperhälfte initiieren durch
   - Bewegungsbahnung (Fazilitation),
   - Bewegungshemmung (Inhibition),
   - Rückerinnerung an Bewegung und Bewegungsmuster;
3. Vermeiden mit ausgelösten Reaktionen;
4. Wahrnehmung der gelähmten Seite;

5. Wiederherstellen des Gleichgewichtes;
6. Integration der Betroffenen in den Alltag;
7. Selbständigkeit erreichen.

Unterstützung der Haltung und Bewegung

Haltung

Physiologisch hat der Erwachsene unterschiedliche und auto- *Haltung*
matische Bewegungsprogramme erlernt, um den Körper gegen die
Schwerkraft aufrechtzuerhalten oder ihn fortzubewegen. Dieses
sich ständig an jede Veränderung anpassenden Muster ist bei der
Schlaganfallpatientin verlorengegangen und muß neu gelernt
werden. Dies geschieht am besten durch sich ständig wiederholende Bewegungsabläufe, die vom gesamten Team in gleicher Weise
durchgeführt werden.

Um Haltung zu erreichen,

❏ braucht der Muskel die Fähigkeit, Tonus aufzubauen, der der
Bewegung angepaßt ist. Tonus ist der Spannungszustand des
Muskels. Ist dieser zu niedrig, sprechen wir von schlaffer
Lähmung, ist dieser erhöht, von spastischer Lähmung. In
beiden Zuständen ist die Eigenbeweglichkeit nicht mehr
möglich.

❏ müssen die Muskeltätigkeiten zu koordinieren sein. Das
Gehirn muß die Information aus den Muskeln verarbeiten und
eine neue Information an die Muskeln zurückgeben können.

Bewegung

Zahlreiche Gehirnzentren, die in ihren Tätigkeiten aufeinander *Bewegung*
abgestimmt sein müssen, sind für harmonische, gezielte und steu-
erbare Bewegungen verantwortlich. Diese Zentren sorgen dafür,
daß Bewegung gefördert oder gehemmt wird. Zum Beispiel ist
beim Bewegen des Beines bei einem Säugling ein Strampeln vorhanden, bis er lernt, die Bewegung zielgerichtet auszuführen.

Dies ist gleichbedeutend mit der Fähigkeit, die Bewegung an einem bestimmten Punkt anzuhalten (zu hemmen). Entfällt die Regulation von Hemmung und Aktivierung, so gewinnen alte Bewegungsprogramme wieder an Raum, wie z.B. der asymmetrisch-tonische Nackenreflex. Hier wird bei der Kopfdrehung zu einer Seite der Arm auf dieser Seite gestreckt und auf der Gegenseite gebeugt. Andere Beispiele sind der Greifreflex der Hände und Füße oder der Saugreflex. Diese Reflexe sind ursprünglich sinnvoll und notwendig für die Lebensfähigkeit des Säuglings. Treten sie nicht zu entwicklungsbedingten Zeiten auf, so bleibt das Kind in seiner Entwicklung stehen. Treten sie beim Erwachsenen wieder auf, ist das ein Zeichen für schwere Störungen im Gehirn, und die Hemmung dieser alten Bewegungsmuster muß neu erlernt werden.

Bewegung entwickelt sich beim Säugling aus der liegenden Position heraus. Hierbei hat er eine große Unterstützungsfläche. Danach richtet sich der Säugling immer mehr auf und verkleinert seine Auflagefläche (sitzen, stehen), bis er in der Lage ist, aus dieser kleinen Fläche heraus diagonale Bewegungen durchzuführen (sich zu drehen). Die Bewegungen sind am Anfang fast zufällig und ungesteuert und werden dann mit zunehmender Übung immer mehr verfeinert und flüssiger, das heißt, vom Gehirn her gesteuert.

Der anfängliche Kraftaufwand reduziert sich mit der zunehmenden Geschicklichkeit. Zuerst sind es einfache bzw. primitive physiologische Bewegungsmuster wie Greifreflex, Saugreflex, später komplexere Handlungsabläufe als koordinierte, aufeinander abgestimmte motorische Aktionen (einen Apfel greifen, hineinbeißen, kauen und schlucken).

Muß ein Mensch viel Energie aufbringen, um sich zu halten, z.B. beim Sitzen, kann er nicht so gut feinmotorische Bewegungen durchführen.

Beispiel:

Balancieren Sie auf einem sehr dünnen Baumstamm und versuchen Sie dabei eine Nadel einzufädeln. Nehmen Sie dann gut auf dem Boden Stand auf und tun Sie das gleiche. In dem Moment, wo sich Ihr Körper auf einer sicheren breiten Auflagefläche befindet, können Sie sehr viel einfacher die Nadel einfädeln.

Haltung und Bewegung, besonders feinmotorische Bewegungen, sind also zwei Dinge, die voneinander abhängig sind. Ist z.B. durch einen Schlaganfall die Fähigkeit der Bewegung und Bewegungskontrolle verloren gegangen, muß der Erwachsene diese wieder neu erlernen. Auch für ihn ist es wichtig, daß mit einer großen Unterstützungsfläche angefangen wird und die Bewegung, ähnlich der Entwicklung beim Kleinkind, schrittweise aufgebaut wird. Dazu gehört, daß alle im Team – und auch Freunde und Angehörige – Bewegungen in der gleichen Art und Weise wiederholen und trainieren.

Mitausgelöste (assoziative) Reaktionen

Man kann darunter verstehen, daß bei der Bewegung einer Körperseite eine Mitreaktion in der anderen Körperseite stattfindet. Assoziative Reaktionen sind mit Spastizität verbunden. Wird z.B. die nicht gelähmte Seite besonders angestrengt, wie dies beim Hochziehen zum Sitzen mit dem Bettbügel geschieht, so löst diese Bewegung auf der gelähmten Seite ein spastisches Muster aus, allerdings nur, wenn die gefährdeten Extremitäten nicht genügend Gewicht tragen.

Mitbewirkte Reaktionen

Übung:

Sie können diese Reaktion erfahren, wenn Sie z.B. einen Luftballon mit angespanntem Handteller von sich weg stupsen und mit angespanntem Handteller versuchen, ihn wieder aufzufangen und auf der Handfläche zu balancieren. Ihre andere Hand wird sich dann ebenfalls anspannen.

Um dieser spastikauslösenden Reaktion entgegenzuwirken, ist es wichtig, vom ersten Tag an Gewichtaufnahme auf die gelähmte Seite zu üben und keine kompensatorischen Bewegungen der nicht gelähmten Seite zuzulassen. Beim Sitzen muß also demnach darauf geachtet werden, daß Gewicht auf beiden Sitzbeinhöckern ist, beim Ortswechsel vom Bett zum Stuhl, daß das Gewicht über die gelähmte Seite läuft, beim Gehen, daß das gelähmte Bein belastet wird usw.

Gleichgewicht

Es gewährleistet die stabile Körperlage im Raum gegen die Schwerkraft. Es ist vor allem eine Leistung des Vestibulums (Gleichgewichtsorgan im Ohr). Das Zentralnervensystem erhält darüber Informationen, wie sich der Körper im Raum befindet, und gleicht die Muskulatur einer Lageveränderung an.

Gleichgewicht

Erweitert wird das Ganze durch Informationen aus den Gelenken über deren Stellung und durch Hautreize. Fehlen bei einer schlaff gelähmten Patientin beispielsweise die Informationen über Hautreiz und Gelenkstellung, so kann kein Gewicht auf das betroffene Bein aufgenommen werden. Ist kein Gefühl an der Fußsohle vorhanden, fällt der Mensch hin. Sie können dies selbst erleben, wenn Ihr Bein eingeschlafen ist.

Stell- und Richtreaktionen

Stell- und Richtreaktionen

Stell- und Richtreaktionen ordnen Kopf und Extremitäten der Wirbelsäule als Körperachse oder dem Körperschwerpunkt zu. Damit ist der Körper in der Lage, eine symmetrische Haltung zu entwickeln.

Beispiel:

Beim Autofahren nach einer Kurve wieder im Sitzen in eine gerade Position zu kommen; beim Säugling zeigt sie sich an der Korrektur des Kopfes bei der Rumpfdrehung bzw. an der Korrektur des Rumpfes bei der Kopfdrehung.

Kopfhaltung

Die Labyrinthstellreaktion und optische Stellreaktion bewirken, daß das Gesicht eine senkrechte Position einnimmt, unab-

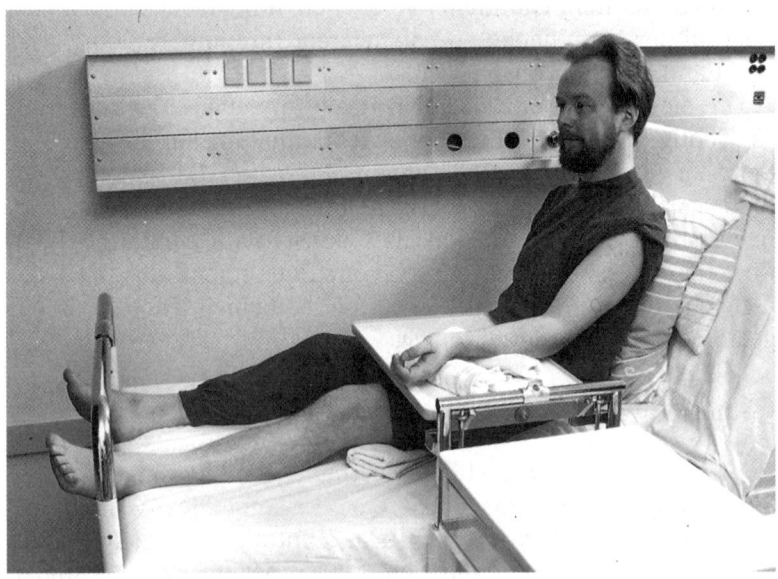

Abbildung 7: Lagerung im Langsitz

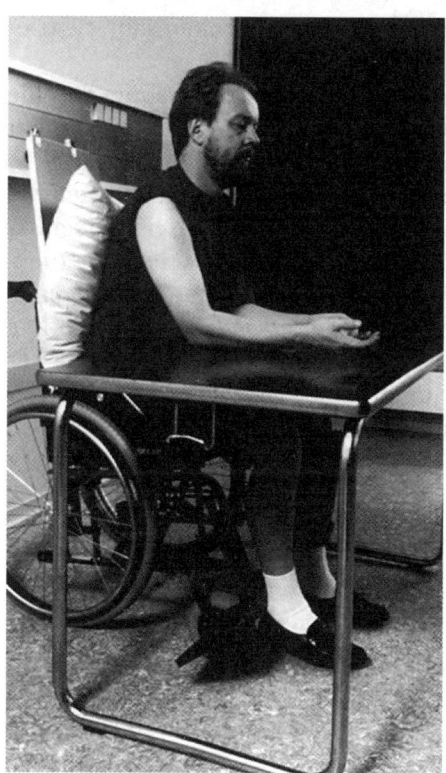

Abbildung 8: Korrektes Sitzen auf dem Stuhl

hängig von der Körperhaltung. Ist diese Reaktion nicht mehr vorhanden, fällt der Kopf nach vorne oder nach hinten oder zur Seite. Man spricht dann davon, daß die Kopfkontrolle verloren wurde. Sie läßt sich am ehesten über korrektes Sitzen wieder erlernen (Abb. 7 u. 8). Ohne Kopfkontrolle werden alle koordinierten Bewegungen der Arme und Hände sowie das Schlucken erschwert oder unmöglich. Das Wiedererlernen des Gleichgewichtes und der Körperanpassung wird als erstes über eine große Unterstützungsfläche erlangt. Das heißt z.B. Gewichtübernahme auf die gelähmte Seite im Liegen, durch Lagerung auf der gelähmten Seite, Verrichtung pflegerischer Arbeiten von der gelähmten Seite aus, viel Drehung auf die gelähmte Seite, Ansprache von der gelähmten Seite und Positionierung von Nachttisch oder ähnlichem auf die gelähmte Seite. Durch die große Unterstützungsfläche im Liegen wird ein Stück Angst genommen.

Liegen

Der nächste Schritt ist das Aufrichten der Wirbelsäule im Sitzen mit großer Unterstützungsfläche unter den Beinen und durch das Rückenteil des Bettes. Um Rumpfkontrolle neu zu lernen und damit den Thorax zu stabilisieren, ist es notwendig, daß diese Sitzposition korrekt ausgeführt wird, das heißt, daß der Kopf über dem Brustkorb, der Brustkorb über dem Becken sitzt, die Beine im Winkel von 90° zum Becken gelagert sind und sich die Knie in leichter Außenrotation befinden.

Sitzen

Vorgehen: Ein Kissen wird längs der Wirbelsäule hinter den Brustkorb geschoben. So kann der Körper sein ganzes Gewicht auf die Sitzbeinhöcker leiten, ist keine große Muskelanspannung nötig und der Mensch wird frei in der Beweglichkeit seiner Extremitäten (s. Abb. 7 und 8).

Stehen

Der nächste Schritt ist das Stehen. Hierbei ist wichtig, daß die Fersen der Betroffenen auf den Boden gebracht werden und nicht über die Ballen eine erhöhte Streckaktivität im Bein ausgelöst wird. Diese Streckaktivität oder Strecktendenz sollte soweit wie möglich unterbunden werden, denn erst wenn sie beherrschbar ist, kann von dem "Gehandicapten" das Gehen erlernt werden. Dabei ist es wichtig, darauf zu achten, daß das Gewicht ganz bewußt auf die gelähmte Seite gebracht wird. Sie, die gelähmte Seite, trägt also hauptsächlich die Bewegung. Durch ein solches Vorgehen wird einer Spastizität gut entgegengewirkt. Der Betroffene wird auf der gelähmten Seite gestützt, so daß viel Sicherheit entsteht.

Stimulation

Anreize geben

Es ist notwendig, daß die gelähmte Seite in ihrer Wahrnehmung geschult wird. Diese Stimulation kann stattfinden durch unterschiedliches Streichen der Muskulatur, und durch Hautreize mit unterschiedlichen Materialien, wie z.B. Frotteetücher, Reißsäckchen oder ähnlichem. Dies bedeutet, der gelähmten, nicht wahrnehmungsfähigen Seite werden unterschiedliche Reize angeboten, um sie wieder zur Wahrnehmung zu bringen (vgl. Basale Stimulation).

Maßnahmen, die den Muskeltonus erhöhen, dürfen bei Spastizität nicht mehr angewandt werden. Das können z.B. Bettkisten im Bett sein. Wichtige und vor allem leicht auszuführende Maßnahmen sind: Ansprache, Pflegehandlungen, Fernsehen usw. werden von der gelähmten Seite aus ausgeführt!

Plazierung (Placing)

Plazieren der Gliedmaßen

Eine Extremität (z.B. ein Arm) wird in eine bestimmte Haltung gebracht und die Unterstützung wird für kurze Zeit entzogen. Dabei muß die betroffene Person selber die Haltearbeit gegen die Schwerkraft übernehmen. Durch den Entzug der Stütze wird der Körper angeregt, selbst wieder aktiv zu werden und den Arm selbst zu halten.

Spastizität

Spastizität ist die Hemmung von Bewegungen, die immer viele *Spastizität*
Muskeln betrifft und in typischen Mustern erscheint. Sobald Spastizität besteht, ist keine flüssige Bewegung mehr möglich. Sie ist
wie ein enges Korsett, das den Menschen in sich gefangen hält.
Versucht die Betroffene dagegen anzugehen, so verstärkt sich die
Spastizität, anstatt sich zu reduzieren. Häufig ist eine Spastizitäts-
zunahme schmerzhaft.

Spastikauslösende Momente sind:

❐ falsche Lagerung,
❐ Erschrecken durch grobes Anfassen,
   zu schnelle Bewegungen, lautes Ansprechen usw.,
❐ Überforderung,
❐ Angst,
❐ emotionale Anspannung z.B. bei Inkontinenz,
❐ Streß,
❐ Wut.

Spastizität wird z.B. durch falsche Lagerung, unphysiologische
Bewegungsmuster usw. vom ersten Tag an gebildet, wenn noch
gar keine Muskelaktivität bei der Person zu erkennen ist. Es ist
deshalb wichtig, von Anfang an mit Menschen mit Hemiplegie so
umzugehen, als bestünde schon eine Spastizität. Lassen Sie sich
deshalb von der behandelnden Krankengymnastin oder der Krankenschwester zeigen, wie Sie Bewegungen mit Ihrer Angehörigen
durchführen können und sollen.

Spezielle Stadien bei der Hemiplegie

Schlaffes Stadium

Gerade in dieser Phase werden häufig Fehler gemacht. Ihr *Schlaffe*
Angehöriger hat den Kontakt zur betroffenen Seite verloren. Die *Lähmung*
nicht betroffene Seite weiß dadurch auch nicht mehr, was dort
geschieht. Da es aber notwendig ist, Rückmeldung zu bekommen,
um eine sinnvolle Bewegung durchführen zu können, ist auch die
nicht betroffene Seite in ihrer Bewegung gestört und eingeschränkt. Ist eine Hälfte verletzt oder gestört, so kann auch die
andere nicht mehr voll funktionieren. Da in dieser ersten Phase

auch die Wahrnehmung sehr stark eingeschränkt ist, vergißt die betroffene Person häufig, daß sie überhaupt noch eine zweite Körperhälfte hat.

Übung:

Führen Sie Ihre rechte Hand vor die linke Hand einer anderen Person, dabei liegen die Handinnenflächen aufeinander. Jetzt streichen Sie mit dem Daumen und Zeigefinger Ihrer linken Hand beide Hände-/Fingerkonturen so ab, daß Sie immer einen Finger der eigenen Hand und einen Finger der anderen Hand fühlen. Sie merken, wie seltsam sich dieses anfühlt. Sie selbst können den Finger des anderen nicht bewußt bewegen. So fühlt sich auch Ihr Angehöriger.

Ziele in der schlaffen Phase:

1. Wahrnehmungsschulung

Wahrnehmung   Die Wahrnehmung der gelähmten Seite muß vom ersten Tag an konsequent geschult, trainiert und gefördert werden. Dazu ist es notwendig, daß

❒ Tisch, Nachttisch, Fernsehgerät usw. auf der gelähmten
  Seite stehen,
❒ alle interessanten Dinge von der gelähmten Seite her durchgeführt werden (z.B. Besuch steht auf dieser Seite, Angehörige
  sprechen von dort aus mit der Betroffenen, Pflegetätigkeiten
  werden von der gelähmten Seite her durchgeführt).

Dadurch, daß alles von der gelähmten Seite her geschieht, muß die Angehörige den Kopf zu dieser Seite hindrehen. Wenn auch nicht immer bewußt, sieht sie ihre gelähmte Seite und muß sich ständig mit ihr auseinandersetzen. Will sie etwas von ihrem Nachttisch nehmen, muß sie mit der nicht gelähmten Hand über die gelähmte Seite zum Nachttisch greifen. Damit bekommt diese Seite Gewicht und kann über diese Gewichtsaufnahme wieder mehr Wahrnehmung erlangen.

Weiterhin wichtig sind:

❒ Die Verwendung einer normale Matratze, keine Weichlage-
  rungsmaterialien und Wasserkissen, da sonst die Körperkon-

turen noch mehr verschwimmen. Lediglich, wenn Betroffene sehr druckgeschwürgefährdet sind und der zweistündliche Lagewechsel nicht mehr ausreicht, dürfen entsprechende Materialien benutzt werden.

❐ Eine bewußt eingesetzte Körperwäsche, indem die Mittellinie des Körpers bei der Wäsche immer wieder bewußt über- schritten und verdeutlicht wird. Elementar wichtig ist nach Bienstein (1991) die Waschrichtung von der nicht gelähmten zur gelähmten Seite hin. Damit kann nach ihren Erfahrungen die gelähmte Seite wieder schneller fühlen lernen. (siehe Bobathorientierte Wäsche).

2. Gewicht auf die betroffene Seite nehmen

❐ durch Lagerung

❐ durch Aktivitäten von der gelähmten Seite aus. So wird die *Gewicht* Betroffene gezwungen, zur gelähmten Seite zu sehen und *tragen lernen* nimmt damit Gewicht auf diese Seite, z.B. beim Drehen wird zur gelähmten Seite hin gedreht, beim Aufsetzen wird das Gewicht über die gelähmte Seite geführt, beim Transport vom Bett zum Stuhl wird das Gewicht auf die gelähmte Seite gegeben, während des Sitzens wird darauf geachtet, daß das Gewicht auf beiden Seiten gleichmäßig verteilt ist. Leicht ist dies zu erreichen, wenn man die Stützen des Stuhles auf der nicht gelähmten Seite entfernt. Beim Gehen wird die Be- troffene von der gelähmten Seite gestützt.

3. Gleichgewicht halten

Das Training des Gleichgewichtes kann geübt werden   *Gleichgewicht*
❐ durch Langsitz (Abb. 7),   *halten*
❐ durch Sitzen auf der Bettkannte mit Unterstützung von der gelähmten Seite aus,
❐ durch Placing-Übungen (siehe S. 188)

4. Bilaterale Funktionen der Arme und des Rumpfes trainieren

Bahnung bilateraler (beidseitiger) Funktionen in den Armen *Arme und* kann durch folgende Übungen oder Hilfestellungen unterstützt *Beine* werden. Durch die Bauchlagerung kann doppelter Armstütz auf *trainieren* einer großen Unterstützungsfläche geübt werden. Durch Langsitz (in korrekter Form durchgeführt) werden die Armbewegungen leichter möglich. Beim Waschen kann z.B. ein Waschlappen in die gelähmte Hand gegeben und diese über den Körper geführt werden. Bei der Nahrungsaufnahme wird z.B. eine Tasse mit beiden Händen zum Mund geführt.

5. Wiederherstellen des Kontaktes zur betroffenen Seite

Alle unter 1. bis 4. aufgeführten Maßnahmen vermindern das sensorischen Defizit in der gelähmten Seite und helfen dadurch, diese wieder bewußt zu machen.

6. Neuerlernen von Bewegungen

Neuerlernen von Bewegung

Zu den Bewegungen gehören ganze Bewegungsabläufe wie auch die selektiven Bewegungen. Dazu muß genügend Zeit gelassen werden. Die Betroffene kann sich nur in die Bewegung einbringen, wenn alle sich hierfür die notwendige und angepaßte Zeit lassen. Zu schnelle und hektische Bewegungen schaden hier nur! Außerdem ist es sinnvoll, wenn nur eine Person die zu Pflegende betreut. Arbeitet man zu zweit, ist man zu leicht verführt, alles zu übernehmen und damit die Chance der Eigenaktivität der Angehörigen zu vergeben. Ebenso ist es notwendig, daß alle, die mit der Gelähmten arbeiten, die gleichen Bewegungsmuster bzw. Teilschritte durchführen. Dies ist mit der Krankengymnastin abzusprechen.

7. Angst vorm Fallen reduzieren

Fallangst

Da die Beeinträchtigte kein Gefühl mehr für ihre betroffene Seite hat und sie diese auch teilweise nicht mehr wahrnimmt, hat sie große Angst vorm Fallen. Sie muß deshalb immer fühlen, daß die gelähmte Seite unterstützt wird. Aus diesem Grunde ist es besonders wichtig, daß die betreuende Person immer auf der gelähmten Seite geht.

8. Vor Verletzungen schützen

Schutz vor Verletzung

Solange der Tonus der Muskulatur schlaff ist, ist es besonders wichtig, bei den Bewegungen auf die korrekten Gelenkfunktionen und -stellungen zu achten, die sonst vom Muskeltonus garantiert werden. Dies gilt z.B. für die Stellung des Oberarmkopfes im Schultergelenk. Wird in der schlaffen Phase am Arm gezogen oder die Person unter den Achselhöhlen gepackt, um sie im Stuhl oder Bett zurechtzulegen oder wird der Arm nicht richtig gelagert, so kann das Schultergelenk massiv verletzt werden. Gerade in dieser Zeit der schlaffen Lähmung werden viele Fehler in der Handhabung gemacht. Für Berta Bobath ist in dieser Zeit die Kooperation zwischen den therapeutischen Diensten für die Betroffene lebensnotwendig (nach Bobath 1983, 77).

Da jede Beeinträchtigte in bezug auf Fühldefizite (sensorische Defizite), Tonusveränderungen, Alter, Ängstlichkeit, Verwirrtheit, geistigen und emotionalen Zustand individuell geschädigt ist, muß auch für jede ein individueller Plan erstellt werden. In der Anfangszeit, das heißt unmittelbar vom Zeitpunkt des Geschehens an, muß dafür gesorgt werden, daß Komplikationen wie z. B. Schulterschmerzen, übermäßiges Entstehen von Spastizität, Schulter-Handsyndrom, Retraktion des Schultergürtels und der Hüfte sowie die Ablehnung der betroffenen Seite vermindert werden.

Das "schlaffe" Stadium kann nach Bobath teilweise Spastizität beinhalten, die aber nicht ständig besteht. Es laufen also schlaffe und spastische Phasen nebeneinander her. In diesen spastischen Phasen finden wir häufig das folgende spastische Muster der betroffenen Seite:

❑ Kopf: schaut zur nicht gelähmten Seite
   und ist nach hinten ins Genick gezogen,
❑ Schulterblatt: ist nach hinten
   unten gezogen,
❑ Arm: nach innen zum Körper hin gedreht
   und fest an den Oberkörper angepreßt,
❑ Unterarm: soweit wie möglich einwärts
   zum Körper hingedreht,
❑ Hand: einwärts gedreht, so daß die
   Handfläche Richtung Boden zeigt,
❑ Daumen: in die Handinnenfläche
   hineingedrückt und Finger fest darum
   geschlossen,
❑ Hüfte: nach hinten oben gezogen,
❑ Bein: leicht außenrotiert,
❑ Fuß: in der Innenkante hochgezogen
   und die Zehen eingekrallt.

Diesem Muster wird immer entweder durch Lagerung oder durch Hemmung bei Bewegungsabläufen entgegengewirkt. Positiv wirkt sich ein Ausstreichen der Extremitäten vom Körper zu den Füßen oder Händen hin aus. Nach diesem langsamen Beginn schleicht sich die Spastizität immer mehr ein. Es muß ihr daher sofort und konsequent entgegengearbeitet werden.

Spastisches Stadium

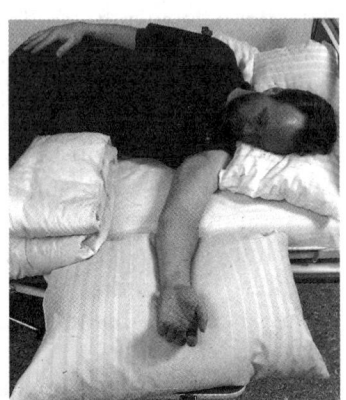

*Spastische
Lähmung*

Es ist gekennzeichnet durch überwiegend spastische Anteile. Außer der Stimulation wirken alle vorgenannten Maßnahmen auch antispastisch. Vor allen Maßnahmen ist es nun wichtig, die Spastizität soweit möglich zu lösen. Spastizität ist am günstigsten durch Lagerung entgegenzuwirken.

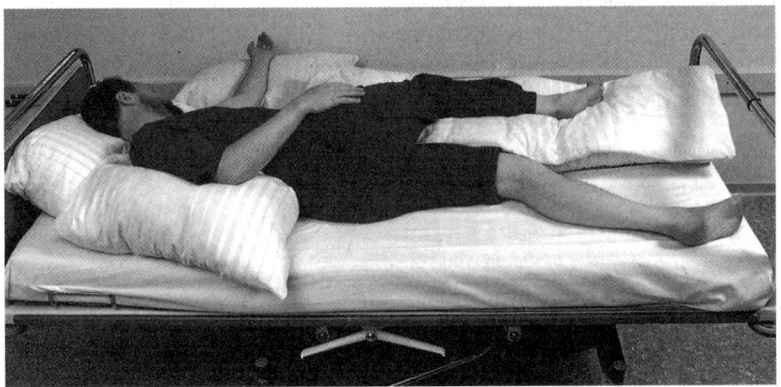

Abbildung 1 und 2: Lagerung auf der gelähmten Seite

Zu den Original-Bobath-Lagerungen gehören

❑ die Lagerung auf der gelähmten Seite (siehe Abb. Nr. 1 und 2),
❑ die Lagerung auf der nicht gelähmten Seite
   (siehe Abb. Nr. 4),
❑ die Lagerung auf dem Bauch (siehe Abb. Nr. 3),
❑ die Lagerung im Langsitz
❑ Sitzen auf dem Stuhl,
   und, wenn unbedingt nötig, auch mal
❑ die Lagerung in der Rückenlage (siehe Abb. Nr. 5, 6, 7 und 8).

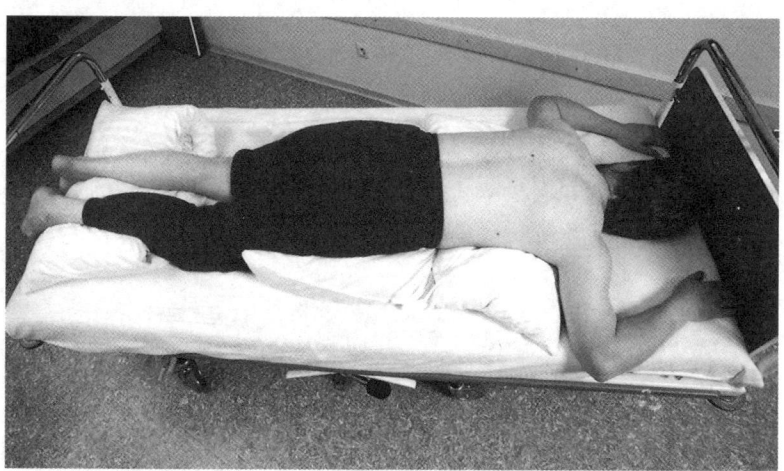

Abbildung 3: Lagerung auf dem Bauch

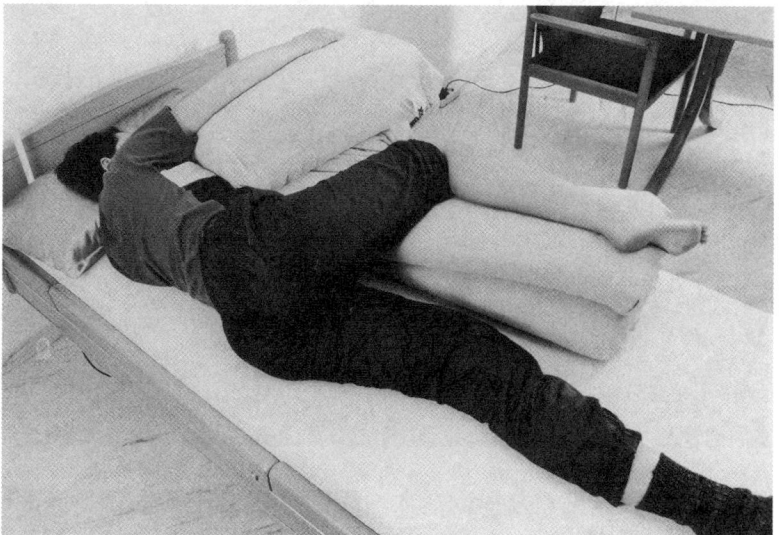

Abbildung 4 und 5: Lagerung auf der nicht gelähmten Seite

Diese Lagerungen werden ab dem Beginn der Behandlung durchgeführt, um einer Spastizität von Anfang an vorzubeugen, müssen aber auch in der Phase der Spastizität weitergeführt werden. Alle spastikverstärkenden Momente müssen herausgefunden und unterbunden werden. Das spastische Muster muß durch eine spezielle Schulter- und Hüftmobilisatiton gelöst werden. Diese sollten Sie sich von der Krankengymnastin bzw. einer speziell weitergebildeten Krankenschwester zeigen lassen. Wenn Sie diese

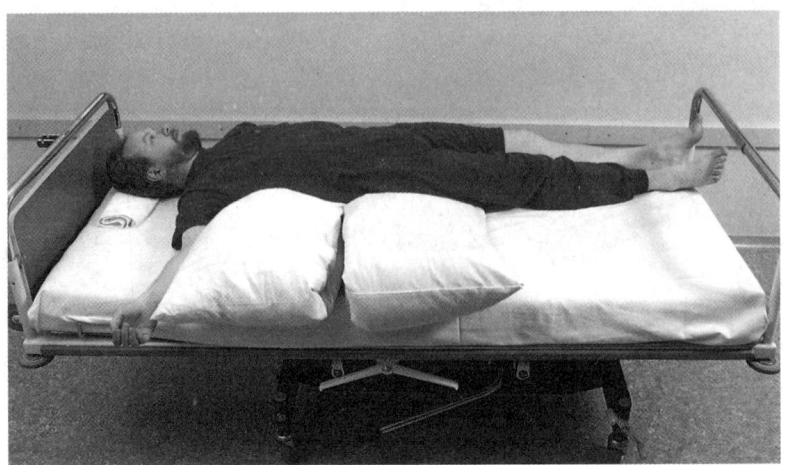

Abbildung 5: Lagerung auf dem Rücken

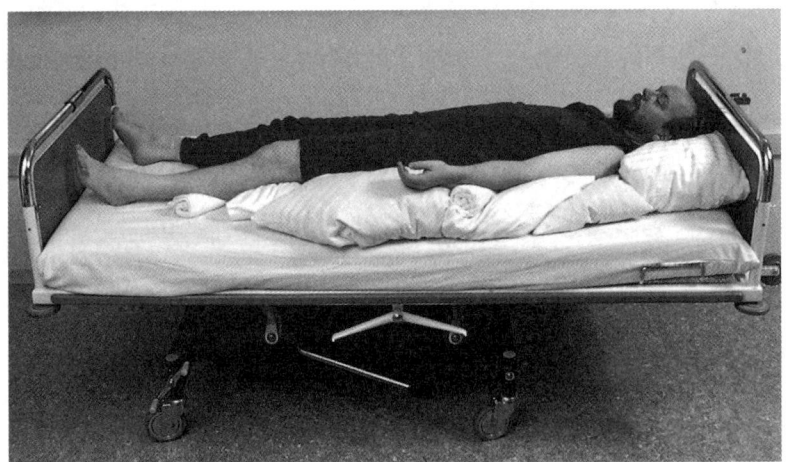

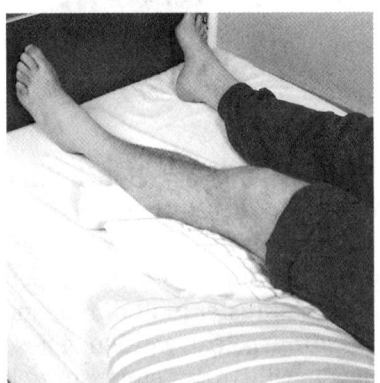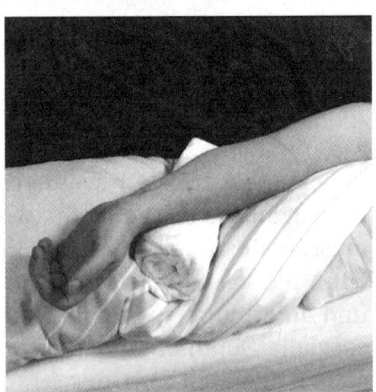

Abbildung 6, 7 und 8 Lagerung in der Rückenlage

Maßnahmen erlernen und regelmäßig von Anfang an durchführen, können Sie der zu Pflegenden eine unschätzbare Unterstützung in der Rehabilitation zukommen lassen.

Es ist mir bewußt, daß ich in diesem Artikel nur einen kleinen *Zum Schluß*
Einblick in die Bobath-Methode vermitteln konnte. Um sich
intensiver damit auseinander zu setzen, empfehle ich Ihnen, die
grundlegende Literatur zu lesen, auf die im Literaturverzeichnis
verwiesen ist. Da die Bobath-Methode aber eine praktische Maßnahme ist, die der ständigen Rückkoppelung bedarf, ist es sinnvoll, mit einer in der Bobath-Methode ausgebildeten Person Kontakt aufzunehmen und mit ihr gemeinsam ein für Ihren speziellen
Fall entwickeltes Konzept zu erarbeiten.

Nun bleibt noch ein Letztes zu sagen:

❐ Verlieren Sie nie die Geduld!
❐ Freuen Sie sich über jeden Fortschritt,
   den Sie erreichen, auch wenn er noch so klein ist!
❐ Arbeiten Sie immer sanft und trotzdem eindeutig!

Da die Bobath-Methode keine Technik ist, wird sie in die normale Gestaltung des Alltages eingreifen und diesen verändern. Es
ist ein langer Weg, der als Ziel hat, einen Schritt nach dem andern
zu tun und auch zu wagen. Nur wer immer wieder bereit ist, den
ersten Schritt zu tun, und nicht stehen bleibt, wird finden, was zu
erreichen ist.

Für Sie: Genießen Sie die Musik

*Musik und Bewegung bedeuten Leben,
lebendig sein.*

*Oft bewegen wir uns im Takt der Musik,
haben Freude daran zu tanzen, auch wenn
der Rahmen nicht geeignet zu sein scheint.*

*Von allen Einschränkungen wird der Mangel,
sich nicht bewegen zu können, als der tiefste Verlust
erlebt. Musik setzt in Bewegung, auch wenn es nicht
immer zu sehen ist.
Musik ist eine Sprache ohne Worte, sie ist vielfältig
und einfühlsam und dringt in unser Empfinden.*

*Kennen Sie sich noch als Kind, welches gerne zur Musik
tanzte, bevor ihm das Tanzen gelehrt wurde?
Wie Sie sich drehten und sprangen nach Herzenslust
zur Musik?*

*Wie wäre es, gönnen Sie sich die Zeit, Musik zu hören,
und den Mut, danach zu tanzen.
Es braucht nicht viel Raum, sondern nur Sie.*

*Bewegung setzt vieles in Bewegung,
auch Ihr Leben und Ihr Gefühl.*

Literatur

Bobath B.: Die Hemiplegie Erwachsener. Befundaufnahme,
Beurteilung und Behandlung, 4. unveränd. Aufl., New York 1985.

Bundesministerium f. Gesundheit (Hrsg.): Praktischer Ratgeber Schlaganfall. o.J.

Davies, P. M.: Hemiplegie. Anleitung zu einer umfassenden Behandlung von
Patienten mit Hemiplegie. Berlin 1986.

Feldkamp, M./Aufschnaiter, D. v./Baumann, J. U./Danielcik, I./Goyke, M.:
Krankengymnastische Behandlung der infantilen Zerebralparese, 4. neu bearb.
Aufl. Neuausg. München 1989.

Geisseler, T.: Halbseitenlähmung. Hilfe zur Selbsthilfe. 2. überarb. Aufl.
Heidelberg 1991/1993.

Huemer-Drobil, B./Kletter, G./Langbein, L.: Leben nach dem Schlaganfall.
Ein Ratgeber für Kranke, ihre Familie und Betreuer. Köln 1987.

Jay, P. E.: Hilf Dir selbst. Ratschläge für Hemiplegie und ihre Angehörigen,
2. überarb. u. erw. Aufl. Wien 1981.

Pickler, E.: Laß mir Zeit. München.

Urbas, L.: Die Pflege des Hemiplegiepatienten nach dem Bobath-Konzept.
Einführung in die therapeutische Pflege. Stuttgart 1994.

Angelika Zegelin

17. Umgang mit Schmerzen

Schmerzen werden immer individuell, von Mensch zu Mensch unterschiedlich wahrgenommen. Nur die betroffene Person selbst kann ihren Schmerz einschätzen. In Abhängigkeit der persönlichen Situation kann derselbe Mensch Schmerzen unterschiedlich empfinden,. In der Nacht etwa werden Schmerzen stärker gespürt. Der Schmerz ist ein Warnsignal des Körpers. Es ist sinnvoll, zwischen akutem und chronischem Schmerz zu unterscheiden. Akuter Schmerz tritt plötzlich auf und klingt wieder von selbst ab, wenn die Ursache beseitigt ist. Der Schwerpunkt dieses Beitrags liegt auf der Beschäftigung mit dem chronischen Schmerz. Er begleitet langandauernde Krankheiten und reduziert die Lebensqualität, so daß er schließlich im Mittelpunkt des Lebens steht. Chronische Schmerzen müssen deshalb so gering wie möglich gehalten werden; mit modernen Möglichkeiten ist es heute sogar möglich, Freiheit von Schmerzen zu erreichen. *Akuter und chronischer Schmerz*

Zwischen der Angst vor Schmerzen, Verspannung und dem tatsächlichen Empfinden von Schmerzen entsteht ein "Teufelskreis", aus dem es schließlich kein Entrinnen gibt. Ein wichtiger Schritt ist daher die Akzeptanz der Schmerzen und der Wille, etwas dagegen zu unternehmen. Unsinnig ist es, chronische Schmerzen still zu ertragen in der Annahme, daß sie einfach dazugehören. Schmerzen haben so viele ungünstige Nebenwirkungen, daß es wirklich vorteilhaft ist, sie zu bekämpfen. Trotzdem glauben leider viele Menschen, Schmerzen müßten heroisch und tapfer erduldet werden, sie ziehen sich zurück, setzen eine Maske auf und werden "grantig" und schwierig. Manchmal ist nur durch gute Beobachtung (von non-verbalen, nicht-sprachlichen Äußerungen) zu erkennen, daß ein Mensch Schmerzen hat. Ermutigen Sie, Schmerzen mitzuteilen und darüber zu sprechen. *Teufelskreis der Schmerzen*

Schmerz-
therapeuten

Sicherlich gibt es auch in Ihrer Nähe einen Arzt, der sich auf Schmerztherapie spezialisiert hat; besonders in den letzten Jahren hat das Wissen in diesem Bereich enorm zugenommen. Fragen Sie sich durch, evtl. hilft Ihnen eine Broschüre des Christophorus-Hospitz-Vereins (s. Adresse am Endes des Beitrages). Gegen eine geringe Gebühr können Sie das Adressenbüchlein beziehen. Auch während eines Krankenhausaufenthaltes muß der Kranke eine Behandlung unter unwürdigen Bedingungen nicht hinnehmen.

Am Anfang einer soliden Schmerztherapie steht das "Kennenlernen" des individuellen Schmerzes. Möglicherweise muß ein Schmerztagebuch geführt werde, um bestimmte Muster in der Schmerzart und -intensität feststellen zu können. Zur Erklärung der Schmerzwahrnehmung hat die "gate-control"-Theorie Bedeutung erlangt. Nach dieser Theorie gilt, daß sich im zentralen Nervensystem ein "Tor" öffnet, um Schmerzempfindungen passieren zu lassen - oder dieses Tor sich schließt, um die Weiterleitung des Schmerzes zu blockieren. Dieser Vorgang ist abhängig vom aktuellen Befinden.

Grundlagen
der Schmerz-
therapie

Über die Grundlagen einer guten Schmerztherapie mit Medikamenten (Analgetika) herrscht inzwischen Einigkeit. Eine regelmäßige Einnahme nach einem festen Zeitschema ist einer Gabe nach Bedarf vorzuziehen. Die Bedarfsanmeldung geschieht nämlich oft erst, wenn der Schmerz unerträglich geworden ist; leichter Schmerz ist besser zu mildern als starker Schmerz. Evtl. ist der Betroffene zur Medikamenteneinnahme auch zu wecken, um Schmerzen vorzubeugen. Günstig ist eine "orale" Gabe, d.h. der Angehörige schluckt die Tabletten. Dies gewährleistet Unabhängigkeit von Fachpersonal und eine gute Steuerung der Medikamente, ein plötzliches "Anfluten" der Analgetika, so wie bei einer Injektion, ist hier nicht gegeben - dadurch entfallen Nebenwirkungsspitzen (z.B. Dösen oder High-Gefühle). Wenn möglich sollten Medikamente mit verzögerter Wirkung (Retard-) eingesetzt werden, sie wirken bis zu 12 Stunden.

Injektions-
pumpe

Ebenfalls sehr gut durchzuführen ist die Schmerzmedikamenten-Therapie mittels einer kleinen Injektionspumpe, da Schlauch und Nadel sehr leicht unter der Haut (subkutan) eingestochen werden können und dies somit besonders für Betroffene, die Medikamente nicht schlucken können bzw. im Magen nicht vertragen, geeignet ist. Die Dosis sollte individuell angepaßt werden, eine gute Zusammenarbeit mit dem behandelnden Arzt ist dabei wichtig. Oft ist eine Kombination verschiedener Schmerzmittel erforderlich, je nach Wirkort werden peripher oder zentral wirkende Substanzen gegeben. Dadurch läßt sich spezifischer helfen und die Einzeltagesmengen können verringert werden (stets so, daß der Betroffene "wach" ist und an allem teilnehmen kann).

Es ist möglich, den Nebenwirkungen der Schmerzmedikamente *Nebenwirkun-* relativ gut vorzubeugen: So kann Übelkeit abgefangen und gegen *gen von Medi-* die (fast) unvermeidliche Verstopfung mit einer Reihe von Maß- *kamenten* nahmen und Mitteln prophylaktisch etwas getan werden. Noch einmal sei gesagt: Es ist gut möglich, ohne Suchterzeugung und ohne Beeinträchtigung des Bewußtseins Schmerzen zu nehmen. Insbesondere der "Morphin-Mythos" ist in den letzten Jahren entschleiert worden. So ist es unrichtig, daß Morphin das Medikament der letzten Wahl ist, daß es den Todeseintritt beschleunigt, immer zur Abhängigkeit führt, an Wirkung verliert usw. Ohne weiteres kann auch die Verabreichungsform eines Medikamentes variiert werden; manchmal ist eine Gabe als Zäpfchen günstiger als die Aufnahme durch den Mund. Die Möglichkeiten einer patientenfreundlichen und auch örtlichen Gabe von Schmerzmitteln werden ständig weiterentwickelt: eine ganze Reihe von Pumpen, auch in mobilen Ausführungen, sind inzwischen auf dem Markt.

Im letzten Abschnitt soll noch einmal an die unterschiedliche Wahrnehmung der Schmerzen erinnert werden: Hier gibt es ein großes Feld der positiven Einflußnahme. Schmerzverstärkend wirken Streß, Erschöpfung, Isolation, Angst, Hilflosigkeit. Zuversicht und Zufriedenheit, eine positive Einstellung und Ablenkung sorgen für Schmerzminderung: so können Musik, Malen, Lesen oder sogar Bildbetrachtungen den Schmerz vergessen lassen. Sich Ziele zu setzen, Aktivitäten und Kontakte helfen, den Schmerz zu bewältigen.

Atemtechniken haben sich als sehr gute Strategie zur Entspan- *Atem-* nung und Schmerzbeherrschung herausgestellt. Weiter unten auf *techniken* der Seite finden Sie eine Anleitung. Ebenfalls positiv wirken muskelentspannende Verfahren, leichte Massagen, Einreibungen oder manchmal sogar einfach eine andere Lagerung. Das große Feld physikalischer Therapie kann ebenfalls mildernd wirken, Wärme löst Krämpfe und Verspannungen, bei örtlichen Entzündungen hilft Kälteanwendung. Bei chronischen Schmerzen macht es Sinn, ein schmerzreduzierendes Verfahren richtiggehend unter Anleitung zu erlernen, z.B. die Zilgrei-Methode oder das Biofeedback. Die Zilgrei-Methode besteht aus einer kombinierten Atmungs- und Entspannungstherapie. Unter Bio-Feedback versteht man eine positive Einflußnahme auf bestimmte Organfunktionen. Beide Verfahren müssen unter Anleitung erlernt werden,

TENS

Möglichkeiten dazu gibt es fast in jedem Ort. Fragen Sie bei Ihrer Krankenkasse oder in der Volkshochschule nach.

Bei muskulären Schmerzen werden Geräte zur längerfristigen Stimulation über die Haut eingesetzt; die energieleitenden Elektroden werden einfach aufgesetzt (TENS). Vielen Menschen bringt dieses Vorgehen vorübergehende Linderung. Manche dieser Verfahren lernen Menschen erst in Schmerzambulanzen oder speziellen Kliniken kennen. Ein erster Schritt ist jedoch, chronische Schmerzen nicht als naturgegeben hinzunehmen, sondern gemeinsam nach Hilfen zu suchen.

Übung:

Zur Schmerzreduktion gibt es zahlreiche Atemübungen, viele Schwangere haben das tiefe In-den-Bauch-atmen zur Geburtsvorbereitung kennengelernt. Hier möchten wir die 1:7 Atmung vorstellen. Atmen Sie ruhig und tief durch die Nase ein und langsam bewußt durch den Mund wieder aus. Zählen Sie in Gedanken bei der Ausatmung bis 7, begleiten Sie den Atemzug. Öffnen Sie den Mund nur leicht, die Lippen sollen durchaus eine "Bremsfunktion" haben. Wiederholen Sie diese bewußte Atmung einige Male, vielleicht mit geschlossenen Augen, auf jeden Fall aber mit frei beweglichem Oberkörper (evtl. sitzend oder liegend).

Literatur

Klaschik, E./Nauk, F.: Medikamentöse Schmerzbehandlung bei Tumorpatienten. Leitfaden für Patienten und Angehörige. Erhältlich bei der Fa. Mundipharma (Adresse s. Herstellerverzeichnis).

Broome, A: Mit dem Schmerz leben. Stuttgart 1989.

"Schmerztherapeuten - Verzeichnis 1993"
Deutsche Gesellschaft zum Studium des Schmerzes
Universität Heidelberg
II. Physiolog. Institut
Im Neuenheimer Feld 326
69120 Heidelberg

"Konzept zur Schmerzbehandlung"
Christophorus-Hospiz-Verein
Ligsalzstr. 32
80339 München
Tel.: 089/501133

Ingrid Zimmermann-Inhester

18. Fußreflexzonenmassage

Bedeutung und Möglichkeiten in der Langzeitpflege

Mit der Fußreflexzonenmassage liegt in der Hand jeder pflegenden Person die Möglichkeit, Wohlbefinden zu schenken, egal wie schwer der Betroffene erkrankt ist. Mit den Händen Entspannung, Schmerzlinderung oder die Bereitschaft zur Kommunikation zu bewirken ist eine Kunst, die jeder nutzen sollte. Die entscheidende Frage ist nicht, ob dazu ein fundiertes theoretisches Wissen notwendig ist. Wichtiger ist die ehrliche Beantwortung der Frage, ob wir bereit sind, wichtige Kanäle der zwischenmenschlichen Beziehung zu nutzen. Die Fußreflexzonenmassage kann wie eine Brücke zwischen zwei unterschiedlichen Welten wirken, wenn wir uns wieder darauf besinnen wollen, daß schöne Berührungen die Seele streicheln und die Bereitschaft wecken, ohne Rückzugsgedanken, ohne Angst und mit Vertrauen einem anderen Menschen zu begegnen *Bedeutung der Fußreflexzonenmassage*

Die teilweise oder völlige Abhängigkeit eines pflegebedürftigen Menschen führt besonders auf der körperlichen Ebene zur Isolation. Pflegerische Handlungen sind häufig die einzigen Berührungen, die zwischen pflegender und pflegeabhängiger Person stattfinden. Die pflegende Person erfüllt eine Pflicht, und die pflegeabhängige muß sie annehmen. Worin liegt nun der Unterschied zwischen einer pflegerischen Handlung, die sich auf den Körper bezieht, und einer Fußreflexzonenmassage? Die Fußreflexzonenmassage findet zwar vordergründig auch auf der körperlichen Ebene statt, spricht aber trotzdem den ganzen Menschen in seiner Einheit von Körper und Geist an.

Körperliches und geistiges Wohlbefinden lassen sich über die Fußreflexzonenmassage vor allem dann erreichen, wenn wir mit *Geben und Erhalten*

dem Pflegebedürftigen nur non-
verbal kommunizieren können.
Was uns der Gesichtsausdruck,
der sich entspannende Körper
und Laute des Wohlbefindens
sagen, können pflegende Angehörige besser als alle anderen
verstehen. Im Laufe der Zeit
entwickelt sich ein individuel-
les Verständigungssystem. Auf
dieser Basis kann sich nun über
die Fußreflexzonenmassage ein
Austausch von Geben und
Nehmen entwickeln.

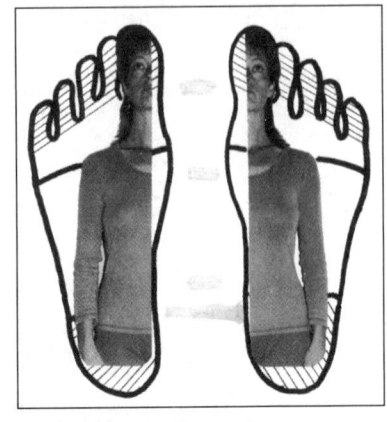

*Abb. 1: Einfaches Schema zur
Topographie der Reflexzonen
am Fuß*

Pflegende Angehörige lassen
oft zu, daß sie nur auf der
gebenden Seite stehen, ohne selbst Berührungen von ihren
Angehörigen empfangen zu können, besonders dann, wenn nicht
mit Worten erklärt werden kann, wie sehr beide Beteiligten an
dieser Einseitigkeit leiden. Dabei läßt es die Fußreflexzonenmassage mit langsam wachsender Vertrautheit zu, lebenswichtige
Hautkontakte zwischen Pflegenden und Pflegeabhängigen, zwischen Geben und Nehmen, zwischen Berührenden und Berührten entstehen zu lassen, die Kanäle zu öffnen vermögen, die vorher nicht bekannt waren. Besonders geistig behinderte Menschen
sind häufig in der Lage, aufgrund eigener Erfahrungen eine Fußmassage zurückzuschenken.

*Beobachten
und eingehen*

Die Reflexzonen der Füße sind nicht die einzigen Reflexzonen
des Körpers. Es gibt entsprechende Zonen am Rücken, im
Gesicht und vor allem an den Händen. Als Werkzeug unseres
Geistes können wir unsere Hände einsetzen, und nichts bleibt
den von uns Berührten verborgen, auch wenn wir nie ganz erah-
nen können, wie unsere Berührungen den Geist des anderen
erreichen. Es liegt an jeder pflegenden Person, eigene Erfahrungen auf diesem Gebiet zu machen, denn jede Beziehung ist
anders, und jeder Mensch, ob gesund oder krank, ist anders. Lassen Sie sich nicht durch die Forderung nach fundierten, theoretischen Kenntnissen und therapeutischen Absichten verunsichern.
Bei der Fußreflexzonenmassage kann es nichts Wichtigeres als
eine gute Beobachtungsgabe und bewußtes Eingehen auf die individuelle Situation eines pflegebedürftigen Menschen geben.

Fangen Sie daher mit einfachen Massageabläufen an, so wie sie
in diesem Beitrag beschrieben werden. Beobachten Sie die Reak-

tionen bei Ihren Angehörigen und bei sich selbst. Durch die Tätigkeit des Massierens werden Ihre eigenen Handreflexzonen stimuliert. Dadurch entsteht ein Austausch von Wärme zwischen beiden beteiligten Personen. Dieser Energieaustausch kann im Laufe der Zeit sehr intensiv werden und nicht nur dem Betroffenen Entspannung, Schlafförderung, zunehmende Aufmerksamkeit oder Schmerzreduktion bringen.

Wenn Sie mit ruhigen Bewegungen, gutem Hautkontakt und Aufmerksamkeit wichtige Grundregeln beachten, wird die Fußreflexzonenmassage zu einem besonderen Bestandteil ihrer Beziehung zum Angehörigen werden. Sie bringt Entlastung statt zusätzlicher Belastung. Sie kann noch vorhandene, körpereigene Kräfte mobilisieren und durch ihre den Körper und Geist umfassende Wirkung längere Phasen der Zufriedenheit entstehen lassen.

Vorgehen bei der Fußreflexzonenmassage

Wenn Sie durch die Anwendung der einfachen Massageabläufe meine Behauptungen bestätigt finden, fällt es Ihnen leichter, sich mit theoretischen und technischen Anweisungen auseinanderzusetzen, wodurch Sie allmählich Ihre Handlungsmöglichkeiten erweitern können. Über die eigenen Erfahrungen wächst vielleicht auch das Interesse an ganzheitlichen Zusammenhängen, wie sie bereits vor Tausenden von Jahren bekannt waren. Entsprechende Literaturempfehlungen finden Sie im anschließenden Literaturverzeichnis.

Massageanwendungen zur Beruhigung, Entspannung und Schlafförderung

Beide Füße werden mit beiden Händen gleichzeitig, sehr langsam, mit kreisenden Bewegungen gestrichen. Sie beginnen an den Innenkanten der Füße und führen über die Zehen an den Außenkanten zurück zur Ferse.

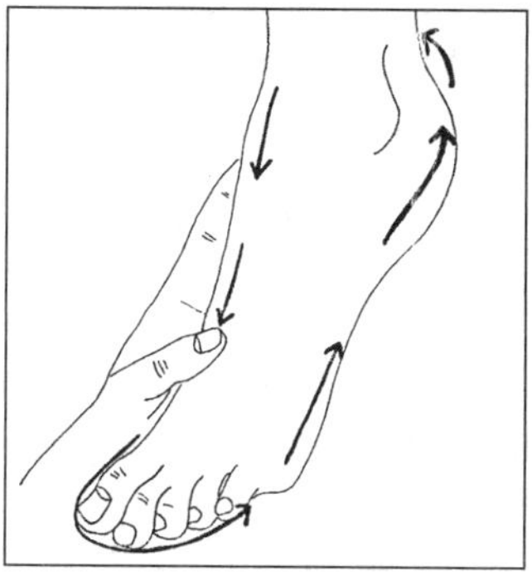

Beruhigung und Entspannung

Mit beiden Händen werden zuerst an einem, dann am anderen Fuß kreisende Streichungen um die Knöchel herum ausgeführt. Diese können langsam größer werden, bis sie fast den ganzen Fuß und Teile des Unterschenkels bedecken.

Abb. 2: Verlauf der kreisenden Streichungen

Entsprechend der jeweiligen Situation können Sie nun die Füße leicht kneten und durchmassieren,

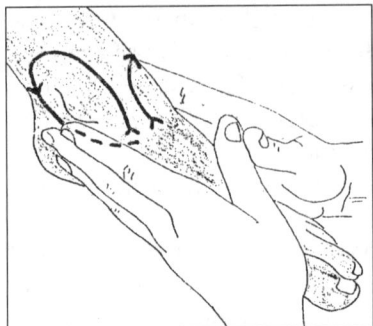

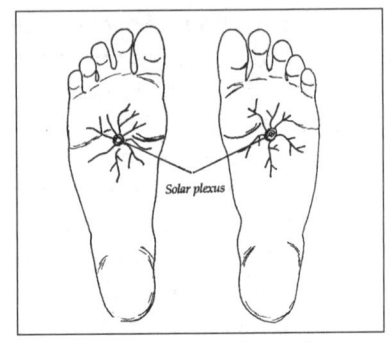

Abb. 3: Kreisende Streichungen   *Abb. 4: Reflexzone des Solar*
um die Knöchel   *Plexus*

wie Sie es bei sich selber auch tun würden. Sollten dabei unerwünschte Reaktionen auftreten, drücken Sie mit beiden Daumen
an beiden Füßen gleichzeitig den Bereich des Sonnengeflechtes
(Solar Plexus) Dadurch entspannen sich die Füße und der ganze
Körper, die Atmung wird vertieft und eventuelle Schmerzen reduziert.

Die Massage wird mit den gleichen Streichungen wie zu
Beginn der Massage zum Abschluß gebracht. Dadurch stellt sich
im Laufe mehrerer Massagen für den Patienten das Wissen ein,
was ihn erwartet, und wann die Massage beendet ist.

Anregende Massagen

Anregung

Die Massage verläuft wie
bereits beschrieben: Beruhigende Streichungen werden
auch hier angewandt, um
eine eventuell zu starke
Anregung wieder zu mil-
dern, bzw. ganz aufzuheben.
Um die Aufmerksamkeit
und Wachheit zu fördern,
werden vor allem die Kopf-

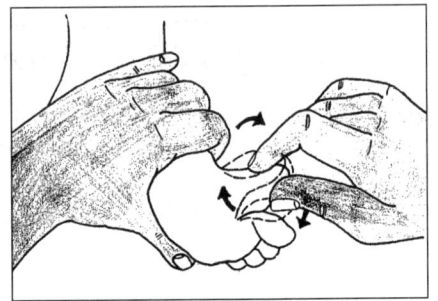

Abb. 5: Lösen von Verspannungen
im Nacken

zonen, denen alle Zehen entsprechen, massiert. Um Verspannungen im Nacken zu lösen, empfiehlt sich das Drehen der einzelnen
Zehen, verbunden mit leichtem Ziehen.

Aufmerksamkeit und Wachheit erhöhen sich durch leichte und
schnelle Pumpbewegungen auf den Solar Plexus, anstelle eines
gleichmäßigen Druckes.

Die wichtigsten Grundregeln

- ❐ Keine Massageanwendung, wenn Sie selber nervös oder krank sind!
- ❐ Langsame Bewegungen beruhigen den Massierten und den Masseur!
- ❐ Fahrige, hektische Bewegungen regen auf und erzeugen Ablehnung!
- ❐ Keine Massagen bei schweren Infektionskrankheiten!
- ❐ Stark schmerzende Stellen werden nicht massiert, sondern nur die schmerzfreie Umgebung, da sich die entspannende Wirkung sonst nicht entfalten kann.

Grundregeln

Marquwart, H.: Reflexzonenarbeit am Fuß. Heidelberg 1985.

Muth, Ch.: Heilen durch Reflexzonentherapie. München.

Zimmermann, I.: Fußreflexzonenmassage in der Pflege und Selbstpflege. Dorsten 1995.

Zimmermann, I.: Beobachtungen des Alltags von Gesunden und Kranken. Dorsten 1995.

Zimmermann, I.: Gigong-Kugeln mit Handreflexzonenmassage zur Aktivierung von Körper und Geist. Dorsten 1995.

Hannemann, H.: Reflex-Heil-Massage am Fuß. Stuttgart 1984.

Literatur

Christian Müller-Hergl

19. Pflege von Menschen mit Demenz

Demenz

Demenz ist eine Herausforderung für alle Beteiligten. Im ersten Teil des Beitrages soll Demenz einmal anders als aus medizinischer Sicht beschrieben werden. In den nachfolgend beschriebenen Auswirkungen werden sich viele Beteiligte wiederfinden können.

Demenz ist ein Geschehen, das keinen, der damit zu tun bekommt, unberührt läßt: Betroffene, Angehörige, Ärzte, Pflegende und Betreuende werden auf je unterschiedliche Weise Teil einer Störung der Beziehung. Die Betroffenen erfahren, daß einfache Verrichtungen immer schwerer fallen; der Alltag ist erfüllt von Mißerfolgen, abgebrochenen Handlungen, Wut, Ärger und Verzweiflung. Ängste, im Alltag zu versagen, nehmen zu. Freunde und Nachbarn ziehen sich zurück oder werden ferngehalten; das Zutrauen in die eigene Person nimmt Schaden – was ist man anderen noch wert? Die Erinnerungswelt wird kleiner, vertraute Gesichter werden weniger – Isolation, Einsamkeit und Leere füllen die Tage. Die Inhalte des Körpers und der Seele werden öffentlich – Inkontinenz und versagende Kontrolle der Gefühle liefern den Betroffenen aus, erzeugen Scham und Beschämung und lassen die Dimension des Privaten verschwinden. Die Welt ergibt keinen Sinn mehr; was andere tun, erscheint fremd: das eigene Gefüge von Innen und Außen, von Zeit und Raum, von Traum und Wirklichkeit, von Wort und Bedeutung zerbricht. Mit den Gefühlen der Verlorenheit und Verlassenheit leben manche Betroffene in einer ihnen immer fremder werdenden Welt.

Krisen des Niedergangs

Angehörige erfahren, daß die Betroffenen zunehmend von ihnen abhängig werden, "Krisen des Niedergangs" müssen bewältigt werden. Die eigene Zukunft wird immer weniger kalkulierbar. Selbst am Rand der Erschöpfung stehend, schränken Angehörige Kontakte ein; Beziehungen ändern sich, auch innerhalb der Familien. – Demenz wirkt sich auch auf Pflegende aus: die eigene Machtlosigkeit kann nicht ausgehalten werden, also wird "gemacht" um jeden Preis; je weniger Menschen mit Demenz Verantwortung übernehmen können, desto ausgeprägter wird der Anspruch, alles perfekt zu regeln, je größer das Chaos, desto ausgeprägter wird oft die überbehütende Einschränkung der Lebenswelt der Betroffenen.

Auch Institutionen sind nicht vorbereitet, es ist eine "verwirrte Konzeptlosigkeit" festzustellen – die Überforderung der Pflegenden entspricht manchmal, spiegelgleich, der Demenz.

Sinnlose Aktivierungsprogramme in künstlich geschaffen und lebensgeschichtlich entfremdenden Unterhaltungsmilieus führen zum Rückzug der Betroffenen, verstärken Sinnlosigkeit und herausforderndes Verhalten und enden oft genug in vermehrter Pflegebedürftigkeit.

Demenz passt nicht in die Beziehungsanforderungen unserer Welt. Als erwachsener Mensch schicksalshaft auf Gnade und Ungnade von anderen Erwachsenen abhängig zu sein, kann in unserer Welt schlimmer sein als der Tod. Demenz wird in diesem Umfeld zum Gegenstand vielschichtiger Ängste, Vermeidungshaltungen und Abwehrmechanismen: Demenz löst Ängste aus wie sonst nur Krebs oder Aids. Demenz stellt den verdrängten Schatten unserer privaten und öffentlichen "Selbst-Ideale" dar – tief hinein in die Grundstrukturen unseres Lebens. Je mehr – dem Zeitgeist und Lebensstil entsprechend – zweckrationale Vernunft, individuelle Verantwortung, Autonomie und Abhängigkeitsangst, selbstgewählte und unverbindliche Familienkonstellationen sowie eine durchgehende Ökonomisierung aller Beziehungen unser Lebensbild bestimmen, desto nachdrücklicher wird das Problemfeld Demenz an Schärfe und Dringlichkeit zunehmen.

Demenz als soziales Problem ist primär Ausdruck einer Krise von Beziehungen. Das Problemfeld Demenz entwickelt sich aus dem Miteinander von Menschen, deren "Kulturtechniken" intakt sind und solchen, bei denen sie versagen. Schleichender Verlust geistiger Fähigkeiten mit massiven Einbrüchen in den Alltagskompetenzen, insbesondere der Kommunikationsfähigkeit, stellen schon in sich eine furchtbare und gewalttätige Krise für den Betroffenen dar.

Wie bei jeder anderen Behinderung auch hängt das Wohlergehen der Betroffenen davon ab, inwieweit ihnen ein Leben mit personaler Würde ermöglicht wird. Trotz aller Dramatik gilt: auch ein Mensch mit Demenz kann zufrieden leben, wenn Beziehungen und Milieu stimmen.

Bei der Gestaltung von Beziehung und Milieu/Umfeld muß der Ansatz zur Pflege gesucht werden, grundlegend dabei ist das Bemühen, zu verstehen.

Gestaltung von Beziehungen

Verstehen

Ende des
Verstehens

Demenz ist Erinnerungs- und Kommunikationsverlust, mithin das Ende des Verstehens, der Ordnung, des Begreifens. Menschsein ist auch durch Verstehen gekennzeichnet, deswegen ist Demenz nicht akzeptabel. Chaos und Zerfall von Ordnung lösen Angst und Abwehr aus. Was nicht verstanden werden kann, muß abgespalten, ausgesondert, gemieden, "monsterisiert" bzw. mit Medikamenten behandelt werden.

Verstehen ist ganz wesentlich. Es erschließt Zugänge zum Verhalten und damit zur Person, baut Abwehr ab und erzeugt Solidarität und Mitgefühl. Wer mit Menschen mit Demenz lebt, muß, um nicht aus unbewußten Motiven heraus zu agieren, Verstehen lernen und sich mit sich selber auseinandersetzen. Beziehung ist nur mit Verstehen auf mehreren Ebenen möglich.

Rückzug/Rückgang/Regression

Rückzug

Grundlegend für das Verständnis der Betroffenen, aber auch für das Eigenverstehen der Pflegenden im Reden und Tun, ist das "Regressionsmodell" der Demenz. Regression bedeutet Rückgriff auf Verhaltensweisen, die einer früheren Entwicklungsstufe des Betroffenen entsprechen. Zum Verständnis müssen wir auf die Kindheit zurückgreifen: Nach der Geburt ist das Kind gänzlich von der Mutter abhängig, bildet mit ihr eine Symbiose (Einheit) und entwickelt phasenweise in den ersten sechs bis sieben Jahren im Kontakt mit der Mutter (und später anderen) seine/ihre Primärpersönlichkeit. Es hängt von der Spiegelung durch die Mutter ab, *daß* sich das Ich und *wie* sich das Ich des Kindes entwickelt. Das Ich entsteht aus der Begegnung mit dem Du. Personsein entsteht aus und erhält sich durch Bindung und Liebe. Weil die Mutter will, daß das Kind Person wird, kann es sich zur Person entwickeln. Der Unterschied zum erwachsenen Menschen besteht darin, daß dieser Bindungen und Beziehungen steuern kann; das Kind dagegen ist ihnen schicksalhaft ausgeliefert. Die Steuerung zeigt innere und äußere Strukturen: Innere Strukturen der Person ermöglichen es, Ängste und andere bedrohliche Gefühle abzuwehren, besondere Fähigkeiten zu entwickeln und innerhalb einer stabilen emotionalen und geistigen Ordnung Leben zu gestalten; damit zusammenhängende äußere Strukturen betreffen unsere Orientierung in bezug auf Zeit, Raum und Situation. Beide zusammen erzeugen ein Verständnis von Ich und Welt – das Bild unseres Lebens und die Voraussetzung der Freiheitsspielräume.

Psychologisch gesehen bedeutet Demenz den fortschreitenden Verlust dieser in der Persönlichkeitsentwicklung gebildeten inneren und äußeren Strukturen sowie den Verlust der mit diesen Strukturen verbundenen Freiheitsspielräume. Nicht nur einzelne Fähigkeiten (wie z. B. Merkfähigkeit), sondern auch deren Zusammenspiel mit anderen Fähigkeiten (z. B. Urteilsbildung über Risiken) bei komplexen Handlungen im Alltag gehen verloren. Die Zeitstruktur des Erlebens schrumpft zu einer zukunftslosen Gegenwart, in der Vergangenes nicht mehr als vergangen, sondern als Hier und Jetzt gegenwärtig erlebt wird. Dennoch bleiben die grundlegenden emotionalen Eigenschaften, zentrale Wesenszüge sowie die "emotionalen Spuren" von Wert- und Lebenshaltungen (z. B. Ordentlichkeit) erhalten. Der Strukturzerfall hat zur Folge, daß die Betroffenen immer abhängiger werden. So wie das Kind die Mutter benötigt, um Person zu werden, so benötigen Menschen mit Demenz immer mehr primäre Bindungen, um Person zu bleiben. In dem Maße, in dem Fähigkeiten verloren gehen, bedarf es der auf Erhaltung des Personseins gerichteten Unterstützung und Ergänzung, damit sich die Betroffenen noch als Person erfahren können. Der Mensch kehrt in der Demenz zu der Abhängigkeit zurück, aus der er kam. Wichtig ist dabei: Obgleich der Mensch mit Demenz zurückgeht (regrediert) und mit dem Kind vergleichbare primäre Bedürfnisse nach Bindung, Halt, Geborgenheit und Liebe entwickelt, so erlebt er/sie sich aber nicht kindhaft. Es gilt, auf kindhafte Bedürfnisse eine erwachsenengerechte Antwort zu finden.

Struktur-
verlust

Abhängigkeit

Rückzug/Regression und Abwehr

Zu Beginn der Demenz versuchen Betroffene oft, die Krankheit abzuwehren, indem sie das Geschehene verleugnen oder auf andere Ursachen schieben. Im weiteren Verlaufe ist dies meist nicht mehr möglich, und es treten andere Bewältigungsversuche auf, etwa Orientierung an früheren Verhaltensweisen (wie: zur Arbeit müssen) oder auch die Wertschätzung von Kuscheltieren oder ähnlichen Gegenständen. Daneben kommen auch kindliche Verhaltensweisen wie "alles in den Mund nehmen" oder mit Kot zu schmieren vor. Diese Rückfälle sind als Selbstheilungsversuche, als Orientierungsversuche (wenn ich meine, jetzt zur Arbeit zu müssen, bin ich wieder orientiert), als Mittel zur Angstbewältigung zu verstehen. In panischer Angst, orientierungslos in einer fremden, unverständlichen Welt vergessen und verlassen worden zu sein, suchen Menschen mit Demenz die Bindung an Pfle-

Bewältigungs-
versuche

gende, um sich so emotional zu orientieren, sichtbar durch
anklammerndes Hinterherlaufen. Je größer die Angst, desto mehr
benötigt der Mensch Übergangsobjekte, die die fehlende "gute
Mutter" ersetzen – Kuscheltiere, Puppen; wenn nur noch der
eigene Körper als Quelle der Lust übrig bleibt, dann ist das Spielen mit den Ausscheidungen, dem Katheter, das Ausziehen und
nackt Umherlaufen eine vielleicht verständliche Form, sich selbst
bzw. Lust zu erfahren oder Angst zu bewältigen. Herausforderndes Verhalten stellt oft die einzige Möglichkeit des Menschen dar,
als Person vorzukommen, sich bemerkbar zu machen, sich selbst
zu spüren, in Kontakt zu kommen. Dies gilt auch für die eher apa-
thisch-antriebsarmen, stillen Menschen mit Demenz: Sie ziehen
sich gleichsam in eine "Blase" zurück, die etwas größer ist als der
eigene Körper: darin finden sie einen Platz, der ihnen Sicherheit
und Schutz gewährt. All dies stellen Kommunikationsversuche

Kommunika-
tionsversuche   dar, die verstanden werden wollen.

Ein Modell der Demenz

Modell der
Demenz   Ein ganzheitliches Modell der Demenz nimmt an, daß folgende
Faktoren gleichberechtigt und in ständiger Wechselwirkung das
Problemfeld Demenz und seine Entwicklung beim Betroffenen
bestimmen: die neurologische Veränderung, die Persönlichkeit,
die Biographie, die Gesundheit und die Psychologie des Umgangs
miteinander. Wichtig ist, daß wir auf den letztgenannten Faktor
die größten und auf den ersten Faktor die geringste Einwirkungs-
möglichkeiten haben. Ziel muß sein, in der Pflege dem Menschen
mit Demenz das Gefühl zu vermitteln, Person zu sein und als sol-
Erhaltung des che behandelt zu werden. Nicht die gestörte Funktion, sondern
Personseins   der Erhalt des Personseins steht im Mittelpunkt.

Im einem ungünstigen Verlauf wird der Verfallsprozeß
beschleunigt, jeder "Niedergang" bringt neue Erniedrigungen mit
sich, die wiederum die Krankheit fortschreiten lassen. Umgekehrt
gilt: Je positiver sich Beziehung und Umfeld für den Betroffenen
gestalten, desto mehr kann der krankhafte Prozeß personal aufge-
fangen werden; dies wird den Verfallsprozeß nicht aufhalten, aber
doch wesentlich mitprägen. Einige Studien legen die Vermutung
nahe, daß die positive Arbeit an und mit der Person positive neu-
rochemische und neurobiologische Veränderungen im Gehirn
bewirken.

Dies hat zur Folge, daß die Pflege wesentlich zum Verlauf der
Demenz beitragen kann. Die Erinnnerung des Betroffenen

schwindet – wer bringt ihn wie in Kontakt mit seiner Lebensgeschichte? Wie erfährt die Person Anerkennung? Wie werden
Maßnahmen ausgehandelt? Wie spielerisch und kreativ erfolgt
die Durchführung? Werden angenehme Angebote, Musik und
Religion in die Pflege eingebunden? Erfährt der Mensch mit
Demenz während der Pflege Spaß, Freude, Vergnügen, Entspannung? Werden Gefühle miteinander ausgehalten, phantasievoll in
"angenehme Gefühle" verwandelt? Werden Handlungsversuche
so ergänzt, daß der Betroffene den Eindruck gewinnt, es selbst
getan zu haben? Positive Personenarbeit kann dazu führen, daß
es Menschen mit Demenz trotz aller Verluste und Ängste relativ
gut geht.

Nach diesen Vorbemerkungen sollen nun einige grundlegende
Elemente der Pflege von Dementen vorgestellt werden.

Positive Personenarbeit 1:
Kategorien des Wohlbefindens und psychologische Bedürfnisse

Positive Personenarbeit nimmt an, daß sich die Bedürfnisse *Positive*
von Menschen mit und ohne Demenz nicht wesentlich unter- *Personen-*
scheiden. Wichtig dabei ist ein relatives Wohlbefinden, welches *arbeit*
bestimmt wird durch vier Hauptkategorien:
1. Jeder Mensch muß vermittelt bekommen, daß er etwas wert ist,
   für andere zählt.
2. Das Ich entwickelt sich und wird erhalten durch eigenes Tun.
   Was kann und darf ein Mensch mit Demenz tun, in welche
   Aktivitäten wird er eingebunden?
3. Jeder Mensch braucht das Gefühl, mit anderen befriedigend in
   Kontakt treten zu können – anzusprechen und angesprochen
   zu werden. Für wen ist ein Mensch mit Demenz interessant?
4. Jeder Mensch braucht Hoffnung und Urvertrauen. Wer vermittelt das Gefühl, daß es gut ist, daß für alles gesorgt ist, daß
   Umwelt und Beziehungen sicher sind und ein gnädiger Gott auf
   den Menschen wartet?

Der wichtigste Unterschied ist darin zu suchen, daß Menschen
mit Demenz all dies im fortschreitenden Maße von außen mitge-
teilt bekommen müssen, um es spüren zu können. Sie können es
sich immer weniger selbst sagen.

Liebe stellt das zentrale psychologische Bedürfnis von Menschen mit Demenz dar, ein bedingungsloses, großzügiges, ver-

söhnliches Annehmen des Anderen ohne die Erwartung einer Gegenleistung. Um dieses zentrale Bedürfnis herum gruppieren sich:

Psychologische Bedürfnisse

❒ Das Verlangen nach Trost: Zuwendung, behutsame körperliche Nähe, Zärtlichkeit gemischt mit Festigkeit (Orientierung gebend), Beschwichtigung der Ängste; das oft erhöhte sexuelle Verlangen bei Demenz kann zumindest teilweise als Ausdruck des Trostbedürfnisses verstanden werden.

❒ Das Verlangen nach primärer Bindung: wie ein kleines Kind zeigen auch demente Menschen fortschreitend sogenanntes "anklammerndes Verhalten", aber auch Hinterherlaufen und beständiges Rufen. Da sich der Mensch in einer für ihn fremden Umgebung befindet, sucht er nach primären Bindungen, um sich emotional zu orientieren. Oft wird dieses Verhalten von den Pflegenden als "Bemächtigung", als "Gefressen-werden" erlebt und abgewehrt.

❒ Das Verlangen nach Einbindung in kleine Gruppen: Gemeinsam mit anderen etwas zu tun oder sich zu entspannen vermittelt das Gefühl, für andere wichtig zu sein, ihnen etwas zu bedeuten. Wichtig ist es, daß diese Kleingruppen regelmäßig stattfinden und eine stabile, sich wiederholende Struktur aufweisen.

❒ Das Verlangen nach Arbeit: Die meisten Menschen beweisen sich ihren Selbstwert durch Arbeit, nicht durch Beschäftigung. Das Ausüben vertrauter Tätigkeiten, die an früheres Lebens- und Arbeitsgewohnheiten anknüpfen, vermittelt das Gefühl, das Leben füllen zu können, zu etwas da zu sein, kleine Erfolge zu erfahren. Wichtig ist es, Über- und Unterforderungen gleichermaßen zu vermeiden und mehr das Erleben als das Ergebnis in den Mittelpunkt zu stellen.

❒ Das Verlangen nach Identität: Zu wissen, wer man ist, gründet auf der Kontinuität der Vergangenheit mit der Gegenwart. Identität heißt, von sich erzählen zu können. Da ein Mensch mit Demenz sich selbst nur in Bruchstücken "hat", kommt es darauf an, seine Umgebung mit wichtigen Gegenständen seines Lebens zu gestalten (Erinnerungsgegenstände) und Menschen zugegen zu haben, die die Lebensgeschichte kennen und wiedergeben können (Erinnerungsarbeit). Jede Aktivität kann so gestaltet werden, daß der Mensch mit Demenz seiner eigenen Geschichte immer wieder ansichtig wird und mit Gefühlen der Vertrautheit die Aktivität mitmachen kann. Es gibt inzwischen umfassende Hilfestellungen, um mit Menschen mit Demenz und ihren Angehörigen

zusammen Erinnerungsarbeit zu machen: Arbeit mit Erinnerungs-
gegenständen, gemeinsames Erzählen, Arbeit mit Photos bzw.
"Lebensalben", zusammen etwas tun (z. B. Ostereier bemalen
oder alte Lieder singen) und darüber ins Gespräch kommen, ja
sogar szenische Theaterarbeit mit Erinnerungen haben sich in
Modellprojekten bewährt.
Auf der Grundlage dieser Bedürfnisse können folgende für die
Ich-Du-Begegnung günstige Formen beschrieben werden:

Positive Personenarbeit 2: Miteinander umgehen – Interaktion und Kommunikation

1. Erkennen und Anerkennen

Menschen mit Demenz brauchen Zeit, um Personen oder *Interaktion*
Sachen zu erkennen. Die Begleitmelodie des Gesagten in Gestik, *und Kommu-*
Mimik, Körperhaltung und "Gefühlen zwischen den Zeilen" neh- *nikation*
men sie sehr wohl wahr. Daher ist es wichtig zu versuchen, ech-
ten Kontakt herzustellen: Blickkontakt aufnehmen, u. U. leichte
Berührung (Entfernung auf Armlänge), im Blickfeld bleiben,
langsam, deutlich, wiederholend in kurzen Sätzen sprechen und
mit deutlichen Gebärden unterstützen. Alternativfragen, Ausein-
andersetzungen und Fragen nach dem "Warum" und "Wozu"
möglichst meiden. Wenn Sie etwas wollen, zerlegen Sie Ihren
Wunsch in einfache Aufforderungen (z. B. beim Anziehen). Wenn
er eine Handlung ablehnt oder verweigert, lassen Sie es bleiben
und versuchen Sie es später noch einmal. Bei all dem zugewandt,
anwesend, konzentriert und entspannt bleiben und nachspüren,
ob Sie "angekommen" sind. Gehen Sie umgekehrt davon aus, daß
alles Verhalten und alles Gesagte bei einem Menschen mit
Demenz Kommunikation ist und Bedeutung hat. Versuchen Sie,
jede Kommunikation zu würdigen, so wie Sie es für sich auch verlangen. Nicht immer sind wir in der Lage, es zu verstehen; diese
Grenzen sind hinzunehmen.

2. Ver- und Aushandeln

Bedürfnisse, Vorlieben und Wünsche sollen berücksichtigt
werden. Zwar müssen Sie auch Strukturen vorgeben, um den
Betroffenen zu orientieren. Gehen Sie aber in der Regel nicht
davon aus, daß Sie schon wissen, was für ihn gut ist. Berücksichtigen Sie, daß alte Menschen oft schlimme Erfahrungen gemacht
haben, in der Regel sehr anpassungsbereit sind und u. U. Angst
haben, ihre Bedürfnisse zu äußern. Das Bemühen, Pflege und

Betreuung auszuhandeln, sollte das Ziel haben, den Betroffenen nach Möglichkeit Kontrolle über ihre Situation zu ermöglichen. Verhandeln heißt, daß die Perspektiven aller Beteiligten zusammenkommen müssen.

3. Zusammenarbeit

Zusammen-arbeit

Was immer Sie tun, tun Sie es zusammen mit ihm/ihr und nicht einfach für ihn/sie. Die tägliche Pflege sollte eine geteilte Arbeit sein mit einem gemeinsamen Ziel. Gegenwärtige Fähigkeiten sind miteinzubeziehen. Es sollte versucht werden, verselbständigend zu arbeiten, d .h. durch gezieltes Bewegungsanleitungstraining zu fördern. Hat der Betroffene vergessen, was Essen ist, so hilft die gezielte Bewegungsanleitung, das "Programm" wieder in Schwung zu bringen. Insbesondere im Bereich der Körperpflege ist es wichtig, den Betroffenen nicht vorzeitig durch Übernahme zu entmächtigen. Selbständigkeit ist wichtiger als ein makelloses Pflegeresultat. Zusammenarbeit heißt darüber hinaus auch, bei allen Tätigkeiten im eigenen Haushalt oder im Heim (beim Kochen, Waschen, Bügeln, Fegen etc.) nach Möglichkeiten zu suchen, Menschen mit Demenz mitmachen zu lassen. Viele helfen gern und freuen sich, gebraucht zu werden.

4. Zwecklosigkeit und Spiel

Für die Beziehung ist es wichtig, sich dem Betroffenen nicht immer nur mit funktionalen Anliegen (Toilettengang, Mittagessen, Arztbesuch) zu nähern. Einfach dabeisitzen, sich absichtslos zur Verfügung stellen signalisiert, daß Sie eine persönliche Begegnung anstreben. Spiel hat keinen Zweck außer sich selbst, ist Ausdruck von Spontaneität und Lebensfreude. Nur Menschen, die einander als Person annehmen, spielen miteinander.

5. Basale Stimulation/ Timulation

Versuchen Sie, dem Menschen sinnenhaft angenehme Angebote zum Riechen, Schmecken, Fühlen und Tasten, Hören, Sehen zu machen, sie finden zahlreiche Ideen in anderen Kapiteln dieses Buches. Sie ehren den Menschen damit (timao griechisch: "ich ehre dich"). Die Bedeutung dieses Angebots liegt darin, Kontakt, Bestätigung ("das kenne ich") und Freude zu vermitteln, einen Zugang zur Person zu gewinnen, ohne etwas zu fordern. In Einrichtungen haben sich für unruhige Menschen besonders ein-

Vermeidung von Reizüber-forderung

gerichtete und ausgestattete Räume zur Entspannung und Sinnesanregung (Snoezelen) bewährt, im häuslichen Bereich könnte dies die "gemütliche Ecke" sein. Überforderung mit Reizen ist allerdings zu meiden: Das Angebot sollte so angelegt sein, daß der Betroffene angenehme und lustvolle Sinneswahrnehmungen machen kann, beständiges Traktieren mit laufenden Fernsehern, Radios oder lautem, umtriebigem Gebaren wirkt sich verstärkend auf Unruhe aus.

6. Feiern und sich Freuen

Ein freundlicher, humorvoller Umgang hilft, viele Anspannun- *Anspannung* gen zu umschiffen. Trotz des Leidens gibt es in der Pflege viele *lösen* Gelegenheiten, über sich selbst zu lachen. Im gemeinsamen Lachen und Feiern löst sich die Rollentrennung zwischen dem hilfebedürftigen Menschen und den Pflegenden auf – beide werden von etwas Drittem "überrollt": die Grenzen des Ich werden im Humor und im Lachen durchlässig. Nicht umsonst hat das Lachen in mystischen Traditionen eine spirituelle Qualität. Es ist ein Zeichen guter Pflege, auf den eigenen Humor zu achten und bewußt nach Möglichkeiten tagtäglicher Freude zu suchen. – Beachte: Wie ein Kind kann der Mensch mit Demenz mit Ironie oder Zynismus nichts mehr anfangen.

7. Entspannung

In der Arbeit mit dementen Menschen besteht die Gefahr der *Entspannung* Überaktivierung, des "Machens" um jeden Preis. Zwar steht dahinter eine richtige Annahme: Ein Mensch mit Demenz braucht es, zusammen mit anderen etwas Gemeinsames zu tun; er kann sich nicht dauerhaft mit sich selbst beschäftigen, seinen Gedanken und Erinnerungen nachgehen, schlechte Stimmungen durch Selbstinstruktionen unterbrechen. Er ist sich selbst ausgeliefert und läuft Gefahr, sich selbst überlassen zu "degenerieren", psychisch abzustürzen. Dennoch: Beständig zu "machen und zu tun" ist auch eine Abwehr der Pflegenden der eigenen Macht- und Hilflosigkeit; die Aufgabe besteht auch darin, Stimmungen und Gefühle mit dem Betroffenen zusammen auszuhalten und nicht durch Aktivismus zu übertönen. Je weiter der dementielle Prozeß vorangeschritten ist, desto mehr benötigen die Betroffenen die Gegenwart anderer Menschen, u. U. auch deren körperliche Nähe, um entspannen zu können. Das Zulassen von Rückzug und Inaktivität müssen Pflegende oft mühsam einüben.

8. Validation

Das Wort "Validieren" heißt vom lateinischen Ursprung her "stark machen". In der Pflege von Menschen mit Demenz bedeutet es, die Realität und Gewichtigkeit der Gefühle anzuerkennen

Subjektive
Wirklichkeit
akzeptieren

und die "subjektive Wirklichkeit" der Menschen auch dann zu akzeptieren, wenn sie unserem Wirklichkeitskonstrukt nicht entspricht. Die Gefühle und Empfindungen sollen durch adäquate Annahme wertgeschätzt und gewürdigt werden, es wird nachgespürt, welche Bedeutungen Verhalten und Äußerungen für den Menschen haben könnten. Der Betroffene fühlt sich verstanden und angenommen, wenn er spürt, daß sein "Bezugsrahmen" nicht abgewertet, korrigiert, gemaßregelt wird. Doch sollte nicht bei wirklichkeitsfremden Überzeugungen "mitgespielt" werden. Der Wahn wird auf diese Weise verstärkt, auch wenn der Betroffene sich aktuell erst einmal beruhigt. Dennoch ist davon auszugehen, daß er die mangelnde Echtheit spürt; dies aber untergräbt das Vertrauensverhältnis jeder Beziehung. Einfühlen und Wertschätzen kann nur insoweit gelingen, als daß Pflegepersonen echt bleiben und nicht anfangen, den "Kasper zu machen".

9. Holding

Bedeutung
von Körper-
kontakt

Mit "Holding" ist ein sicherer "psychischer Raum" gemeint, in dem sich das Kind sicher und geborgen weiß. Auch wenn es trotzig, wütend und aggressiv ist, verliert es nicht diesen Halt: was immer passiert, hier ist es sicher. Zu diesem "Holding" gehört oft auch der Körperkontakt, das Halten und Bergen mit dem eigenen Leib. Alle Kommunikation ist Fortsetzung von Körperkontakt mit anderen Mitteln. Eben dies benötigen auch Menschen mit Demenz: in der Pflege besteht die Gefahr, herausforderndes Verhalten als Übergriff, Beleidigung, Gewalt, Beschmutzung oder Beschämung meiner Person zu empfinden – also das Verhalten nicht auf der Ebene des Selbstausdrucks, sondern auf der Beziehungsebene mißzuverstehen. Wenn Pflegende sich in der Interaktion derart beschämt fühlen, dann ist es wichtig, die Beschämung oder Wut nicht ungezielt "zurückzugeben", sondern ein "guter Raum" für die Wut, die Trauer, die Scham zu sein. Pflegende benötigen dann Hilfe von anderen – von (weiteren) Angehörigen, von Gruppen oder von Professionellen – um diese Gefühle zu verstehen und sich zu entlasten.

10. Faciliation

Handlungen
ergänzen

Faciliation heißt soviel wie erleichern, ergänzen, unterstützen. Vom Betroffenen abgebrochene Handlungen sollen so ergänzt werden, daß der Betroffene das Gefühl hat, mit seiner Handlungsabsicht zum Ziel, zum Erfolg zu kommen und es selbst getan zu haben. Oft geht es darum, eine fragende Geste, einen Handlungsversuch richtig zu deuten und unaufdringlich-zurückhaltend so zu ergänzen, daß der Betroffene weiter machen kann. Oft gibt es "Schlüsselreize", bestimmte Worte, Gesten, Körperhaltungen, die das Handlungsprogramm in Gang setzen oder beenden. Es ist wichtig, diese Reize zu kennen und zu berücksichtigen.

11. Interaktion durch Symbole

Musik, Malen und Religion sind für viele Menschen ein unmittelbares Ausdrucksmittel der Seele. Sie schaffen Gelegenheit, Gefühle auszudrücken, Wertschätzung zu erfahren und mit Erinnerungen in Berührung zu kommen. Oft sind sie der einzig verbliebene "Kanal", um mit anderen Menschen in Kontakt zu kommen. Es ist möglich, den Alltag mit Musik und Religion, mit Liedern und Gebeten positiv durch Rituale zu strukturieren: Immer den Tag mit einem Gebet zu beginnen und zu beenden; vor jeder Mahlzeit ein bestimmtes Lied zu singen; vor dem Schlafengehen eine alte Tanzmusik aufzulegen und zusammen einige Tanzschritte zu machen. Religion ist bislang eine weitgehend nicht genutzte Ressource in der Gliederung von Alltagsabläufen.

Interaktion durch Symbole

Lebensumfeld

Die Umgebung von Menschen mit Demenz ist neben der Beziehung ein wichtiger Faktor zur Lebensgestaltung. Hier sollen nur einige wenige Aspekte angesprochen werden:

Lebensumfeld

❒ Eine familiäre heimelig-gemütliche Atmosphäre ist günstig für die Betroffenen (Normalitätsprinzip), in Einrichtungen dürfen die Gruppen nicht zu groß sein.

❒ Es sollte viel Platz für Alltagsaktivitäten vorhanden sein: evtl. eine Wohnküche, gemütliches Wohnzimmer, ein Garten oder ein Park in der Nähe.

❒ Menschen mit Demenz sollten sich sicher und geborgen fühlen können: überschaubarer, verläßlicher Tagesablauf mit Regeln und Gewohnheiten, die Maß nehmen am bisherigen Leben der Betroffenen, Überschaubarkeit und Sicherheit dürfen aber nicht übertrieben werden: es muß Ecken zum Kramen und Nischen für Selbstbeschäftigungen geben können, Materialien, die man mitnehmen und wieder liegenlassen kann – ein zurückhaltender Umgang mit den Faktoren Ordnung und Sicherheit ist angebracht. Risiken müssen eingegangen werden.

❒ Für ausreichende Helligkeit sorgen – auch in der Nacht, um nächtliches Delir zu vermeiden; Stolperfallen beseitigen, Böden mit wechselnden Mustern (besonders ungünstig:

Streifenmuster) meiden, blendende Flächen und blendende Flurenden verhindern, sichere Laufwege schaffen, um dem Bewegungsdrang von Menschen mit Laufzwang entgegenzukommen. Es ist gut, wenn ein Haustier mitversorgt werden kann. Tiere bereichern das Gefühlsleben, steigern die Vitalität, stellen eine Verbindung zur Natur und zur Vergangenheit her. Tiere wie Kinder sind bedingungslos zugewandt und enttäuschen nicht. Tiere können von Menschen mit Demenz versorgt, gefüttert, gesäubert, gestreichelt und mit ins Bett genommen werden.

Der Umweltgestaltung (Milieutherapie) wird in Deutschland ein hoher Stellenwert zugemessen. Es sollte bedacht werden, daß auch die schönste Umwelt dem Menschen nicht hilft, wenn er dabei als Person nicht vorkommen kann und beachtet wird. Auch in einer schönen Umwelt kann man als Person auf kalte Weise "verkommen".

Herausforderung Demenz

Heraus-
forderung
Demenz

Pflege von Menschen mit Demenz ist eine der anspruchvollsten Aufgaben, die es im Leben gibt und die eine Gesellschaft zu vergeben hat. Die Aufgabe setzt viele hoch entwickelte Fähigkeiten, Kreativität und Verständnis voraus. Dementenpflege fordert uns an den Grenzen des Menschlichen bis zum Äußersten. Es sind die Pflegenden, ob Angehörige oder professionell Pflegende, die am meisten über Demenz wissen: sie haben sich existentiell mit dem Alltag der Demenz auseinandergesetzt und alle Ressourcen der eigenen Person in dieser Auseinandersetzung eingesetzt; und diese Auseinandersetzung ist für das Wohlbefinden von dementen Menschen die wichtigste Wissensquelle. Diese Erfahrungen zu erforschen, zu systematisieren und zugänglich zu machen, ist übrigens eine der dringlichsten Aufgaben der Pflegeforschung.

Becker, Jutta: Die Wegwerf-Windel auf der Wäscheleine, 1995

Bosch, Corry F. M.: Vertrautheit: Studie zur Lebenswelt dementierender alter Menschen, 1998

Bundesministerium für Gesundheit: Wenn das Gedächtnis nachlässt, 1999

Fuhrmann, Ingrid/Gutzmann, Hans et al.: Abschied vom Ich – Stationen der Alzheimer-Krankheit, 1995

Grond, Erich: Pflege Demenzkranker, 1998

Gröning, Katharina: Entweihung und Scham, 1998

Hafner, Manfred/Meier, Andreas: Geriatrische Krankheitslehre Teil 1, 1998 (3. Auflage)

Kitwood, Tom/ Benson, Sue: The New Culture of Dementia Care, 1995

Kors, Berg/Seunke, Bert: Gerontopsychiatrische Pflege, 1997

Neidhard, Alexander: Unveröffentlichtes Manuskript, 1999

12. Bundestagung des Verbandes katholischer Heime und Einrichtungen der Altenhilfe in Deutschland e. V.: Kompetent für Verwirrte. Eine Herausforderung zukünftiger Altenhilfe

Osborn, Caroline/Schweitzer, Pam/Trilling, Angelika: Erinnern. Eine Anleitung zur Biographiearbeit mit alten Menschen, 1997

Weitere Hilfestellungen und Informationen durch die:
Deutsche Alzheimer-Gesellschaft e. V.
Bundesverband
Kantstr. 152
10623 Berlin

Literatur

Bernd Masmeier

20. Hilfen für Familien mit behinderten Angehörigen

Die Hilfen im Überblick

Hilfen für Familien mit behinderten, pflegebedürftigen Angehörigen bestimmen sich nach

❏ der Pflegeversicherung (11. Buch Sozialgesetzbuch, SGB XI),
❏ dem Bundessozialhilfegesetz (BSHG),
❏ dem Bundesversorgungsgesetz (BVG) und
❏ den Bestimmungen der gesetzlichen Unfallversicherung (7. Buch Sozialgesetzbuch, SGB VII).

Hauptsäule der Absicherung pflegebedürftiger Menschen und ihrer Angehörigen ist die gesetzliche (soziale) Pflegeversicherung: in ihr sind alle Personen pflichtversichert, die auch in einer gesetzlichen Krankenkasse versichert sind. Dabei ist es gleichgültig, ob eine Pflichtversicherung oder eine freiwillige Versicherung besteht. Besteht keine Krankenversicherung bei einer gesetzlichen Kasse, aber eine private Krankenversicherung, so ist eine private Pflegeversicherung zuständig, die die gleichen Leistungen erbringen muß wie die soziale Pflegeversicherung. Besteht weder eine gesetzliche noch eine private Krankenversicherung, oder ist die Wartezeit für die soziale Pflegeversicherung noch nicht erfüllt, so erfolgt die Absicherung der Pflegebedürftigkeit durch Leistungen des BSHG. Das gilt auch, wenn Pflegebedürftigkeit für weniger als sechs Monate besteht[1] oder die Pflegestufe I der Pflegeversicherung nicht erreicht wird (s. dort).

In einigen Fällen ist jedoch die Pflegeversicherung nicht zuständig. Das ist dann der Fall, wenn es sich um Pflegebedürftig-

---

[1] Ausnahme: Die voraussichtlich verbleibende Lebensspanne beträgt weniger als sechs Monate.

keit handelt, die ganz bestimmte Ursachen hat. Ist z.B. die Pflegebedürftigkeit durch einen Impfschaden oder durch eine Gewalttat
verursacht, die nach dem Opferentschädigungsgesetz abgesichert
ist, dann besteht ein Anspruch auf Leistungen nach dem Bundesversorgungsgesetz. Beruht die Pflegebedürftigkeit auf einem
Arbeitsunfall, einer Berufskrankheit oder einem anderen Ereig-
nis, das im Rahmen der gesetzlichen Unfallversicherung versichert ist (hierzu gehört beispielsweise auch ein Schulunfall), so
sind im SGB VII entsprechende Leistungen wegen Pflegebedürftigkeit vorgesehen. Die hier genannten Leistungen bei Pflegebedürftigkeit sind vorrangig vor den Leistungen der sozialen Pflegeversicherung in Anspruch zu nehmen.

Die Pflegeversicherung

Vorbemerkung

Die Pflegeversicherung umfaßt sowohl Leistungen zur Unterstützung der häuslichen als auch für die stationäre Pflege. Von
Interesse sind hier nur die Leistungen für die häusliche Pflege;
daher werden auch nur diese dargestellt.

*Pflege-
versicherung*

Die Pflegestufen und die Leistungen für die häusliche Pflege

Die Pflegeversicherung unterscheidet Pflegebedürftige dreier
Pflegestufen; nach der Pflegestufe richtet sich auch die Höhe der
Leistungen:

Pflegestufe I:

Erheblich pflegebedürftig ist, wer bei der Körperpflege, der
Ernährung und der Mobilität für wenigstens zwei Verrichtungen des
täglichen Lebens einmal täglich und zusätzlich mehrfach in der
Woche bei der hauswirtschaftlichen Versorgung der Hilfe bedarf.
Der zeitliche Umfang muß mindestens $1^1/_2$ Stunden täglich im
Wochendurchschnitt betragen, wobei der Umfang der pflegerischen
Leistungen überwiegen muß. Die Leistungen umfassen Sachleistung
im Wert bis 750 DM bzw. ein Pflegegeld bis zur Höhe von 400 DM.

Pflegestufe I

Pflegestufe II:

Schwerpflegebedürftig ist, wer bei den genannten Verrichtungen mindestens dreimal täglich zu verschiedenen Zeiten sowie

Pflegestufe II

mehrfach wöchentlich bei der hauswirtschaftlichen Versorgung der Hilfe bedarf. Der zeitliche Umfang muß mindestens 3 Stunden täglich im Wochendurchschnitt betragen; dabei muß der Aufwand für die pflegerischen Hilfen 2 Stunden betragen. Die Leistungen umfassen Sachleistung im Wert bis 1.800 DM bzw. ein Pflegegeld bis 800 DM.

Pflegestufe III:

Pflegestufe III   Schwerstpflegebedürftig ist, wer rund um die Uhr der Hilfe bedarf und zusätzlich mehrfach in der Woche auf hauswirtschaftliche Versorgung angewiesen ist. Der zeitliche Umfang muß mindestens 5 Stunden täglich im Wochendurchschnitt betragen, wobei der Anteil der pflegerischen Hilfen 4 Stunden betragen muß. Die Leistungen umfassen Sachleistung im Wert bis 2.800 DM; das Pflegegeld beträgt bis zu 1.300 DM. In besonderen Härtefällen[2] können die Sachleistungen bis zu DM 3.750 monatlich betragen; diese Regelung darf auf nicht mehr als 3% der häuslich gepflegten Pflegebedürftigen der Pflegestufe III bei der jeweiligen Pflegekasse Anwendung finden.

Nach den Prinzipien der Pflegeversicherung, pflegende Angehörige zu entlasten, liegt der Vorrang in der Erbringung von Sachleistungen durch einen ambulanten Dienst. Wenn der Pflegebedürftige die Pflege durch eine Person seiner Wahl selbst sicherstellen kann (und der Medizinische Dienst der Krankenkassen dies bestätigt), kann statt dessen ein Pflegegeld in Anspruch genommen werden. Möglich ist auch, Pflegegeld und Sachleistung miteinander zu kombinieren (z.B. Inanspruchnahme von 900 DM Sachleistung in Pflegestufe II und Gewährung eines Pflegegeldes von 400 DM). An seine Entscheidung, in welchem Verhältnis er die Leistungen in Anspruch nehmen will, bleibt der Pflegebedürftige sechs Monate gebunden.

Flankierende Leistungen der Pflegeversicherung

Leistungen der   Diese Leistungen stellen gewissermaßen die Basisleistung der
Pflege-   Pflegeversicherung zur Unterstützung der häuslichen Pflege dar.
versicherung   Daneben gibt es eine Reihe von Leistungen, die gewissermaßen flankierend gewährt werden und im wesentlichen der zeitweiligen Entlastung und der sozialen Sicherung der Pflegepersonen dienen:

---

[2] Nachts zeitgleiche Pflege durch zwei Personen erforderlich und Pflegebedarf 7 Stunden täglich, davon zwei Stunden nachts.

Vertretungspflege:

Hat eine Pflegeperson einen Pflegebedürftigen ein Jahr lang gepflegt, so hat sie Anspruch auf eine Vertretungspflege von vier Wochen je Kalenderjahr. In dieser Zeit kann der Pflegebedürftige in seinem Haushalt, in einem Haushalt, in den er für diese Zeit aufgenommen wird, oder in einer Einrichtung der Kurzzeitpflege gepflegt werden; denkbar ist auch die Bezuschussung einer betreuten Ferienmaßnahme. Der Wert dieser Vertretungspflege darf 2.800 DM jährlich nicht überschreiten.

Vertretungspflege

Wird die Vertretungspflege von einer nahestehenden Person (Verwandte bis zum 3. Grad) wahrgenommen, so kann nur das Pflegegeld gezahlt werden, es sei denn, es werden Aufwendungen im Zusammenhang mit der Pflege (Fahrtkosten, Verdienstausfälle) nachgewiesen; in diesen Fällen können Leistungen bis zum Gesamtbetrag von 2.800 DM in Anspruch genommen werden. Wird die Pflege von Verwandten entfernteren Grades oder von Freunden oder Nachbarn übernommen, können mit diesen Personen Verträge über die Erbringung der Pflege abgeschlossen werden, so daß ihnen Leistungen bis zur Höhe von 2.800 DM für höchstens vier Wochen je Kalenderjahr zufließen können.

In besonderen pflegerischen Krisensituationen[3] kann eine Kurzzeitpflege in einer entsprechenden Einrichtung gewährt werden. Eine solche Maßnahme darf die Dauer von vier Wochen und einen Wert von 2.800 DM je Kalenderjahr nicht überschreiten.

Kurzzeitpflege

Teilstationäre Pflege:

Kann die häusliche Pflege nicht in ausreichendem Umfang sichergestellt werden, so besteht Anspruch auf teilstationäre Pflege in einer Einrichtung der Tages- oder Nachtpflege. Der Anspruch beträgt je nach Pflegestufe 750 DM, 1.800 DM oder 2.800 DM. Wird teilstationäre Pflege in Anspruch genommen, verringert sie die Leistungen für die häusliche Pflege entsprechend. Werden z.B. in Pflegestufe II 600 DM (1/3 der maximalen Leistung) für teilstationäre Pflege in Anspruch genommen, verringern sich die Leistungen für die häusliche Pflege um 600 DM bzw. das Pflegegeld um 267 DM.

Teilstationäre Pflege

---

[3] Z.B. nach Krankenhausaufenthalten des Pflegebedürftigen.

Pflegehilfsmittel:

Pflege-
hilfsmittel

Zur Erleichterung der Pflege können Pflegehilfsmittel gewährt werden; hierzu gehören beispielsweise Lifter, Badewannenhilfen oder Pflegebetten. Ferner können zum Verbrauch bestimmte Pflegehilfsmittel (z.B. Windeln) gewährt werden; die Aufwendungen hierfür dürfen 60 DM monatlich nicht übersteigen[4].

Wohnungsumbau:

Wird wegen der Pflegebedürftigkeit ein Wohnungsumbau (etwa des Bades) notwendig, so können die Pflegekassen eine solche Maßnahme mit Beträgen bis zu 5.000 DM je Maßnahme bezuschussen. Als Maßnahme gilt hier die Gesamtheit der im Antragszeitpunkt notwendigen Umbauten. Der Pflegebedürftige hat sich an diesen Maßnahmen im Rahmen seiner wirtschaftlichen Möglichkeiten zu beteiligen.

Alterssicherung der Pflegepersonen:

Alterssiche-
rung der
Pflegeperson

Beträgt der Umfang der Pflegetätigkeit mindestens 14 Stunden wöchentlich, so hat die Pflegeperson Anspruch auf die Zahlung von Rentenversicherungsbeiträgen. Die Beiträge, die in die Rentenversicherung eingezahlt werden, liegen zwischen 229,32 DM (14 Stunden Pflegetätigkeit in Pflegestufe I) und 687,96 DM (28 Stunden Pflegetätigkeit in Pflegestufe III).[5]

Weitere Leistungen zur sozialen Sicherung:

Weitere
Leistungen

Außerdem sind Personen, die wenigstens 14 Stunden wöchentlich einen Pflegebedürftigen unentgeltlich pflegen, während ihrer Pflegetätigkeit in der gesetzlichen Unfallversicherung versichert. Wollen Personen, die wegen der unentgeltlichen Pflege eines nahen Angehörigen einen Beruf aufgegeben haben, wieder ins Berufsleben einsteigen, haben sie Anspruch auf entsprechende Leistungen nach dem Arbeitsförderungsrecht (SGB III).

---

[4] Werden Windeln in größerem Umfang benötigt, müssen sie als Hilfsmittel von der Krankenkasse bezahlt werden.
[5] Die Beiträge richten sich nach der jeweiligen Bezugsgröße und der Höhe des Rentenversicherungsbeitrags; die genannten Zahlen gelten für 1999 (alte Bundesländer).

Verfahren

Voraussetzung für die Gewährung der Leistungen ist ein schriftlicher Antrag bei der zuständigen Pflegekasse (die jeweilige Krankenkasse). Ob die Voraussetzungen vorliegen und welche Pflegestufe vorliegt, entscheidet der Medizinische Dienst der Krankenkassen (MDK) im Rahmen eines Hausbesuches.[6]
Ist der Pflegebedürftige mit dem Bescheid der Pflegekasse nicht einverstanden, so kann er gegen ihn Widerspruch einlegen. Ist auch der Widerspruchsbescheid nicht in seinem Sinne, kann er vor dem Sozialgericht klagen.

Verfahren
Antragstellung

Die Leistungen der Sozialhilfe

Die Leistungen der Sozialhilfe haben eine doppelte Funktion: Zum einen ergänzen sie die Leistungen der Pflegeversicherung, zum anderen treten sie dort ein, wo die Pflegeversicherung wegen fehlender Voraussetzungen nicht leisten kann.

Leistungen der Sozialhilfe

Ergänzung der Pflegeversicherung

Reichen die Sachleistungen der Pflegeversicherung nicht aus, so muß die Sozialhilfe ergänzende Leistungen gewähren. Sie darf dies wegen des Nachrangs der Sozialhilfeleistungen gegenüber den Leistungen der Pflegeversicherung allerdings nur dann, wenn diese in vollem Umfang als Sachleistung beantragt werden. Diese Ergänzungsfunktion der Sozialhilfe zu den Leistungen der Pflegeversicherung gilt für alle Sachleistungsbereiche, also nicht nur für die Sachleistung "häusliche Pflege", sondern auch für Verhinderungs-, Kurzzeit- und teilstationäre Pflege. Darüber hinaus hat die Sozialhilfe ein um bis zu zwei Drittel gekürztes Pflegegeld zu gewähren, wenn die Leistungen der Pflegeversicherung in vollem Umfang als Sachleistung in Anspruch genommen werden. Voraussetzung ist, daß die Einkommens- und Vermögensfreigrenzen des Sozialhilferechts nicht überschritten werden (s. unten).

Ergänzung

---

[6] Von einem Hausbesuch kann ausnahmsweise abgesehen werden, wenn die medizinischen Befunde eindeutige Rückschlüsse auf den Grad der Pflegebedürftigkeit zulassen.

Die Ansprüche nach dem BSHG

Anspruch
BSHG

Anders als in der Pflegeversicherung bestehen die Leistungen der Sozialhilfe vorwiegend in Geldleistungen, die gewährt werden, um die Pflege durch nahestehende Personen zu unterstützen. Dabei gelten zunächst die gleichen Pflegestufen wie in der Pflegeversicherung; liegt die Pflegebedürftigkeit unterhalb der Pflegestufe I, so können der Pflegeperson die angemessenen Aufwendungen ersetzt werden.

Liegt Pflegebedürftigkeit nach einer der bereits genannten Pflegestufen vor, so wird ein entsprechendes Pflegegeld gewährt (400 DM, 800 DM oder 1.300 DM). Kann die Pflege durch die Pflegeperson nicht in ausreichendem Umfang sichergestellt werden, so können von der Sozialhilfe die angemessenen Aufwendungen für eine besondere Pflegekraft übernommen, also professionelle Pflege durch einen Pflegedienst bezahlt werden. Werden solche Aufwendungen übernommen, kann das Pflegegeld gleichzeitig um bis zu 2/3 gekürzt werden. Zusätzlich kann das Pflegegeld angemessen (bis zu 25%) gekürzt werden, wenn die/der Pflegebedürftige teilstationär betreut wird. Voraussetzung ist, daß die Maßnahme von einem Sozialhilfeträger finanziert wird: Während z.B. der Arbeitsbereich einer Werkstatt für Behinderte der teilstationären Betreuung zugerechnet wird, trifft dies für eine staatliche Sonderschule[7] für Körperbehinderte nicht zu.

Beiträge für eine Alterssicherung der Pflegeperson können von der Sozialhilfe nur dann übernommen werden, wenn diese nicht ausreichend sichergestellt ist. Das wird allerdings bereits dann unterstellt, wenn die Pflegeperson im Alter voraussichtlich unabhängig von Sozialhilfe sein wird; Rentenansprüche aus der Rentenversicherung des Ehegatten (auch ein etwaiger Witwen-/Witwerrentenanspruch) werden dabei angerechnet.

Der Einsatz von Einkommen und Vermögen

Einsatz von
Einkommen
und Vermögen

Da die Sozialhilfe – anders als die Pflegeversicherung – auf dem Fürsorgeprinzip beruht und als letztes Netz der sozialen Sicherung konzipiert ist, sind ihre Leistungen abhängig von Einkommen und Vermögen sowohl des Hilfesuchenden als auch seiner unterhaltspflichtigen Eltern bzw. Kinder. Dabei gilt für die Pflegestufen I und II eine niedrigere Einkommensgrenze als für die Pfle-

---

[7] Der Besuch einer privaten Sonderschule, der vom Sozialhilfeträger finanziert wird, ist dagegen teilstationäre Betreuung.

gestufe III. Zu dem jeweiligen Grundbetrag[8] werden Familienzuschläge[9] sowie die angemessenen Kosten der Unterkunft (Kaltmiete) hinzugerechnet. Ferner werden kleinere Pauschalbeträge für Arbeitsmittel und dergleichen in die Einkommensgrenze eingerechnet. Liegt das Einkommen unter der so ermittelten Grenze, wird die notwendige Hilfe in vollem Umfang gewährt. Liegt es über der Grenze, aber unterhalb des Betrages des zustehenden Pflegegeldes, so wird es in angemessenem Umfang in Anspruch genommen (nicht unbedingt in voller Höhe). Nur wenn das Einkommen die Grenze um mehr als den zustehenden Pflegegeldbetrag übersteigt, wird keine Hilfeleistung durch die Sozialhilfe erfolgen.

Auch etwa vorhandenes Vermögen muß bei der Gewährung von Sozialhilfe berücksichtigt werden: Barvermögen ist nur bis zu einer Höhe von 4.500 DM (Pflegestufe III: 8.000 DM) geschützt; zu diesem Betrag treten 500 DM für jede Person hinzu, die vom Hilfesuchenden (oder – bei Minderjährigen – den Eltern) überwiegend unterhalten wird. Rückkaufswerte von Lebensversicherungen gelten als Barvermögen; Ausnahmen gelten dann, wenn die Lebensversicherung als Alterssicherung gedacht ist (z.B. für behinderte Kinder, die eine eigenständige Alterssicherung durch die gesetzliche Rentenversicherung nicht erwerben können). Grundsätzlich geschützt vor dem Zugriff der Sozialhilfe ist auch ein "angemessenes Hausgrundstück"[10], sofern es den Wohnzwecken Behinderter oder Pflegebedürftiger und ihrer Angehörigen dient.

Sonderregelungen trifft das BSHG für Behinderte und Pflegebedürftige, die über 21 Jahre alt sind. Deren Eltern sollen in der Regel nicht zu den Kosten der Hilfe herangezogen werden, sofern es sich um Hilfe zur Pflege handelt. Ausnahmen von dieser Bestimmung sollen nur dann gemacht werden, wenn die Eltern über ein weit über dem Durchschnitt liegendes Einkommen und Vermögen verfügen. Zur Feststellung, ob diese Voraussetzungen vorliegen oder nicht, müssen allerdings auch diese Eltern vor dem Sozialhilfeträger ihre Einkommens- und Vermögensverhältnisse offenlegen.

---

[8] Pflegestufen I und II: 1573 DM; Pflegestufe III: 3148 DM (alte Bundesländer) bzw. 2739 DM (neue Bundesländer) (Stand: 1.7.1999); die Einkommensgrenzen werden jährlich zum 1. Juli angepaßt.
[9] 80% des Regelsatzes eines Haushaltsvorstandes für jedes vom Hilfesuchenden oder seinen Eltern überwiegend unterhaltene Familienmitglied.
[10] Eigenheim bis 130 m2, Eigentumswohnung bis 120 m2 (bis 4 Personen).

Die Hilfen des Bundesversorgungsgesetzes

Hilfen des Bundesversorgungsgesetz

Das Bundesversorgungsgesetz (BVG) wurde ursprünglich zur sozialen Absicherung von Kriegsbeschädigten geschaffen. Im Verlaufe der Zeit ist jedoch sein Anwendungsbereich auf andere Tatbestände erweitert worden, so daß jetzt ein Anspruch besteht, wenn ein Körperschaden "im Dienste der Allgemeinheit" erworben wurde. Das wird z.B. dann unterstellt, wenn ein Impfschaden vorliegt oder der Geschädigte Opfer einer Gewalttat wurde.

Die Hauptleistung des BVG besteht in der Gewährung einer Pflegezulage für Hilflose. Hilflos ist nach der Definition des BVG, wer wegen der Schädigungsfolgen im Ablauf eines jeden Tages für eine Reihe von Verrichtungen des täglichen Lebens dauernd der Hilfe bedarf. Die Pflegezulagen sind in sechs Stufen gestaffelt: Die Höhe beträgt zwischen 479 DM und 2.382 DM; Blinde erhalten mindestens eine Zulage der Stufe III (1.158 DM).

Wird die notwendige Hilfe aufgrund eines Arbeitsvertrages von Dritten geleistet und übersteigen die notwendigen Aufwendungen hierfür den Betrag der jeweiligen Pflegezulage, so wird die Pflegezulage um den übersteigenden Betrag erhöht. Lebt die/der Pflegebedürftige mit einem Ehepartner oder Eltern in häuslicher Gemeinschaft, so soll er nur mit einem Viertel der Pflegezulage für die Kosten aufkommen müssen; die Hälfte der Pflegezulage muß ihm verbleiben. In Ausnahmefällen kann dieser Anteil auf die volle Pflegezulage erhöht werden, wenn der Ehegatte oder Elternteil eines Empfängers mindestens der Pflegezulage Stufe V neben dem Dritten in außergewöhnlichem Umfang Hilfe leistet. Entstehen zusätzliche Kosten etwa wegen der Erkrankung der Pflegeperson (Ehegatte, Elternteil), so soll die Pflegezulage für längstens sechs Wochen so angehoben werden, daß dem Pflegebedürftigen der gleiche Betrag wie vor der Erhöhung der Kosten verbleibt.

Die Hilfen der Unfallversicherung

Hilfen der Unfallversicherung

Die Hilfen der Unfallversicherung richten sich auf die Pflegebedürftigkeit, die infolge eines versicherten Unfalls eintritt. Das kann ein Arbeits-, Schul-, Kindergarten- oder entsprechender Wegeunfall[11] sein.

---

[11] Als Wegeunfall gelten Unfälle, die sich auf dem direkten Weg zwischen Wohnung und Arbeitsstätte (Schule, Kindergarten) ereignen; diese Wege dürfen nicht zu privaten Verrichtungen unterbrochen werden.

Die Hilfe ist zu gewähren, solange der Verletze wegen der Folgen des Unfalls pflegebedürftig ist. Sie besteht in der Gewährung von Hauspflege durch geeignete Pflegekräfte; Anstaltspflege darf nur gewährt werden, wenn der Pflegebedürftige nicht widerspricht. Statt der Hauspflege kann ein Pflegegeld gewährt werden, das zwischen 545 DM und 2.180 DM beträgt.[12] Übersteigen die Aufwendungen für die Pflege durch Pflegekräfte den Betrag des Pflegegeldes, so kann es angemessen erhöht werden. Neben den Leistungen für die reine Pflegebedürftigkeit gewährt die gesetzliche Unfallversicherung im übrigen umfassende Hilfen zur Wiedereingliederung ins Arbeitsleben. Ist eine solche nicht möglich, werden dennoch weitaus umfassendere Hilfen gewährt als für Behinderte, deren Behinderung nicht aus einem versicherten Unfall resultiert.

---

[12] Stand: 1.7.1999.

Reinhold Stüeken/Bernd Masmeier

21. Hilfsmittel für Pflegebedürftige – Pflegehilfsmittel und wohnumfeldverbessernde Maßnahmen

Die meisten Pflegebedürftigen sind auf die Benutzung von Hilfsmitteln entweder zur Bewältigung ihres Alltags oder zur Durchführung der Pflege angewiesen. Für die Bestimmung des Kostenträgers für diese Hilfsmittel ist es unter Umständen wichtig, die Ursache(n) für die Pflegebedürftigkeit zu kennen. Je nach Ursache der Pflegebedürftigkeit können – außer der Kranken- und Pflegekasse – noch andere Kostenträger für Leistungen zuständig sein.

Wenn z.B. nach einem Schul-, Arbeits-, Dienst- oder Wegeunfall oder infolge einer Berufskrankheit Pflegebedürftigkeit entstanden ist, muß zunächst die gesetzliche Unfallversicherung oder die Unfallversorgung nach öffentlichem Dienstrecht Entschädigung leisten und auch z.B. Hilfsmittel zur Verfügung stellen. Auch wenn Kriegsverletzte oder sonstige Kriegsopfer pflegebedürftig werden, erhalten sie nach dem Bundesversorgungsgesetz in bestimmten Fällen eine Pflegezulage, Hilfsmittel u.a. Nach dem Opferentschädigungsgesetz gelten ähnliche Regelungen für die Opfer von Gewalttaten. Zusätzliche Leistungen der Pflegeversicherung können in diesen Fällen nur dann in Anspruch genommen werden, wenn die Pflegeversicherung zu darüber hinausgehenden Leistun-

Zuständigkeit gen verpflichtet ist.

Schwierig wird die Zuständigkeitsfrage zwischen Krankenkasse und Pflegekasse, wenn es darum geht, wer von beiden für die Kosten von Hilfs- und Pflegehilfsmitteln sowie wohnumfeldverbessernden Maßnahmen bei Pflegebedürftigen aufkommen muß. Für die Bereitstellung von Hilfsmitteln bei Krankheiten und Behinderungen sind weiterhin die Krankenkassen, für Pflegehilfsmittel und wohnumfeldverbessernde Maßnahmen die Pflegekassen zuständig. Doch zunächst: Was sind Hilfsmittel, was im Gegensatz dazu Pflegehilfsmittel? Der Gesetzgeber hat nur grob den grundsätzlichen Anspruch darauf, nicht jedoch die Begriffe selbst präzise definiert. Im Recht der gesetzlichen Krankenversicherung, dem Fünften Buch Sozialgesetzbuch (SGB V), ist der Anspruch auf Versorgung mit Hilfsmitteln wie folgt formuliert: Versicherte haben Anspruch auf Versorgung mit Seh- und Hörhilfen, Körperersatzstücken, orthopädischen und anderen Hilfsmitteln, die im Einzelfall erforderlich sind, um den Erfolg der Krankenbehandlung zu sichern oder eine Behinderung auszugleichen, soweit die Hilfsmittel nicht als allgemeine Gebrauchsgegenstände des täglichen Lebens anzusehen oder wegen geringen therapeutischen Nutzens oder geringem Abgabepreis ausgeschlossen sind. Der Anspruch auf Versorgung mit Hilfsmitteln umfaßt auch Änderungen, Instandsetzungen und Ersatzbeschaffungen von Hilfsmitteln sowie die Ausbildung in ihrem Gebrauch.

Auf Hilfsmittel haben Versicherte der Krankenkassen nach §§ 23 u. 33 SGB V – auch wenn sie nach dem Pflege-Versicherungsgesetz bereits pflegebedürftig sind – dann einen gesetzlichen Anspruch, wenn die Mittel notwendig sind, um *Sozialgesetzbuch*

❒ den Erfolg der Krankenbehandlung zu sichern,
❒ eine Behinderung auszugleichen,
❒ eine Schwächung der Gesundheit, die in absehbarer Zeit voraussichtlich zu einer Krankheit führen wird zu beseitigen,
❒ einer Gefährdung der gesundheitlichen Entwicklung eines Kindes entgegenzuwirken oder
❒ Pflegebedürftigkeit zu vermeiden.

Darüber hinaus besteht ein grundsätzlicher Anspruch auf Hilfsmittel gegenüber der Krankenkasse auch dann, wenn nur durch diese Mittel allgemeine Grundbedürfnisse befriedigt werden können. Hierzu gehört auch die Schaffung eines "angemessenen körperlichen und geistigen Freiraums". Wenn hierzu mobile Rampen und Hebebühnen für Rollstühle erforderlich sind, sind auch dies unter bestimmten Umständen Hilfsmittel, die von der gesetzlichen Krankenversicherung zu gewähren sind.

Beispiel:

Ein Pflegebedürftiger ist bettlägerig, kaum gehfähig und kann seine Blase nicht kontrollieren. Er wird zu Hause von seiner Ehefrau gepflegt. Obwohl er häufig im Bett umgelagert wird, ist über seinem Kreuz-Steißbein ein großes Liegegeschwür (Dekubitalulkus) entstanden. Einmal am Tag möchte die Ehefrau ihren Mann im Rollstuhl durch den nahen Stadtpark schieben. Der Hausarzt hält eine spezielle druckentlastende Matratze, die Urinableitung über ein Urinal-Kondom in einen Urin-Bettbeutel und auch einen Schiebe-Rollstuhl für erforderlich und verordnet alles als "Hilfsmittel". Die Krankenkasse muß die Kosten übernehmen, da die Mittel notwendig sind

❐ zur Behandlung des krankhaften Zustandes: Dekubitus und Inkontinenz,
❐ zum Ausgleich der Behinderung: mangelnde Gehfähigkeit,
❐ zur Vermeidung noch größerer Pflegebedürftigkeit.

Geeignete Hilfsmittel bedeuten für Pflegebedürftige oft die einzige Möglichkeit, Folgen von Krankheiten und Verletzungen auf lange Sicht erträglicher zu gestalten. In günstigen Fällen verlieren Krankheiten durch Hilfsmittel ihre unangenehmen Symptome oder heilen sogar folgenlos aus; Behinderungen können kaschiert oder vollständig ausgeglichen werden. Nachfolgend eine Auswahl von wichtigen Hilfsmitteln für Pflegebedürftige, die weiterhin ärztlich verordnet und von den Krankenkassen bezahlt werden müssen:

Produktgruppen d. Hilfsmittelverzeichnisses

Bezahlte Hilfsmittel

Adaptionshilfen: Greifzangen, Adapter für Türgriffe, für Eßbesteck, Anziehhilfen
Gehhilfen: Gehgestelle, Gehstöcke
Hilfsmittel bei Dekubitus: Antidekubitusmatratzen
Krankenpflegeartikel: Krankenunterlagen
Krankenfahrzeuge: eigenbedienbare Rollstühle (Greifreifen- und eigengesteuerte Elektrorollstühle)
Inkontinenzhilfen: alle Produkte, d.h. Windeln, Vorlagen, Katheter u. Beutel
Toilettenhilfen: alle Produkte

Eine Zusammenstellung sämtlicher verordnungsfähiger Hilfsmittel, die im Auftrag der Krankenkassen geprüft und unter bestimmten Voraussetzungen zur Verfügung gestellt werden, ist das Hilfsmittelverzeichnis. Pflegebedürftige bzw. pflegende Angehörige erhalten Informationen über sinnvolle Hilfs- und Pflegehilfsmittel beim Arzt und Apotheker, bei Pflegefachkräften, in Pflegekursen, bei Physio- und Ergotherapeuten, über die Kranken- und Pflegekassen, über Selbsthilfeorganisationen und im Sanitätsfachhandel.

Pflegehilfsmittel

Erst, wenn die Krankenversicherung oder andere Leistungsträger (Gesetzliche Unfallversicherung, Versorgungsamt, Sozialhilfeträger etc.) die Hilfsmittel nicht wegen Krankheit oder Behinderung zur Verfügung stellen müssen, haben durch das Pflege-Versicherungsgesetz Pflegebedürftige Anspruch auf Pflegehilfsmittel,

❐ die zur Erleichterung der Pflege oder
❐ zur Linderung der Beschwerden des Pflegebedürftigen
   beitragen oder
❐ ihm eine selbständigere Lebensführung ermöglichen.

Pflegehilfsmittel sollen also zunächst den Pflegekräften die hygienischen und pflegerischen Maßnahmen erleichtern und so eine Überforderung der Leistungskraft sowohl des Pflegebedürftigen als auch der Pflegekraft verhindern. Pflegehilfsmittel sollen außerdem dem Pflegebedürftigen helfen, seinen Alltag noch soweit wie möglich selbst zu gestalten und seine Selbständigkeit zu erhalten. Falls der Pflegebedürftige in seiner gewohnten Umgebung verbleiben möchte, verhelfen diese Mittel dazu. Pflegehilfsmittel können unabhängig von der Pflegestufe von allen Pflegebedürftigen beantragt werden, soweit die individuelle Situation ihre Inanspruchnahme erfordert. Eine ärztliche Verordnung ist nicht erforderlich; der formlose Antrag bei der Pflegekasse genügt!

Um trotzdem die Kosten für Pflegehilfsmittel einzugrenzen, hat *Regelungen* der Gesetzgeber folgende Regelungen getroffen:
Pflegehilfsmittel werden
❐ überwiegend leihweise zur Verfügung gestellt,
❐ an erwachsene Pflegebedürftige nur nach einer Zuzahlung von
   10 % der Kosten, max. DM 50,– für jedes Mittel, abgegeben,
❐ wenn "zum Verbrauch bestimmt", nur bis zu einem Betrag
   von DM 60,–/Monat übernommen,
❐ hinsichtlich ihrer Notwendigkeit unter Beteiligung einer Pflegefachkraft oder des Medizinischen Dienstes geprüft.

Alle Pflegehilfsmittel werden im Auftrag der Pflegekassen geprüft und im Pflegehilfsmittelverzeichnis zusammengefaßt.

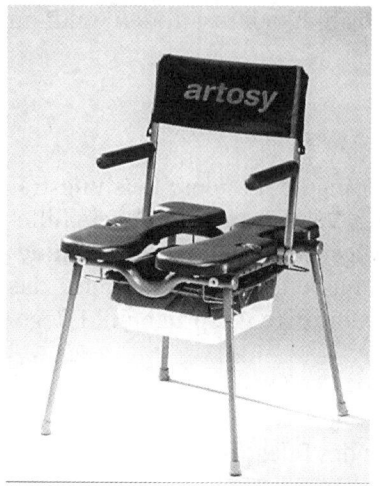
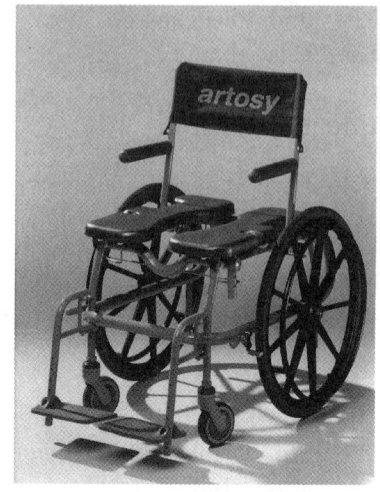

Bild 1: Toiletten- und Duschstuhl   *Bild 2: Rollstuhl artosy der Firma*
artosy der Firma mfh Behinder-   *mfh Behindertenhilfsmittel*
tenhilfsmittel

Einteilung   Nach dem Einsatzzweck der Pflegehilfsmittel wurden diese in
von Pflege-   Gruppen unterteilt in solche
hilfsmitteln   ❐ zur Erleichterung der Pflege,
                      ❐ zur Körperpflege und Hygiene,
                      ❐ zur selbständigen Lebensführung,
                      ❐ zur Linderung von Beschwerden und
                      ❐ zum Verbrauch bestimmte.

    Zur Erleichterung der Pflege können beantragt werden: Pflege-
lifter, Pflegebetten und -zubehör, Pflegeliegestühle, Lagerungs-
keile, Umsetz- und Hebehilfen, Schieberollstühle, Elektro-Schub-
geräte und -Aufsteckantriebe für Schieberollstühle. Der Körperpflege und Hygiene dienen: Badehilfen für Badewanne und
Dusche, Toilettensitzerhöhungen, Toilettensitz- und -stützgestel-
le, Sicherheitsgriffe für Bad und WC, Bettpfannen, Urinflaschen
und -halter, wiederverwendbare, saugende Bettschutzeinlagen,
Waschsysteme für Bettlägerige: Kopf- und Ganzkörperwasch-
systeme, Duschwagen.
    Zur selbständigeren Lebensführung sollen Hausnotrufsysteme
mit und ohne Anschluß an Notdienstzentrale beitragen.
    Unter zum Verbrauch bestimmten Pflegehilfsmitteln versteht
man: saugende Bettschutzeinlagen zum Einmalgebrauch,
Schutzartikel für Pflegende wie Einmalhandschuhe, Fingerlinge,
Mundschutz und Einmalschürzen sowie Desinfektionsmittel,

jedoch keine Inkontinenzartikel, die wegen des Krankheitsbildes "Inkontinenz" als Hilfsmittel nach ärztlicher Verordnung allein von der Krankenkasse zur Verfügung zu stellen sind. Mit DM 60,– pro Monat ließe sich echte Inkontinenz mit Hilfsmitteln nicht ausreichend versorgen.

Maßnahmen zur Verbesserung des individuellen Wohnumfeldes

Aus den gleichen Gründen wie für Pflegehilfsmittel kann es notwendig werden, die Wohnverhältnisse durch fest mit dem Baukörper verbundene Umbau-, Nachrüst- und Änderungsarbeiten individuell an die Bedürfnisse eines Pflegebedürftigen anzupassen. Entscheidend ist, daß es sich bei der Wohnung bzw. dem Haushalt um den auf Dauer angelegten, unmittelbaren Lebensmittelpunkt des Pflegebedürftigen handelt. Dies trifft nicht für Alten- und Pflegeheime sowie für gewerbsmäßig zur Durchführung der Pflege an Pflegebedürftige vermietete Unterkünfte zu. Beispiele für wohnumfeldverbessernde Maßnahmen sind etwa: der Umbau der Wohnung, des Zugangs zur Wohnung und der Außenanlagen, um einem auf den Rollstuhl angewiesenen Pflegebedürftigen die Nutzung der wichtigsten Räume und Wohnungseinrichtungen sowie die nötige Mobilität innerhalb und außerhalb der Wohnung zu ermöglichen: z. B. durch Türverbreiterungen, Hindernisbeseitigung, Rollstuhlbefahrbarkeit der Dusche, rollstuhlgerechte Toilettenumrüstung; Unterfahrbarkeit bzw. Höhenverstellbarkeit von Kücheneinrichtungen, Verlegung der Elektroinstallation zur Erreichbarkeit der Schalter, motorische Antriebe zur Türöffnung und Rolladenbetätigung, fest installierte Lifter zur Überwindung von Treppen, betonierte Rampen im Außenbereich etc. Auch wenn die Verbesserungsmaßnahmen in Einzelschritten verwirklicht werden, gelten alle Arbeiten und alle Materialien, die wegen des zu diesem Zeitpunkt bestehenden Hilfebedarfes erforderlich sind, zusammengenommen als eine Maßnahme.

Unter Anrechnung eines am Einkommen des Pflegebedürftigen orientierten Eigenanteils und nach Abgrenzung der evtl. Zuständigkeit anderer Kostenträger (Unfallversicherung, bei Berufstätigen [regelmäßig] Hauptfürsorgestelle, ergänzend u.U. auch der Sozialhilfeträger) kann dann die Pflegekasse das ganze Paket der Einzelschritte zusammen als eine Maßnahme mit bis zu DM 5.000,– bezuschussen. Über Einzelheiten des Verfahrens, bei dem die Pflegekassen auch Architekten, Fachhandwerker, Ergothera-

Veränderungen des Wohnumfeldes

peuten und spezialisierte Rehaberater einschalten, sollte man sich bei der Pflegekasse informieren, bevor Aufträge in Eigeninitiative erteilt werden.

Vor allem sollte man nicht die wichtige Gelegenheit versäumen, die Gutachter des Medizinischen Dienstes der Krankenkassen (MDK) gezielt auf Defizite der Wohn- und Pflegesituation aufmerksam zu machen, wenn diese den Hausbesuch zur Feststellung der Pflegebedürftigkeit vornehmen. Es empfiehlt sich für pflegende Angehörige, sich auf den angekündigten Besuch des MDK-Gutachters (Arzt und/oder Pflegekraft) mit schriftlichen Notizen, ggf. auch mit Fotos oder anderem Dokumentationsmaterial vorzubereiten. Während der kurzen Zeit des Besuches vermag sich selbst der erfahrenste Gutachter nicht die wichtigen Eindrücke zu verschaffen, die zusammenlebende Angehörige täglich bei der Pflege erleben. Verordnungen von größeren Hilfsmitteln über die Krankenkasse, Anträge auf Versorgung mit aufwendigen Pflegehilfsmitteln, aber auch auf Maßnahmen der Wohnumfeldverbesserung sollten nach Möglichkeit zeitnah zum Hausbesuch des Gutachters erfolgen. Eine rasche, kompetente Regelung kann man nur dann erwarten, wenn man dem Gutachter anläßlich des Hausbesuches auch Zutritt zu allen Aufenthaltsbereichen des Pflegebedürftigen gewährt und vorhandene Hilfsmittel (z.B. Oberschenkelprothese, Rollstuhl, Badelifter)auch präsentiert. Denn im unmittelbaren Anschluß an den Hausbesuch muß sich der Gutachter gegenüber der Pflegekasse konkret und detailliert festlegen:

❒ zur bisherigen Versorgung
❒ und zu einer möglichen Verbesserung der Versorgung mit Hilfsmitteln der Krankenkasse und Pflegehilfsmitteln der Pflegeversicherung sowie auch zur Notwendigkeit von wohnumfeldverbessernden Maßnahmen.

Erfahrungsgemäß sensibilisiert aber meist erst der Hausbesuch die Pflegebedürftigen und ihre Angehörigen für die Möglichkeiten und Hilfen der Pflegeversicherung, so daß vielfach erst sehr verzögert ein Bündel von Anträgen bei der Pflegekasse eingeht. Die Chance des Hausbesuches durch den Gutachter des MDK sollte im Interesse aller Beteiligten unbedingt besser genutzt werden!

Jochen Koller/Bernd Masmeier

22. Kurzzeitpflege

Ziele von Kurzzeitpflege:

❐ Entlastung von pflegenden Angehörigen, z.B. bei Erkrankung, *Ziele*
  bei Krankenhaus- oder Kuraufenthalt oder Urlaub der
  Angehörigen
❐ Nachsorgeeinrichtung nach einem Krankenhausaufenthalt des
  pflegebedürftigen Menschen. Dabei stehen Aktivierung
  vorhandener Fähigkeiten und Organisation der künftigen
  Pflege zu Hause im Vordergrund
❐ Entlastung der Angehörigen bei plötzlicher Verschlechterung
  des Zustandes des Pflegebedürftigen bzw. in der Sterbephase
❐ Übergangslösung für ältere Menschen, die auf einen Pflege-
  platz in einem Altenheim warten.

Personengruppe, die Kurzzeitpflege in Anspruch nimmt:

Menschen, die aufgrund körperlicher, geistiger oder sozialer *Personen-*
Probleme für eine bestimmte Zeit nicht in ihrer häuslichen Umge- *gruppe*
bung leben können und nicht anderweitig versorgt werden können.

Kosten:

Die Pflegesätze für Kurzzeitpflegeeinrichtungen werden zwi- *Kosten*
schen den Betreibern und den Kostenträgern ausgehandelt und
vereinbart. Sie variieren je nach Pflegebedürftigkeit, Region und
Einrichtungsart.

Finanzierungsmöglichkeiten:

Pflegeversicherung (max. DM 2.800/Jahr nach § 42 SGB XI), Krankenkasse (nach § 37 SGB V), Sozialhilfe (nach § 68 BSHG), evtl. auch andere.

Die Pflegekassen sind nach § 7 SGB XI dazu verpflichtet, die Versicherten und ihre Angehörigen in Fragen zu Leistungen der Pflegekassen, aber auch anderer Träger, wie Krankenversicherung und Sozialhilfe, im Zusammenhang mit Pflegebedürftigkeit zu beraten.

Ort:

Pflegeort

Kurzzeitpflege wird entweder in speziellen Kurzzeitpflegen, als Teil eines Altenheimes, einer Sozialstation oder eines Krankenhauses, oder als Plätze in Altenheimen oder Gastfamilien angeboten.

Wichtig!:

Wichtig

Einige Einrichtungen haben besonders in den Sommermonaten längere Wartezeiten; deshalb ist eine rechtzeitige Anmeldung sinnvoll.

Informationen

zu Kurzzeitpflegeplätzen und Kosten können Sie z.B. bei Pflegekassen, Krankenkassen, Sozialstationen, Sozialdienst des Krankenhauses, Pfarreien, Nachbarschaftshilfe, Sozialämtern, Landratsämtern, Landesregierungen, Selbsthilfegruppen u.a. erhalten.

Bernd Masmeier

23. Deine Pflege – meine Rente
Hinweise für Pflegepersonen zu ihrem Recht
auf Zahlung von Beiträgen zur gesetzlichen
Rentenversicherung

1. Grundsätzliches

Wer einen Pflegebedürftigen wenigstens 14 Stunden wöchentlich pflegt und daneben nicht mehr als 30 Stunden erwerbstätig ist, hat Anspruch darauf, daß die Pflegekasse des Pflegebedürftigen für ihn Beiträge an die gesetzliche Rentenversicherung abführt. Diese Beiträge gelten als Pflichtbeiträge zur gesetzlichen Rentenversicherung. Sie begründen daher alle Rechte, die ein in der gesetzlichen Rentenversicherung Pflichtversicherter aus diesem Versicherungsverhältnis hat, bei Vorliegen der entsprechenden Voraussetzungen also auch etwa den Anspruch auf eine Rente wegen verminderter Erwerbsfähigkeit.

2. Höhe der Beiträge

Die Höhe der von der Pflegeversicherung zu entrichtenden Beiträge richtet sich nach der Pflegestufe, bei den Pflegestufen II und III auch nach der aufgewendeten wöchentlichen Pflegezeit. Eine Bemessungsgrundlage für die Berechnung der Beiträge ist die sogenannte monatliche Bezugsgröße. Da in den alten Bundesländern (einschl. Berlin-Ost) und in den neuen Bundesländern unterschiedliche Bezugsgrößen gelten, sind auch die jeweils gezahlten Beiträge unterschiedlich. Die Beträge hängen von der Höhe der Bezugsgröße nach dem IV. Buch Sozialgesetzbuch und der aktuellen Beitragshöhe zur Rentenversicherung ab. Seit 1. April 1999 ergeben sich folgende Beitragshöhen:

Alte Bundesländer:
Pflegestufe I: 229,32 DM

Pflegestufe II, 14–20:59 Std.: 305,76 DM
Pflegestufe II, 21 Std. und mehr:458,64 DM

Pflegestufe III, 14–20:59 Std.: 343,98 DM
Pflegestufe III, 21–27:59 Std.: 515,97 DM
Pflegestufe III, 28 Std. und mehr: 687,96 DM

Neue Bundesländer:

Pflegestufe I:192,92 DM
Pflegestufe II, 14–20:59 Std.: 257,23 DM
Pflegestufe II, 21 Std. und mehr:385,84 DM

Pflegestufe III, 14–20:59 Std.: 289,38 DM
Pflegestufe III, 21–27:59 Std.. 434,07 DM
Pflegestufe III, 28 Std. und mehr: 578,76 DM

3. Verfahren

Seit dem 1. Juli 1996 ist der Medizinische Dienst der Krankenkassen (MDK) auch für die Feststellung zuständig, welche Pflegeperson in welchem zeitlichen Umfang die Pflege übernimmt.
Diese hat er in dem Gutachtenformular festzuhalten, das bei jeder
Begutachtung des Pflegebedürftigen auszufüllen ist. Diese Fest-
stellungen sind für die Pflegekasse maßgebend, was die Höhe der
von ihr abzuführenden Beiträge betrifft. Jeder, der mindestens 14
Stunden in der Woche pflegt, sollte unabhängig von der Tatsache,
ob in letzter Zeit eine (Wiederholungs-)Begutachtung stattgefun-
den hat oder nicht, einen Antrag auf Zahlung von Rentenversicherungsbeiträgen bei der Pflegekasse des Pflegebedürftigen stellen. Falls bereits ein Versicherungskonto besteht, sollte die von
der Rentenversicherung vergebene Versicherungsnummer angegeben werden. War die Pflegeperson bisher nicht gesetzlich ren-
tenversichert, so muß das Geburtsdatum angegeben werden,
damit ein Versicherungskonto eingerichtet und die korrekte Versicherungsnummer vergeben werden kann.

4. Wichtige Hinweise

Jeder Pflegebedürftige – bei minderjährigen Kindern die Eltern,
bei betreuten Pflegebedürftigen der mit der Gesundheitssorge
betraute Betreuer – hat bzw. haben ein Recht darauf, das Gutachten des MDK einzusehen. Dies kann entweder bei der Pflegekasse
geschehen, oder man fordert es dort an. Man sollte wegen der

Wichtigkeit der Zahlung von Rentenversicherungsbeiträgen – es geht ja schließlich um die eigene Alters-, ggfls. auch Invalidenrente – auch die Angaben über die Pflegezeiten daraufhin prüfen, ob sie mit den dem Gutachter gemachten Angaben übereinstimmen. Ist dies nicht der Fall, sollte Widerspruch eingelegt werden (die Pflegekasse muß der Pflegeperson einen Bescheid über die Höhe der entrichteten Beiträge schicken).

Angaben darüber, wer wie lange pflegt, wollen genau überlegt sein. Wenn z.B. eine Pflegeperson bereits Altersrente bezieht, sollten ihr möglichst wenig Pflegezeiten zugeordnet werden, da diese einer anderen abgezogen werden, die damit womöglich in eine niedrigere "Beitragsklasse" gerät. Auch wenn der Pflegebedürftige tagsüber teilstationär betreut wird (Schule, WfB), müssen Rentenversicherungsbeiträge entsprechend den tatsächlichen Pflegezeiten gezahlt werden. Wird bei stationärer Betreuung nur an Wochenenden gepflegt, so sollten diese Wochenenden summiert werden. Möglicherweise können dann wenigstens noch für zwei oder drei Monate im Jahr Rentenversicherungsbeiträge erlangt werden.

5. Die "Zeitkorridore"

Für die meisten Verrichtungen, die bei der Bemessung der Pflegezeit berücksichtigt werden können, geben die von den Pflegekassen erarbeiteten Begutachtungsrichtlinien (BRi) den Gutachtern Richtwerte vor ("Zeitkorridore"). Diese gelten aber nur, wenn die Verrichtungen vollständig von der Pflegeperson übernommen werden und keine "pflegeerschwerenden Faktoren" vorliegen. Das können Fehlstellungen von Gliedmaßen, schwere Spastiken, Schluck- und Kaustörungen und ähnliches sein. Wenn bei dem Pflegebedürftigen derartige Voraussetzungen vorliegen, empfiehlt sich in jedem Fall, über etwa zwei Wochen ein "Pflegetagebuch" zu führen. Dort werden alle Verrichtungen, die für den Pflegebedürftigen durchgeführt werden, und die hierfür benötigte Zeit eingetragen. Beim Gespräch mit dem Gutachter muss dann begründet werden, weshalb für die jeweilige Verrichtung die entsprechende Zeit benötigt wird, falls dieser auf einen abweichenden Wert des "Zeitkorridors" hinweist. – In den allermeisten Fällen wird ein solches Pflegetagebuch vom MDK als willkommene Unterstützung der eigenen Gutachtertätigkeit akzeptiert.

Angelika Zegelin

24. Kriterien zur Einschätzung der Pflegequalität von ambulanten Pflegediensten

Möglicherweise kommen Sie in die Situation, die Hilfe professioneller Pflegedienste in Anspruch nehmen zu müssen. Es ist nicht einfach, einen Menschen alleine pflegen zu müssen; es ist aber auch nicht einfach, fremde Menschen in den eigenen vier Wänden zu haben. Gerade zu Beginn einer Pflege ist alles noch sehr neu und nur wenig vertraut. Daher ist es wichtig, die Vor- und Nachteile einzelner Pflegeanbieter genau abzuwägen, bevor ein Zusage gemacht oder ein Vertrag unterschrieben wird. Um die Leistungen des ambulanten Pflegedienstes besser einschätzen zu können, haben wir Ihnen eine Liste mit Fragen zusammengestellt. Einige Dinge werden Sie im Gespräch erfahren, andere aber nur, wenn Sie gezielt fragen oder beobachten. Vergleichen Sie die Qualität verschiedener Pflegeanbieter, indem Sie folgende Fragen stellen:

❏ Ist ein Erstbesuch mit Erfassung der häuslichen Situation und ein ausführliches Gespräch vorgesehen?
❏ Ist ein deutliches Interesse an der zu pflegenden Person erkennbar?
❏ Wird er/sie in das Gespräch - soweit möglich - einbezogen?
❏ Wird die bisherige Pflegegeschichte eingehend besprochen?
❏ Welche Hilfen werden zu welchen Kosten angeboten?
❏ Wie schnell kann die Betreuung übernommen werden?
❏ Gibt es Wochenend-, Feiertags- und Bereitschaftsdienste (auch nachts)?

- ❐ Gibt es ein vernetztes Angebot mit anderen Einrichtungen (Fahr- und Besuchsdienste, Telefonketten, Zulieferung von Hilfsmitteln usw.)?
- ❐ Welche Mitarbeiter beschäftigt der Pflegedienst (dreijährig, einjährig oder nur kurz angelerntes Pflegepersonal)?
- ❐ Findet eine Zuordnung von pflegerischem Bedarf und passender Pflegekompetenz statt?
- ❐ Wer kontrolliert die Pflegequalität des Pflegedienstes?
- ❐ Welche Arbeiten werden an Hilfskräfte abgegeben?
- ❐ Wechseln die Pflegenden häufiger oder steht Ihnen immer derselbe Pflegende zur Verfügung?
- ❐ Ist das Pflegepersonal kontinuierlich fortgebildet und auf einem guten Wissensstand?
- ❐ Sind die Pflegenden mit den in diesem Buch beschriebenen Maßnahmen vertraut?
- ❐ Finden Absprachen darüber statt, was, wann, wie oft, von wem gemacht wird?
- ❐ Sind die Pflegeziele deutlich?
- ❐ Werden die Maßnahmen dokumentiert?
- ❐ Gibt es ein ausführliches Informationsblatt (evtl. Leitbild) des Pflegedienstes?
- ❐ Werden Sie über Finanzierungsmöglichkeiten, Antragstellung etc. beraten?
- ❐ Werden Sie (falls nötig) angeleitet?

Sie haben Anspruch auf eine fachlich gute, vertrauensvolle und – würdige Unterstützung!

25. Adressen von Selbsthilfegruppen und -verbänden

Aktion Sonnenschein Hilfe für das
mehrfach behinderte Kind e.V.
Heiglhofstr. 63
81377 München
Tel.: 0 89/ 71 00 90

Aktion Sorgenkind e.V.
Deutsche Behindertenhilfe
Franz-Lohe-Str. 17
53129 Bonn
Tel.: 02 28/ 20 92–0

Ansprechstelle für Selbsthilfegruppen der
Deutschen Liga zur Bekämpfung des hohen Blutdrucks e.V.
Postfach 10 20 40
69010 Heidelberg
Tel.: 0 62 21/ 41 17 74
http://www.paritaet.org/rr-liga

Arbeiterwohlfahrt – Bundesverband e.V.
Oppelner Str. 130
53119 Bonn
Tel.:02 28/ 6 68 50
http://www.awo.de

Arbeitsgemeinschaft allergiekrankes Kind –
Hilfen für Kinder mit Asthma,
Ekzem oder Heuschnupfen (AAK) e.V.
Nassaustr. 32
35745 Herborn
Tel.: 0 27 72/ 92 87–0
e-mail: aak_ev@t-online.de
http://www.riconet.com/aak

Arbeitsgemeinschaft Spina bifida
und Hydrocephalus (ASbH) e.V.
Münsterstr. 13
44145 Dortmund
Tel.: 02 31/ 86 10 50–0
e-mail: asbh@asbh.de
http://www.asbh.de

Arbeitskreis überaktives Kind e.V.
Dieterichstr. 9
30159 Hannover
Tel.: 05 11/ 3 63 27 29

Blaues Kreuz in Deutschland e.V.
Freiligrathstr. 27
42289 Wuppertal
Tel.: 02 02/ 62 00 -321 /-341
e-mail: bkd@blaukreuz.de
http://www.blaues-kreuz.de

Bund Deutscher Hirnbeschädigter e.V.
Humboldtstr. 32
53115 Bonn
Tel.: 02 28/ 65 10 12

Bund Deutscher Kriegsopfer,
Körperbehinderter und
Sozialrentner (BDKK) e.V.
Sintenberger Str. 16
40822 Mettmann
Tel.: 0 21 04/ 5 45 44

Bund diabetischer Kinder und Jugendlicher e.V.
Hahnbrunner Str. 46
67663 Kaiserslautern
Tel.: 06 31/ 7 64 88

Bund zur Förderung
Sehbehinderter e.V.
Körnerstr. 7
68535 Edingen – Neckarhausen
Tel.: 0 62 03/ 128 72
e-mail: Info.bfs@t-online.de
http://www.medizin-forum.de/bfs/

Bundesarbeitsgemeinschaft der Clubs
Behinderter und ihrer Freunde e.V.
Eupener Str. 5
55131 Mainz
Tel.: 0 61 31/ 22 55 14

Bundesarbeitsgemeinschaft der
freien Wohlfahrtspflege
Franz-Lohe-Str. 17
53129 Bonn
Tel.: 02 28/ 22 61

Bundesarbeitsgemeinschaft Hilfe
für Behinderte e.V. – BAGH
Kirchfeldstr. 149
40215 Düsseldorf
Tel.: 02 11/ 3 10 06–0
e-mail: bagh@compuserve.com
http://www.selbsthilfe.seiten.de/bagh00.htm

Bundesselbsthilfeverband
Kleinwüchsiger Menschen e.V.
Oststr. 44
74232 Abstatt
Tel.: 0 70 62/ 97 52 83
e-mail: vkm@KLEINWUCHS.de
http://www.kleinwuchs.de

Bundesverband der Angehörigen
psychisch Kranker e.V.
Thomas-Mann-Str 49 a
53111 Bonn
Tel.: 02 28/ 63 26 46

Bundesverband Contergangeschädigter e.V.
Hilfswerk vorgeburtlich Geschädigter
Paffrather Str. 132–134
51069 Köln
Tel.: 02 21/ 6 80 34 79

Bundesverband der Elternkreise
drogengefährdeter und abhängiger
Jugendlicher (BVEK) e.V.
Herzbergstr. 82
10365 Berlin
Tel.: 0 30/5 56 70 20

Bundesverband Hilfe für das autistische Kind –
Vereinigung zur Förderung autistischer Menschen e.V.
Bebelallee 141
22297 Hamburg
Tel.: 040/ 5 11 56 04

Bundesverband der
Kehlkopflosen e.V.
Obererle 65
45897 Gelsenkirchen
Tel.: 02 09/ 59 22 82
e-mail: 101.64289@germanynet.de
http://www.paritaet.org./bvkl

Bundesverband Kleinwüchsige
Menschen und ihre Familien e.V.
Westerstr. 98–104
28199 Bremen
Tel.: 04 21/50 21 22 und 50 78 73
e-mail: BKMF.Bremen@t-online.de

Bundesverband für Körper-
und Mehrfachbehinderte e.V.
Brehmstraße 5–7
40239 Düsseldorf
Tel.: 02 11/ 6 40 04–0
e-mail:BV-KM@t-online.de
http://www.bvkm.de

Bundesverband Legasthenie e.V.
Königstr. 32
30175 Hannover
Tel.: 05 11/ 31 87 38
e-mail: bvlegas@aol.com
http://www.selbsthilfe.seiten.de/bv/legasthenie/index.html

Bundesverband der Organtransplantierten (BDO) e.V.
Unter den Ulmen 98
47137 Duisburg
Tel.: 02 03/44 20 10

Bundesverband für die Rehabilitation
der Aphasiker e.V.
Robert-Koch-Str. 34
97080 Würzburg
Tel.: 09 31/25 01 30–0
e-mail: Aphasiker@t-online.de
http://www.wuerzburg.de/aphasiker

Bundesverband Selbsthilfe
Körperbehinderter e.V.
Postfach 20
74238 Krautheim/Jagst
Tel.: 0 62 94/ 6 81 10
e-mail: bsk.ev@t-online.de
http://www.bsk-ev.de

Bundesverband Skoliose Selbsthilfe e.V. –
Interessengemeinschaft für Wirbelsäulengeschädigte
Mühlweg 12
74838 Limbach
Tel.: 0 62 87/ 7 37

Bundesvereinigung Lebenshilfe für
Menschen mit geistiger Behinderung e.V.
Raiffeisenstr 18
35043 Marburg
Tel.: 0 64 21/ 4 91–0
e-mail: bvlh-pr@t-online.de
http://www.lebenshilfe.de

Bundesvereinigung
Stotterer-Selbsthilfe e.V.
Gereonswall 112
50670 Köln
Tel.: 02 21/1 39 11–06 /-07
e-mail:stotterbv@t-online.de
http://www.hsp.de/bvss/

Cinderella
Aktionskreis Eß- und Magersucht e.V.
Westendstr. 35
80339 München
Tel.: 0 89/ 5 02 12 12

Dachverband Psychosozialer
Hilfsvereinigungen e.V.
Thomas-Mann-Str. 49 a
53111 Bonn
Tel.: 02 28/ 63 26 46
http://www.psychiatrie.de

Deutsche Aids-Hilfe (DAH) e.V.
Dieffenbachstraße 33
10967 Berlin
Tel.: 0 30/ 69 00 87–56
e-mail: dah@aidshilfe.de

Deutscher Allergiker- und Asthmabund e.V.
Hindenburgstr. 110
41061 Mönchengladbach
Tel.: 0 21 61/ 81 49 40
e-mail: daab@vva.com
http://www.daab.de

Deutsche Alzheimer Gesellschaft e.V.
Kantstr. 152
10623 Berlin
Tel.: 0 30/ 31 50 57 33
e-mail: deutsche.alzheimer.ges.@t-online.de

Deutscher Behinderten-
Sportverband e.V.
Friedrich-Alfred-Str. 10
47055 Duisburg
Tel.: 02 03/ 7 78 01 70

Deutscher Blindenverband e.V.
Bismarckallee 30
53173 Bonn
Tel.: 02 28/ 95 58 20
e-mail: dbvbonn@t-online.de

Deutscher Caritasverband e.V.
Karlstr. 40
79104 Freiburg
Tel.: 07 61/2 00–0
http://www.caritas.de

Deutscher Diabetiker-Bund e.V.
Danziger Weg 1
58511 Lüdenscheid
Tel.: 0 23 51/ 98 91 53

Deutsche Epilepsievereinigung e.V.
Zillestr. 102
10585 Berlin
Tel.: 0 30/3 42 44 14
e-mail: dezille@aol.com

Deutscher Gehörlosen-Bund e.V.
Paradeplatz 3
24768 Rendsburg
Tel.: 0 43 31/ 58 97–22
e-mail: info@gehoerlosen-bund.de
http://www.gehoerlosen-bund.de

Deutsche Gesellschaft für
Muskelkranke e.V.
Im Moos 4
79112 Freiburg
Tel.: 076 65/ 94 74–0
e-mail: DGM_BGS@t-online.de
http://www.dgm.org

Deutsche Gesellschaft zur Förderung
der Gehörlosen und Schwerhörigen e.V.
Niemöllerallee 18
81739 München
Tel.: 0 89/ 67 92 02 48
e-mail: 101552.332@compuserve.com

Deutscher Guttempler-Orden e.V.
Adenauerallee 45
20097 Hamburg
Tel.: 0 40/ 24 58 80
e-mail: guttempler@t-online.de

Deutsche Hämophiliegesellschaft zur
Bekämpfung von Blutungskrankheiten e.V.
Halenseering 3
22149 Hamburg
Tel.: 0 40/ 6 72 29 70
e-mail: d.h.g.@t-online.de

Deutsche Hauptstelle gegen Suchtgefahren (DHS) e.V.
Westring 2
59065 Hamm
Tel.: 0 23 81/ 9 01 50

Deutsche Heredo-Ataxie-Gesellschaft e.V. –
Bundesverband
Haußmannstr. 6
70188 Stuttgart
Tel.: 07 11/21 55–1 14
http://www.ourworld.compuserve.com/Homepages/DHAG

Deutsche Huntingtonhilfe e.V.
Börsenstr. 10
47051 Duisburg
Tel.: 02 03/ 2 29 15

Deutsche ILCO e.V.
Bundesgeschäftsstelle
Landshuter Str. 30
85356 Freising
Tel.: 0 81 61/ 93 43–01/-02
e-mail: deutsche.ilco@t-online.de
http://www.ilco.de

Deutsche Interessengemeinschaft Phenylketonurie (PKU)
und verwandte angeborene Stoffwechselstörungen e.V.
Adlerstr. 6
91022 Kleinsendelbach
Tel.: 0 91 26/ 44 53

Deutsche Krebshilfe e.V.
Thomas-Mann-Str. 40
53111 Bonn
Tel.: 02 28/ 72 99 00

Deutsche Krebsgesellschaft – Psychosoziale
Krebsberatungsstelle
Gartenstr. 6
60594 Frankfurt/ Main
Tel.: 0 69/6 30 09 60
e-mail: Deutsche.krebsgesellschaft@t-online.de

Deutsche Leukämie-Forschungshilfe –
Aktion für krebskranke Kinder e.V.
Joachimstr 20
53113 Bonn
Tel.: 02 28/ 9 13 94 30
e-mail: dlfhBonn@t-online.de
http://www.dsk.de/rds/00548.htm

Deutsche Morbus Crohn/Colitis ulcerosa
Vereinigung (DCCV) e.V.
Paracelsusstr. 15
51375 Leverkusen
Tel.: 02 14/8 76 08–0
e-mail: info@dccv.org
http://www.dccv.org

Deutsche Multiple Sklerose
Gesellschaft e.V.
Vahrenwalder Str. 205–207
30165 Hannover
Tel.: 05 11/96 83 40
e-mail: DMSG@dmsg.de
http://www.dmsg.de

Deutsche Narkolepsie-Gesellschaft e.V.
Postfach 11 07
42755 Haan
Tel.:0 21 29/ 5 37 23

Deutscher Neurodermitiker Bund e.V.
Spaldingstr. 210
20097 Hamburg
Tel.: 0 40/ 23 08 10

Deutsche Parkinson-Vereinigung –
Bundesverband e.V.
Moselstr. 31
41464 Neuss
Tel.: 0 21 31/ 4 10–16/ -17

Deutscher Paritätischer Wohlfahrtsverband –
Gesamverband e.V.
Heinrich-Hoffmann-Str. 3
60528 Frankfurt/ Main
Tel.: 069/ 67 06–0
http://www.paritaet.org

Deutscher Psoriasisbund e.V.
Oberaltenallee 20 a
22081 Hamburg
Tel.: 0 40/ 22 33 99

Deutsche Rheuma-Liga e.V.
Maximilianstr. 14
53111 Bonn
Tel.: 02 28/ 76 60 60
e-mail: drl.bv@t-online.de

Deutscher Schwerhörigenbund e.V.
Breite Str. 3
13187 Berlin
Tel.: 0 30/ 47 54 11 14
e-mail: dsb@schwerhoerigkeit.de
http://www.schwerhoerigkeit.de

Deutsche Tinnitus-Liga e.V.
Am Lohsiepen 18
42369 Wuppertal
Tel.: 02 02/ 24 65 20
e-mail: dtl@tinnitus-liga.de
http://www.tinnitus-liga.de

Deutsche Vereinigung MORBUS
BECHTEREW e.V.
Geschäftsstelle
Metzgergasse 16
97421 Schweinfurt
Tel.: 0 97 21 / 22 0 33

Deutsche Zöliakie-Gesellschaft e.V.
Filderhauptstr. 61
70599 Stuttgart
Tel.: 07 11 / 45 45 14
e-mail: DZG.e.V.@t-online.de

Dialysepatienten Deutschlands e.V.
Weberstr. 2
55130 Mainz
Tel.: 0 61 31/ 8 51 52
http://www.dialyse-online.de/dd

Fördergemeinschaft der Querschnittgelähmten in Deutschland
e.V.
Silcherstr 15
67591 Mölsheim
Tel.: 0 62 43/ 52 56
e-mail: fgq-moelsheim@t-online.de

Frauenselbsthilfe nach Krebs e.V. –
Bundesverband
B 6, 10/11
68159 Mannheim 1
Tel.: 06 21/ 2 44 34

Gesamtverband für Suchtkrankenhilfe
im Diakonischen Werk der
Evangelischen Kirche Deutschlands e.V.
Postfach 10 13 66
34013 Kassel
Tel.: 05 61/ 1 09 5–0

Gesellschaft zur Förderung behinderter türkischer Kinder e.V.
Vahrenwalder Str. 194
30165 Hannover
Tel.: 05 11/ 7 89 40 43

Informationszentrum Epilepsie (IZE)
Herforder Str 5–7
33602 Bielefeld
Tel.: 05 21/ 12 41 17
e-mail: IZE@IZEpilepsie.de
http://www.izepilepsie.de

Kreuzbund e.V.
Postfach 18 67
59008 Hamm
Tel.: 0 23 81/ 67 27 20

Kuratorium ZNS für Unfallverletzte
mit Schäden des Zentralen Nervensystems e.V.
Rochusstr. 24
53123 Bonn
Tel.: 02 28/ 9 78 45–0/ -40/ -41

Mukoviszidose e.V.
Bendenweg 101
53121 Bonn
Tel.: 02 28/ 9 87 80–0
e-mail: mukoviszidose@t-online.de
http://www.meb.uni-bonn.de/mukoviszidose

26. Autorenverzeichnis

Birgit Albrecht-Paffendorf
Krankenschwester, AD-Mitarbeiterin Home Care
Künstliche Ernährung

Marlies Beckmann
Dipl. Med. Pädagogin
Dozentin für Krankenpflege und Didaktik,
Seminargestaltung nach dem Aktivitas-Pflegekonzept,
Fortbildungsreferentin

Andrea Besendorfer
Fachkrankenschwester für Anästhesie und Intensivpflege
Pflegelehrerin

Christel Bienstein
Krankenschwester, Dipl. Päd.
Institutsleitung Pflegewissenschaft,
Universität Witten-Herdecke

Marion-Michèle Büschel
Krankenschwester, Dipl. med. Pädagogin
Kinästhetiktrainerin, Leitung MOTUS Bildungsinstitut,
Saarbrücken

Gabriele Jancke
Krankenschwester, Lehrerin für Pflege, Studienleiterin
Ambulante Pflege, Angehörigenarbeit

Petra Klaas
Lehrerin für Pflegeberufe, Fortbildungsbeauftragte
Atmung, Dekubitus, Pflegeplanung

Monika Klau-Fischer
Krankenschwester/Fachberaterin für Diakoniestionen
Praxisberatung in Einrichtungen der ambulanten Pflege
und Konzeptentwicklung

Jochen Koller
Staatl. anerkannter Altenpfleger
Kurzzeitpflege, Dozent für Fortbildungen,
Pflegeberatung für Angehörige

Bernd Masmeier
Dipl.-Päd., Referent für Sozialrecht und Sozialpolitik
beim Bundesverband für Körper- und Mehrfachbehinderte e. V., Düsseldorf.

Ricki Nusser-Müller-Busch
Logopädin, Bobath-Therapeutin
Facio-orale Trakt Therapie, Schluckstörungen

Brigitte Sachsenmaier
Krankenschwester für Stomapflege und Inkontinenz
Fachbezogene Referententätigkeit, Mentorin in einer
Altenpflegeeinrichtung

Gerhard Schröder
Krankenpfleger, Lehrer für Pflegeberufe, Supervisor,
stud. phil. päd. Mitarbeiter der Werner-Schule vom DRK,
Göttingen
Pflegetheorien, Didaktik, EDV, pflegepraktische Themen

Werner Sellmer
Krankenhausapotheker
Herstellung von Arzneimittel, Ausbildung des pflegerischen
und pharmazeutischen Nachwuchses

Dr. Reinhold Stüeken
Arzt für Orthopädie, Grundsatzreferent MDK Nordrhein
Technische Orthopädie-Hilfsmittel

Angelika Zegelin, M.A.
Pflegedozentin, Krankenschwester
Bildungszentrum Essen (DBfK)

Ingrid Zimmermann-Inhester
Verlegerin, freiberufliche Lehrtätigkeit
Alternative Pflegepraxis

27. Schlagwortregister

verlag selbstbestimmtes leben

Eigenverlag des Bundesverbandes für Körper- und Mehrfachbehinderte e. V.
Brehmstr. 5-7, 40239 Düsseldorf
Tel. 02 11/64 00 4-0 • Fax: 02 11/64 00 4-20

Ausschnitte aus dem aktuellen Verlagsprogramm

Neu! **Kurt Kallenbach:** Väter behinderter Kinder. Eindrücke aus dem Alltag. Düsseldorf 1999, 210 S., ISBN 3-910095-36-4, DM 19,80 (Nichtmitgl.)/ DM 12,00 (Mitgl.)

Neu! **Gisela Stemme/Doris v. Eickstedt:** Die frühkindliche Bewegungsentwicklung. Vielfalt und Besonderheiten. Düsseldorf 1998, 160 S., 120 Abb., ISBN 3-910095-33-x, DM 19,80 (Nichtmitgl.)/ DM 12,00 (Mitgl.)

Neu! **Günter Dörr (Hrsg.):** Neue Perspektiven in der Sonderpädagogik. Düsseldorf 1998, 118 S., ISBN 3-910095-35-6, DM 19,80 (Nichtmitgl.)/ DM 12,00 (Mitgl.)

Neu! **Andreas Fröhlich:** Basale Stimulation. Das Konzept. Düsseldorf 1998, 320 S., zahlr. Abb., ISBN 3-910095-31-3, DM 34,80 (Nichtmitgl.)/ DM 22,00.

Neu! **Wolfgang Lamers (Hrsg.):** Computer- und Informationstechnologie – Geistigbehindertenpädagogische Perspektiven. Düsseldorf 1999, 404 S., ISBN 3-910095-39-9, DM 39,80 (Nichtmitgl.)/ DM 25,00 (Mitgl.)

Lothar Pickenhain: Basale Stimulation. Neurowissenschaftliche Grundlagen. Düsseldorf 1998, 150 S., zahlr. Abb., ISBN 3-910095-32-1, DM 19,80 (Nichtmitgl.)/ DM 12,00.

Andreas Fröhlich/Christel Bienstein/Ursula Haupt (Hrsg.): Fördern–Pflegen–Begleiten. Beiträge zur Pflege und Entwicklungsförderung schwerstbeeinträchtigter Menschen, Düsseldorf 1997, ISBN 3–910095–30–5, DM 29,80 (Nichtmitgl.)/ DM 20,00 (Mitgl.)

Christel Bienstein/Angelika Zegelin (Hrsg.): Handbuch Pflege. Düsseldorf, 1995, 250 S., zahlr. Abb., ISBN 3–910095–25–9, DM 29,80 (Nichtmitgl.)/ DM 20,00 (Mitgl.)

Christel Bienstein/Andreas Fröhlich (Hrsg.): Bewußtlos – Eine Herausforderung für Angehörige, Pflegende und Ärzte. Düsseldorf 1994, 80 S., ISBN 3–910095–20–8, DM 16,80 (Nichtmitgl.)/ DM 10,00 (Mitgl.)

Kinder mit cerebralen Bewegungsstörungen I. – Eine Einführung. 40 S., zahlr. Abb, ISBN 3–910095–16-x, 2. Aufl. 1994, DM 7,00- (Nichtmitgl.)/ DM 5,00 (Mitgl.)

Kinder mit cerebralen Bewegungsstörungen II. – Förderung und Therapie. 52 S., zahlr. Abb, ISBN 3–910095–17–8; 2. Aufl. 1994, DM 7,00 (Nichtmitgl.)/ DM 5,00 (Mitgl.)

Ursula Haupt: Körperbehinderte Kinder verstehen lernen. Auf dem Weg zu einer anderen Diagnostik und Förderung. Düsseldorf 1996, ISBN 3–910095–26–7, DM 24,80 (Nichtmitgl.)/ DM 16,00 (Mitgl.)

Ursula Haupt: Kinder mit cerebralen Bewegungsstörungen IV. Diagnostik: Entwicklung sehen – Förderung erleichtern, Düsseldorf 1997, ISBN 3–91 00 95–29–1, DM 7,00 (Nichtmitgl.)/ DM 5,00 (Mitgl.)

Ursi Kristen: Praxis Unterstützte Kommunikation. Eine Einführung. Mit einem Glossar von Thomas Franzkowiak. Düsseldorf 1994, 160 S. und 80 Abb., ISBN 3–910095–23–2, DM 22,80 (Nichtmitgl.)/ DM 15,– (Mitgl.)